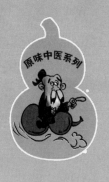

原味中医系列

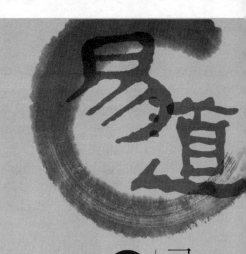

易道

寻回中医失落的元神 ①

易之篇·道之篇

潘毅 著

广东省出版集团
广东科技出版社
·广州·

图书在版编目（CIP）数据

寻回中医失落的元神 1：易之篇·道之篇 / 潘毅著 . —广州：
广东科技出版社，2013.1（2020.5 重印）
（原味中医系列）
ISBN 978-7-5359-5778-8

Ⅰ . ①寻… Ⅱ . ①潘… Ⅲ . ①中医学 Ⅳ . ① R2

中国版本图书馆 CIP 数据核字（2012）第 224624 号

Xunhui Zhongyi Shiluo De Yuanshen 1：Yizhipian·Daozhipian

出 版 人：朱文清
项目统筹：颜展敏
责任编辑：吕　健
装帧设计：友间设计
责任校对：吴丽霞
责任印制：吴华莲
出版发行：广东科技出版社
　　　　　（广州市环市东路水荫路 11 号　邮政编码：510075）
销售热线：020-37592148 / 37607413
http：//www.gdstp.com.cn
E-mail：gdkjzbb@gdstp.com.cn（编务室）
经　　销：广东新华发行集团股份有限公司
印　　刷：佛山市浩文彩色印刷有限公司
　　　　　（南海狮山科技工业园 A 区　邮政编码：528225）
规　　格：889mm×1 194mm　1/32　印张 13.625　字数 310 千
版　　次：2013 年 1 月第 1 版
　　　　　2020 年 5 月第 13 次印刷
印　　数：47 001 ~ 50 000 册
定　　价：35.00 元

此书寻回失落之精华 中医理论研究之力作也 中医基本理论之研究不应是大小白鼠之天下

潘毅同志 邓铁涛记

二〇一二年七月

此书寻回失落之精华，中医理论研究之力作也，
中医基本理论之研究不应是大小白鼠之天下。

——国医大师 邓铁涛

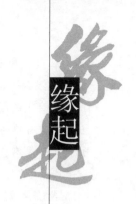

中医失落了些什么？

　　为什么中医人常觉得现时的中医有所变味？这里面似乎失落了些什么。

　　中医到底失落了什么？答曰："元神！"

　　什么是"元神"？

　　元神，是人最本底的存在，与生俱来，为人体生命活动的主宰之神，是生命活动自存的内在机制及规律。可视为人类祖祖辈辈在适应自然、适应社会、调适自身进化的过程中获得的某些重要基本属性的精神印记。它是人体之神的最深层部分，如果把人的精神活动比作一座海岛，那么元神就如绵延在深海下的海床。

　　由此，我们不妨思考一下：

　　现今常见露出水面如海岛般的医学知识是否就是中医学的全部？

　　中医人为什么常觉得现时的中医有所变味？

　　中医最本底、最原味的精神印记——医学知识下的"深海下的海床"，在现今的学医者、为医者心中还烙下多少？

　　这些，实际都归结到中医的"元神"上！

　　然而中医的"元神"在哪？

　　在中华文化中！在中国人—中医人应有的思维方式中！

　　中医学本是文化医学，但就如我们所见，近现代的教育，在引入西方科学的同时，却有意无意地对中华传统主流文化采取了"浮云"化的态度。今人之所以更易认同西医之理，皆因我们所受教育中的数、物、化、生物等科目之设早已为接受西医作好了知识上的充分准备及思维方式上的顺习。但中医有这样的文化铺垫吗？试想，如果有，又如何？难道阳虚、气虚、血瘀、湿阻这些名词真比"血卟啉病"、"嗜铬细胞瘤"等更难理解？

我泱泱文明古国难道就没有自己的文化与文明可教？《周易》、《道德经》、《孙子兵法》、《论语》这些中华文明的精神支柱我们接触过多少？"精华"、"糟粕"之议时有所闻，但见贬时多来誉时少，以致天干地支不懂，乾坤天地不知，中国古代文化基础知识几乎为零。如果说，中华文化是我们的母体文化，则扪心自问，除了认识中文，我们真的会用母体文化的方式来思考吗？

中医在现代常受一种责难，就是现代人看不懂，这成了中医需要改造的理由之一。这是中医之错还是教育之误？责难前是否要先弄清楚？

在这样一个缺少中国文化的文化环境中，中医学几乎失去了赖以生存的文化土壤，作为本国文化有机部分的中医，在学习的时候居然会让人产生文化隔阂感，这实在令人困惑。在毫无中国古代文化知识的基础上学中医，用中医，就犹如无源之水，无根之木，再努力也仅能得其形而失其神。

今人对"知"的理解，常常局限在"知识"范畴，这实是西式的理解。"知"的本意应是"知性"，包含了智慧与知识，即道与理并举。中医与西医的区别要点就在于：西医本质上没有求道的欲望，故为析理之医学；中医是以理证道，以道统理，道理合一的医学。中西医二者在"知"上的取向与所含范畴并不完全一样。因此，借鉴西方思维或技术无妨，他山之石，可以攻玉，但若不考虑与中医体系是否相洽而一律顶礼膜拜就真不必了！以此来全面取代东方思维就更属不智。因为中医不纯粹是知识之学，它更接近智慧之学。

中医并非"医学"、"医术"或"医技"所能涵盖，这些仅是露出水面的知识部分；中医更大的气象在其"医道"，这才是"深海下的海床"。中医若要谋求自身的进一步发展，则与这"海床"重新接气就成为必须。

中医发展的步履为何走得如此蹒跚?

中医这些年的发展到底走了什么样的路? 为何步履走得如此蹒跚? 实需反思! 回顾中医发展近些年来走过的路，不少仅是追求致小知的"理"，而忽视了充满灵气的全体上致大知的"道"。常常是将活生生的天人之道格式化为纯粹的知识体系或供熟练操作的术、技，虽时有所得，但亦不能说无所失。在未透彻理解中医内涵上的以浅评深、以今审古、以外范中、舍证就病、以物观人渐已成业界时尚。他山之石的道理大家都懂，但这石的选择却贵乎其对中医研究是否相洽与无偏。

须知"研究中医"与"中医研究"并非同义。恰当的他山之石式的"研究中医"对人类医学或中医的发展自有一定启示，但这类研究目前与从学科自身内源性上自然而然生发的"中医研究"相较，无论从内洽性，还是实用性上仍存差异，我们也应有所认识。

近现代，随着科学的巨大进步，人们眼界大开，越来越感受到大千世界的丰富多彩与复杂变化。面对复杂多变的世界，人们已从最初对还原论方式取得炫目成功的惊讶中逐渐冷静下来，并不断反思。线性、简单性、分割性、静态性思维难以完全解决复杂性系统问题也渐成共识。因此复杂性科学正在兴起，以弥补还原科学在处理复杂系统时的不足。回看中医，若从还原论的角度看，中医的确存在不少"问题"，但若从中医研究或复杂性科学的视野看，这些所谓的"问题"未必是什么大问题，甚至不一定是问题，更多的是因视野、视角、文化表述或认知习惯的不同而被误读、误解而已。既然还原论思维不可能完全认识复杂世界的所有层面，因此，以之作为判断每一学科或思维方式是否科学的标准，其不合理性就显而易见了。

20世纪以来，关于科学划界问题的讨论在西方大体经历了逻辑主义的一元标准—历史主义的相对标准—消解科学划界—多元标准等阶段，显示出科学划界标准从清晰走向模糊、从刚性走向弹性、从一元走向多元的倾向。这说明了什么？至少说明了科学划界难以找到普遍的、绝对的标准！为什么？因为科学的发展是历史的、动态的、各种形态互呈的，其内涵与外延在不断地演变。因此，作为科学划界的标准就应该是历史的、动态的、相对的、多元的。若以历史的、多元格局的眼光看中医，中医自然是现代主流科学之外的另一种科学形态，一门以古贯今的复杂性科学。

可我们今天评判中医是否科学用的是什么标准？基本上是最原始、最刚性、最苛刻，也是被诟病最多、将科学理想化的逻辑主义的一元标准！惯性思维下的人们，因为所受的基础科学教育是以物理、化学为代表的学科，就下意识地把物理、化学类学科当作唯一的科学形态，因此也以为科学有着唯一的划界标准。也就是说，中医界可能一直在从众意识下恍恍惚惚地走着一条去向朦胧之路，或为了自证"科学"而好高骛远地拿了一个与自身体系或科学形态并不完全相洽的最严苛标准来作茧自缚。这就可叹了！为了适应这个一元的绝对标准，把本来可以多向发展之路，自我封闭成几乎只有华山一条路。

现今一些"失中道"的运作已导致中医自身理论某种程度的浅化与异化，这种失真的浅化与异化又导致中医临床一定程度的弱化与西化。中医的躯干虽在运作，但元神渐已失落。不少有识之士指出，现时的中医是"表面辉煌，内涵萎缩"，国医大师邓铁涛把这种现象称作"泡沫中医"，因为"在五颜六色的表象下面，已经没有了中医的内涵"，可谓一针见血。

我们常听到：中医是中华文化软实力的重要体现或代表。但如果中医本身的文化含金量及其内蕴在不断地减少或被减少，它还能代表什么？

近现代中医出现"学术心灵"的六神无主而处百年困惑之中，实源于本土文化上的断根及对外来文化不加选择的过度膜拜上。

如何寻回中医失落的"元神"？

鉴于中医界"学术心灵"六神无主的现状，因此，中医要复兴，中医人要真正把握中医的精髓，就须寻回中医失落的元神！

如何寻？何处寻？

笔者多年来常对海内外不同对象以易、道、象、数、时、和等范畴的观念或原理诠医，更渗入儒、释、道、兵、武、艺、气象、历法、天文、地理等领域或学科的知识为辅，较之纯就教材而教得心应手得多，习者也非常受落。他们的体会是：图文并举，就图理明，理虽深却可浅出，道似远而实近，至繁之见可成至简之括，阐道说理每附实例，理透则行明，所阐所发，多有古著为本，并非杜撰。

好玩的是，当笔者一用太极图、河图、洛书、干支、卦象来阐述医理时，习者的表情往往变化甚丰：初为错愕—惊讶—不解—一脸无辜，潜意识当然是，这不是在一向的教育语境中被渲染成陈旧、腐朽，甚至……的东西吗？为什么与中医有关？但当以之将医理一一简明、形象、意蕴无穷又精到地解释完后，他们的表情往往转为感慨、兴奋、叹服！转而发问：如此理简味原的思维方式为什么教材少见？越是临床经验丰富的医师听完后往往越有感慨——为什么我们感觉这才是原味的中医，既往所学虽然体系较全，但深度上似乎只在皮肉而未及筋骨，更遑论得其精髓了！

虽然笔者对教学有些自信，但触动听者的，尤其是有临床实践者的，绝不仅仅是口才，而主要是其中原生态的中医精神内核，这易使习者有一种学问寻回根的踏实感。

由是笔者不断得到建议或受到催促，何不将所言所论形成文字，让有心者对中医的元神内蕴有一个直接的感知，以致为用？

但说时容易做时难，以上每一范畴，有哪一个不是见仁见智，话题多多，是非不断，甚至地雷满布的？

然感当代的医书多优于对知识的筛选、充实与系统化，却往往弱于与"深海下的海床"——母体文化接气。而中医要走出误区，把握本真，开阔视野，则中医人本身素质的提高，自信的建立就十分重要。这些均需古文化知识的充实，思维方式的引导，原味中医的体悟，原生态中医精神内核（元神）的寻回。

既自以为略窥接气门径，前又有刘力红博士《思考中医》的斩棘，重校《圆运动的古中医学》的启示、李可老先生的临床证道……人们开始寻找中医的真谛，中医再见复兴之浪。则何不放下荣辱之心，不揣浅陋，随本心所指，以心证道，冀所书所写能在中医复兴浪潮中再推波助澜？恰逢出版社来约稿，一拍即合！

现以《易》、《道》、《象》、《数》、《时》、《和》等一气相牵又可各自发挥的范畴来下笔，不但利于内容的铺陈与展开，亦方便旁及百家之学以频接中华地气，更可形成开放式结构，便于在听取读者意见后不断补充、更正、修改、完善。

是次先出版《易》、《道》、《象》三篇，余篇在思考、整理之中。

《易》的思维方式就是中医的思维方式。这种思维方式，不是单一的、线性的、对称的、纯逻辑的、顺向的，而是辐射的、多角度的、多层次的、纵横交错的、立体交叉的、逻辑与形象相合、透彻与混沌相映、宏观与微观相参、动态与静态相衬、形而上与形而下相照、顺向与逆向相激，故能更整体地把握全局，这是一种"弥纶天地之道"的思维，一种"智慧"式的思维。

中医为什么要学《易》？景岳云："医不可以无易，易不可以无医，设能兼而有之，则易之变化出乎天，医之运用由乎我。运一寻之木，转万斛之舟；拨一寸之机，发千钧之弩。"

本篇主要从《易》的基本结构与基本知识入手，与医学内容相互印证，这种印证不局限在观念上，更多的是落实到知识的运用上，企能起授人以渔之效。

《道》之篇探讨的目的是"推天道以明医事"。先贤立"道"的目的之一是"推天道以明人事"，中医所涉，正是典型的天道与人事。作为宇宙本原、万物法则的"道"，在中医理论体系构建时，自然就成为所效的规律与准则。若未明此"道"，仅有医学知识的叠架，就难说已得中医之真。

老子云："道可道，非常道。"其论说的难度可想而知。而要将"道"之悟落到医学之实处，就更非易事。但"道"的魅力就在于，一旦有所悟，原来百思不得其解的学、术、技、艺上的阻碍处、疑难处，都有可能拨开云雾见青天，豁然开朗，使原有的识见更上层楼。中医的学、理、术、技均须在"道"的统贯下方能机圆法活，清澈空灵而显活泼生机。

本篇主要从天人之道、气之道、阴阳之道、五行之道上进行发挥。中医是实用性科学，是以笔者不会悬空论道，诸般妙想都要稳稳立足于气—阴阳—五行化的天人之道与证之有效的临床实践中。

《象》之篇突显的是中医的思维方式。学科的理论特色往往由思维方式彰显。文化观念决定着价值取向及对世界的感悟方式，象数思维是最具特色的中国—中医传统思维方式。当代中医学术之渐失本真，缘由之一就是罔顾学科特点，对抽象思维独沽一味，却漠视与学科特点相洽的象数思维而致。

若从"推天道以明人事"的大视野来把握中医这样一个整体不分割、不定格、变化、关联、有形无形相通、主客体相融的统一体对象的最佳审视形式当是"象思维"。以象思维的视点自然而然就会进入与还原论实体思维不完全相同的现象层面，所得就不尽相同。

因此，对中医的研究，当先判方法学的合适与否。合适，才是科学研究的最起码出发点！

本篇是最好玩，也是最实用的一篇。是篇着重于藏象、经络象、体质象、病邪象、药象、方象等内容在象思维引领下的演绎与运用。学会观物取象、触类而通、观象明理、以意为法、法象而行、得象悟道是学习中华文化与中医的基本功。

如果说《易》、《道》篇更有嚼头，则《象》篇更有看头，前两篇消化后的内容再与《象》篇观念交融于此而显大用。

因此，本书可有两种读法：一，按《易》基础、《道》桥梁、《象》应用的次序而进，这是一种扎实、贯通的读法；二，先读实用、易懂、有趣的《象》之篇，逢不解处，再回溯前两篇，这是一种于学术中先寻趣味而后求解的读法。

以上范畴的讨论，最易成高谈阔论，说起道理，似意境深远，但若不落到应用实处，则成雾里看花。所以本书的宗旨有二：一是简易明白，不故作高深，以合"易"简之意；二是实用，医学是门应用学科，任何道理，均要落到实处方显意义。

任何一个学科都有其自身发展的规律与动力源头，基于中医的理论现状与临床发展之需，在传统主干上挖掘自身内蕴，不断自我完善，实应是目前中医研究所最易做、也最能见到实效的操作。《易》、《道》内涵的重新审视与透彻理解，《象》思维的外拓与深化、细化、净化应是一条可行之路。中医人应拨开迷雾，以清风明月胸襟，开拓出学科未来发展的海阔天空气象！

"一人独钓一江秋"的写作既有钓秋之寂，亦该有钓秋之获。

然自认之获，不知能中您之意否？期可引出众多智者之智及钓秋之人，以促中医学术的繁荣！

书涉范围既广且杂，以一孔之见实难全然看得通透，错漏之处，在所难免，祈请教正！

不求字字发奇香，但愿千虑有一得。

潘　毅

2011年，立秋

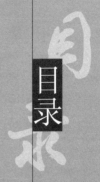

目录

易之篇

易之变化出乎天，医之运用由乎我，运一寻之木，转万斛之舟；
拨一寸之机，发千钧之弩。

温故以启新 / 211

道之篇

医之为道广矣，大矣，精矣，微矣……非探天地阴阳之秘，尽人物之性，明气化之理，博考古今，随时观变，汇通中外，因地制宜，而又临事而惟澄心定灵，必不能语于此！

道，真的不可道吗？ / 220

为医当如何"法"道 / 407

易之篇

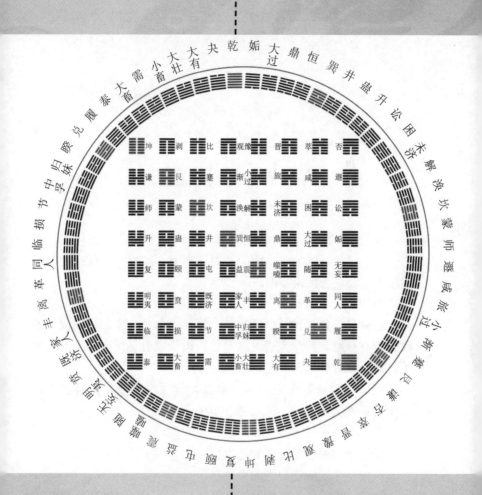

易与天地准，故能弥纶天地之道。
——《周易·系辞上》

《周易》是本什么书?

第一节　《易》蕴各见

《周易》是一本什么样的书?这可能是读者们最想问的,但这一问,已接近天问了。因为,对这本书,实难一言以括之,还能使大家公认为持论不偏。

为什么?

这就好像鲁迅说《红楼梦》一样:"单是命意,就因读者的眼光而有种种,经学家看见《易》,道学家看见淫,才子看见缠绵,革命家看见排满,流言家看见宫闱秘事……"

但若说到褒贬毁誉,则《周易》比《红楼梦》尤有过之,甚至可说在人类文化史上,难出其右。

占卜之书——术数家如是说!

论道之书——觅道者如是说!

天书——道听途说者如是说!

迷信之书——人云亦云者如是说!

经世致用之书——儒者如是说!

治国、平天下之书——政治家如是说!

智慧之书——哲学家如是说!

教化之书——教育家如是说!

兵法之书——军事家如是说！

管理之书——企业家如是说！

人生百态之书——社会学家如是说！

职场攻略之书——白领如是说！

诠武之书——武术家如是说！

引修之书——养生家如是说！

纹枰之书——棋士如是说！

符号之书——善破译者如是说！

方法学之书——眼光独具者如是说！

……

那么医家又如何说？

"《易》之为书，一言一字，皆藏医学之指南；一象一爻，咸寓尊生之心鉴"（《类经附翼·医易义》），张景岳如是说！

"故深于易者，必善于医。精于医者，必由通于《易》……故曰：不知易者，不足以言太医"（《医旨绪余》），孙一奎如是说！

众说纷纭，莫衷一是，到底谁对？谁错？

其实无关对错！仁者见仁，智者见智，各得欲见，各取所需而已！

但仅仅六十四卦，三百八十六爻（爻，音yáo），字不足五千的《易经》，即便辅翼以《易传》，又怎能如此经天纬地，吞吐万象，无所不包？

《周易》更未刻意言医，又怎么能"藏医学之指南"？

欲知《易》的庐山真面目，欲体医易相通之妙，就让我们先溯源，再顺流，一起来领略《易》与医是如何天人互启，道理相证，又相互辉映吧。

第二节 《易》道溯源

　　说到《易》的源头，少不得要从典籍中寻找依据，《周礼·大卜》有大卜"掌三易之法；一曰《连山》，二曰《归藏》，三曰《周易》。其经卦皆八，其别卦皆六十有四"之说，这就是人们常说的上古三代有"三易"。而三代与"三易"又是什么关系呢？一般认为，夏代有《连山易》，为神农之易，又名夏易，因神农为炎帝，号山氏，故称《连山易》；商代有《归藏易》，为黄帝之易；周代则为《周易》。可惜的是《连山易》、《归藏易》丢失得早，所以我们通常说的《易》，是指《周易》，或在《周易》基础上不断发展起来的易学体系。三易之说见图1。

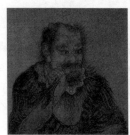炎帝《连山易》　　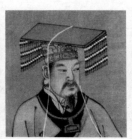黄帝《归藏易》　　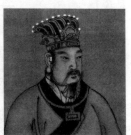周文王《周易》

图1　上古三易

　　《周易》在先秦指的是《易经》，朴实得很，只有卦、爻符号和简单的经文。但儒者尊奉的经典，多有经有传，自孔子对《易经》青眼有加，孔门著《易传》以阐释《易经》后，《周易》变为由《易经》与《易传》共同组成就渐成共识。有了名人效应及内涵的充实与升华，其学术价值自然就彰显出来而被广而告之了。

《周易》是中华文明的源头之一，是先人们从童蒙步向文明的历史记录，它汇集了中国古代符号学、卜筮、哲学和伦理等文化精见，为战国以前中国古代文化最大的一次总结。虽带几分蒙昧，但更多显示的却是灼见与智慧，或许还带几分幽深。在中华文化历史长河中，易学之潮奔涌不息，渗透到中国古代各领域、各学科，以不同的具体形态出现，合汇成了悠悠数千年的中华文明主流。

　　关于《周易》的作者，东汉班固《汉书·艺文志》概括为"人更三圣，世历三古"。说得白一点就是上古伏羲氏画八卦；中古周文王演六十四卦并作卦爻辞（一说文王作卦辞、周公作爻辞），司马迁在《报任安书》中记为："文王拘而演周易"，即言周文王被拘于羑里之后，将八卦推演为六十四卦，构建了《易经》的雏形；下古孔子作《易传》十翼。由于孔子晚年研《易》爱不释手，以至串联《易经》竹简的熟牛皮绳数断数续，所以有了"韦编三绝"的成语。后人考证，夫子的著述习惯通常是"述而不作"，因此，《易传》一般认为是孔子及其门人共作，但亦有研究认为《易传》可能有着更大的作者群。

　　至于《周易》的成书年代，比较一致的看法是，经文部分成书于西周前期，传文部分，由于有十翼，故是先后而出，成书于春秋至战国中期。

　　《周易》之所以名声日隆，一方面是因为《易》体系所呈现出的以卦爻符号及易图为特征的认知模型，实在是独特，这个简易、动态、开放、无所不包的结构彻底整合了人们观察世界的多种视角，成为"究天人之际，通古今之变"（司马迁《报任安书》）的论"道"之学。《四库全书总目提要·易类》赞道："易之为书，推天道以明人事者也。"另一方面，孔子的个人魅力及其影响也发挥了很大作用。孔子喜好《易经》，将之列为六经（《诗经》、《尚书》、《礼记》、《乐经》、《周易》、《春秋》）之一。所谓经者，天地之道，人生之则也。夫子还意犹未尽，而为之作《易传》以解。汉代，随着儒学地位的逐渐提高，作为儒学经典的《周易》便被奉为六经之首。魏晋时期，玄学兴起，由于《周易》是论"道"之学，因此又被列为三玄（周易、老子、庄子）之冠，成为道家的经典。儒、道、佛，是中国古代文化的三条主线，《周易》三占其二，若只论源于本土的儒、道两线，《周易》则占全。于是《周易》就成为经典中的经典。隋唐时期，《周易》被定为十三经之首，至宋元时期，易学大兴，时如乾卦之九五爻，"飞龙在天"，《周易》更被奉为群经之首，从此处于中国文化的核心，甚至统领地位。

第三节　《易》河流布

有源自有流，源深且远则流广而长。所谓流，是指易学之潮奔流、渗透、交汇到中华文明的各领域、各学科之用。关于源与流的关系，《四库全书总目提要》说得明白："易道广大，无所不包，旁及天文、地理、乐律、兵法、韵学、算学，以逮方外之炉火，皆可援易以为说。"

这段话里有两个关键词：第一个是"无所不包"。意为《易》涵盖了中华文明各领域、学科。有读者可能会忍不住问了，"易"为何能无所不包？《周易·系辞下》解说得好："易之为书也，广大悉备，有天道焉，有人道焉，有地道焉。"既然天、地、人之道悉具，道可统理，则万事万理均在其中，自然就能无所不包了；第二个是"援易以为说"，点明了各领域、学科用《易》之法就是援《易》之道，以《易》之象、数、义、理为己说或为己用。

而夫子的"神无方而易无体"、"易与天地准，故能弥纶天地之道"（《周易·系辞上》）可为之作注。在这里，"神"与"道"相通，道蕴无穷无尽变化，易也变化无穷，故可以易测道。

综合起来，在古代各领域和各学科中将易道或易理用得最广或最直接的应是术数、军事、医学、天文、气象、算学、建筑、武学、文学、艺术等。这里，除术数外的领域，大多较为专业，老百姓们一般关注不多，也没有足够的能力去关注。但在古代落后又复杂多变的生活环境中，大多数人的生活朝不保夕。心中没有安全感的人最喜求神问卜，而占卜又是《易经》的最基本功能，并由此衍生出五花八门的术数门类。因此，对于《周易》的评价，就形成了一种奇特的现象，与专业领域对易道、易理的推崇不同，一些老百姓斥它为旁门左道而嗤之以鼻，还有一些则对它时有应验又言之凿凿或啧啧称奇。

想深一层，这真不算奇怪，因为各领域"援易以为说"时，或重象数，或重义理，或象义并举，各取所需，各"援"各的，因此"易河"所流、所渗、所溉之处，真可说是枝繁叶茂，蔚为奇观。而中医，正是其中养分较足的一朵奇葩。

说到这里，就不得不一提近现代的教育，正如大家所见、所感，我们的教育在引入西方科学的同时，有意无意地对中华传统文化采取了"浮云"化的态度。我泱泱文明古国难道就没有自己的文化与文明可教？《周易》、《道德经》、《孙子兵法》、《论语》这些中华文明的精神支柱我们接触过多少？在古代科举考试中《周易》几属必修，现在却成了必不修，以致学生乾坤天地不知，天干地支不懂，中国古代文化基础知识几乎为零。如果说，中华文化是我们的母体文化，则扪心自问，除了认识中文，我们真的会用母体文化的方式来思考吗？中国古代文化基本知识的缺失，对其他学科影响如何，不在本书评价范围内，但对中医学的影响则无疑是负面的。

在这样一个缺少中国文化的文化环境下，中医学几乎失去了赖以生存的文化土壤，作为本国文化有机部分的中医，在学习的时候居然会让人产生文化隔阂感，这实在令人困惑。不夸张地说，在毫无中国古代文化知识的基础上学中医，就犹如无源之水，无根之木，再努力也仅能得其形而失其神。在这种环境下，中医不但难学，也难教。笔者早在二十年前就开始将《周易》的一些理念与实用知识引入中医的教学中，但引入之前，先对其作出较为充分的评价是必不可少的步骤。之所以如此小心翼翼，实是怕被误会成宣扬迷信思想。要知道，近现代的教育在弘扬中华主流文化上不但不给力，"精华"、"糟粕"之议还时有所闻。在中国的土地上教本土的医学会教得如此憋屈，感受最多的就是无奈。但若知《易》而教医不授《易》，实又不忍，这个不忍，是不忍复不敢误人子弟！皆因欲探中医奥秘，知《易》是一条捷径。

因缘和合易与医

第一节 医 易 因

易与医的关系，明代医家张景岳在《类经附翼·医易义》中说得明白："天地之道，以阴阳二气而造化万物；人生之理，以阴阳二气而长养百骸。易者，易也，具阴阳动静之妙；医者，意也，合阴阳消长之机。虽阴阳已备于《内经》，而变化莫大乎《周易》。故曰：天人一理者，一此阴阳也；医、易同源者，同此变化也。岂非医、易相通，理无二致？可以医而不知易乎？"

这里，张景岳认为易与医的研究对象虽有不同，但本质上却是阴阳一理，实质是将《周易》"推天道以明人事"的功用结合医学内容演绎了一遍。易关注的是"天地之道"；医重视的是"人生之理"，"天地之道"在于"以阴阳二气而造化万物"，"人生之理"则在"以阴阳二气而长养百骸"，其理均在阴阳二气之用，只是作用一宏一专。

在作用方式上，两者几乎如出一辙，易"具阴阳动静之妙"，医"合阴阳消长之机"。所以医、易"理无二致"，同就同在阴阳的变化上。

可见，天人相应，医易相通、同源，是因为它们均建立在以阴阳变化为规律的自然整体观基础上，哲学之道与医学科学之理在此交相贯通。但易与医毕竟有所不同，其差异主要呈现在阴阳变化的广度、深度及层面上，故"虽阴阳已备于《内经》，而变化莫大乎《周易》。"

有同行曾颇为自得地说："我不懂《周易》，但多年来不是一样行医？"笔者无话可说。不少中医从业人员似乎都有类似的感觉，就是医书的知识加临床经验的积累就是医学的全部，这或许是西医学的全部，但绝不是中医学的全部。的确，医学知识的熟练掌握与临床经验的积累是为医者的基本功，有此积淀，就算不明《周易》，也可以是个不错的中医师，但或许就仅此而已，若想再进阶，一个字，难！因为真正的境界都是表现在思维层次上的。

如果能进一步明了《易》的基本原理及运用技巧，您可能会因视野的开阔与高远而感识到更高的医学境界。须知真正的中医临证不是格式化的机械操作，而是深思熟虑后的智慧与知识运作。若光凭经验行医，满足于一己之得，思路狭窄，属低层次，可能几十年日复一日地行医实际就在重复一日；经验加学识行医则高于纯凭经验，这是另一层次；但如果经验与学识再加智慧，就是为医的更高层次。这就好比登山，不同的高度可览不同的景观，为医亦如是，未达那一层次就无法体悟到相应的境界。

《周易》就是这么一道让您不断迈上更高远医学境界的阶梯。

谁都希望自己能"会当凌绝顶，一览众山小"。但可叹的是，不少人稍有所成，但由于云遮雾罩，只是站在小土坡上，就以为自己站到了绝顶。因此，张景岳才有这样的感叹："学医不学《易》，必谓医学无难，为斯而已也，抑孰知目视者有所不见，耳听者有所不闻，终不免一曲之陋。"孙一奎也说："不知易者，不足以言太医……彼知医而不知《易》者，拘方之学，一隅之见也；以小道视医，以卜筮视《易》者，亦蠡测之识，窥豹之观也，恶足以语此。"这里要说明一下，孙先生所说的"太医"，可不是古代太医院的太医，此处太通大，太医即大医，能称大医者一定是有大境界者。

"不知易者，不足以言太医"是因为易学要解决的是智慧问题。为什么这样说？皆因易学所揭示的"天地之道"是宇宙间最一般的本质和规律，具有最广泛的普遍性，可涵盖一切领域，医学所研究的仅是人身生理、病理这一特殊领域。普遍规律可包含特殊规律，大道自然可以包含医理。正是"易之变化出乎天，医之运用由乎我。运一寻之木，转万斛之舟；拨一寸之机，发千钧之弩"（《类经附翼·医易义》）。如果懂得易学的阴阳变化后，您就会发现教材里的阴阳内容实在太浅了，浅到几乎只能说是阴阳之理而不是阴阳之道。甚至在一些对临床已麻木了的医生那里，连阴阳之理也没有了，剩下的仅是诸如阴虚养阴、阳虚补阳、阴盛散寒、阳盛清热这些可供操作的名称的简单对应而已。医学之阴阳，不是仅供操作的名词，也不仅是"理"之阴阳，而应是"道"之阴阳。只有这样认识与把握，才能学与术进乎道！

中医并非"医学"、"医术"或"医技"所能涵盖，这些仅是海岛露出水面的部分；中医更大的气象在其"医道"，这才是深海下的海床。

第二节　医　易　缘

几乎从《周易》流传开始，易学与中医学就在漫长的发展过程中不断互动，而渐使"易具医之理，医得易之用"（《类经附翼·医易义》）。

在《黄帝内经》写作的年代援易入医已见端倪。其阴阳观念、天地人相参思想、四象之用等多源于《易》，或与《易》共鸣；《易》取象比类方法对《黄帝内经》构建生理、病理体系，尤其是藏象理论起着模式性的启示；《黄帝内经》九宫八风更与《易》之洛书一致。

汉代是《易学》中象数易独领风骚的时期。在此期间，孟喜、京房、郑玄等对前人在象数领域的诸多创见进行了系统的整理和总结，并着力将"象"、"数"的推衍之术模式化，通过改变卦序结构，融入五行学说，并与律历之学相附，完成了对筮法的改造。可说是对《周易》筮法的变法，创造出可以通过形式的运演来推算未来的新占法。随着五行学说的融入，易之阴阳与五行之学相得益彰，在易阴阳之气的基础上更精确地运演阴阳五行以体现一阴一阳变易、五行往复之天道成为潮流，从而构建出一个系统而精密的天人关系规则。成书于此期的《易纬》是继《易经》之后，象数易学具里程碑意义的建构，其中融合了大量当时最先进的天文、气象等方面的知识，拓展了天地人沟通的视域，一经一纬，相互范围、相互辉映。

我们都熟悉的张仲景的《伤寒杂病论》即成书于这一时期，书中六经辨证三阴三阳方式，所据虽在《黄帝内经》，其本却直通易学，其模式实际上就是《周易》构卦之六爻的投视。六气变化亦能窥见汉易卦气说的影子，更不用说其在疾病的诊治中易之河图数的直接运用了。这些内容，本书在相关篇章会逐渐阐述。

汉代以后，由于天文、历法、医学、气象等学科领域的长足发展，易学因此而获得了丰富的结构性资源，反过来又催化着医学的发展。

随着魏晋玄学兴起，渐呈东风压倒西风之势，象数被迫暂时让位于老、庄玄理。此期义理易学风行，但在医易学学术发展上的建树却不算大。较有影响的有晋代王叔和的《伤寒例》和唐代杨上善的《黄帝内经太素》，两书均采卦气说，借卦爻以说明四时阴阳变化与人体生理病理相应；而唐代孙思邈《备急千金要方·大医习业》中的"凡欲为大医"，除了熟谙《黄帝内经》等医著外，"又须妙解阴阳禄命，诸家相法，及灼龟五兆，周易六壬，并须精熟，如此乃得为大医"之论，将易学及其分流作为名医知识结构的观念对后世医家产生了一定的影响。

有宋一代，易学发展再攀高峰，且是象数易与义理易双峰并峙，其潮之兴，从北宋解易著家的豪华阵容即可见一斑：周敦颐、邵雍、程颢、程颐、张载、苏轼、欧阳修、王安石、司马光……真是随便摆一个出来置于其他领域都是宗师级的人物。此时"太极图"、"河图"、"洛书"等图式纷纷披露，象数易中的图（河图）书（洛书）学大兴。易学史上精于用数的奇人邵雍，亦创出形式结构更加精制，或许更加合乎卦符本身的数理逻辑结构。此时亦逢宋明理学初创，义理派借此深研《周易》所蕴微言大义，并将其原理进一步哲理化，与象数派相互辉映。与之相应，金元四大家纷纷援易入医，刘完素借易理"乾阳离火"以阐发"火热论"，朱丹溪援易以论"君火相火"，张从正则善用卦象以喻人体器官，李东垣以易理论脾胃与药性。这些医学大家的探索，为医易结合在明代达到鼎盛，在清代走向成熟作出了垂范。

明代，医易同源说得到了充分肯定。孙一奎说："《易》理明，则可以范围天地，曲成民物，通知乎昼夜。《灵》、《素》、《难经》明，则可以节宣化机，拯理民物，调燮札瘥疵疠而登太和。故深于《易》者，必善于医；精于医者，必由通于《易》。术业有专攻，而理无二致也。"（《医旨绪余·不知易者不足以言太医论》）而张景岳的"天人一理者，一此阴阳也；医易同源者，同此变化也。岂非医易相通，理无二致？可以医不知《易》乎？"（《类经附翼·医易义》）更将"医易同源"观点一锤定音。其医易学著作亦甚丰。因"火"象征了《易》之生生不息，赵献可独创性地提出人身的太极为命门（见图2），其动力为无形之火，这是他运用易学原理于医学的一大贡献。他在《医贯序》中说道："余所重先天之火者，非第火也，人之所以立命也。仙炼之为丹，释传之为灯，儒明之为德，皆是物也，一以贯之也，故命其命曰《医贯》。"在命门这个命题上张景岳、孙一奎也作了充分的发挥。李时珍在《本草纲目》中以取象比类方式阐发中药之理的内容不时显现。在此氛围下，不少医家纷纷以易学原理阐发如五运六气、天人合一、阴阳五行、脏腑经络等内容。

上承明代鼎盛之势，医易学在清代日渐普及并走向成熟，可谓锦上添花。雍、乾盛世的医学大家黄元御在其《四圣心源·卷

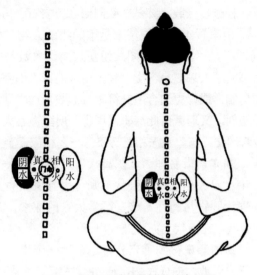

图2　赵献可《医贯》中的命门图

一》中说："善言天者，必有验于人，然则善言人者，必有验于天矣。天人一也，未识天道，焉知人理。"以象、数、理为纽带将人与自然化合。并谓："人身一太极也。"其论性命之理，谈病候变化，多参易而推究天地日月之变，阴阳水火之理，其医学思想当今尤得医界欣赏。何梦瑶的《医碥·五脏配五行八卦说》借卦、爻而论脏腑甚具启示性。《温病条辨·草木各得一太极说》对植物药的概括性论述文虽短而意尤长。郑钦安的《医理真传》妙论乾坤坎离诸卦与君相二火，现今当红的"火神派"的开山祖师正是其人。

第三节　医　易　果

易与医的因缘际会自然结出丰硕成果，现简列其要于下表（见表1）目的是给懂医又好《易》者一个索引，行个方便。

表1 古代医易相关书目简表

年 代	书 名
汉	《黄帝内经》受《周易》的影响主要体现在一些观念的渗透或模式的启示上，部分篇章见直接彰示 张仲景《伤寒杂病论》的六经辨证与《周易》六爻模式相关，亦难排除受卦气说影响，部分内容可觅易数踪迹
晋	王叔和《伤寒例》采卦气说以应自然与人体 皇甫谧《帝王世纪》见医源于易之论
唐	孙思邈《备急千金要方》论及医易关系 杨上善《黄帝内经太素》借卦气说阐述自然与人体现象
宋、金、元	刘完素《素问病机原病式》肯定医易同宗 陈无择《三因极一病证方论·脏腑配天地论》中河图、地支与医学内容相配 李东垣《脾胃论·阴阳升降论》以易理论脾胃 朱丹溪《格致余论》见以易论医
明	张景岳《景岳全书》、《类经》、《类经图翼》及所附的《类经附翼》中有大量医易相关论述，其中《类经》的序、摄生类、阴阳类、藏象类、脉色类、经络类、论治类、疾病类、针刺类、运气类，《类经图翼》中太虚图·太极图论、阴阳图·阴阳体象、五行图、五行生成数图、干支所属五行图、五行生成数解、五行统论、气数统论，《类经附翼》的医易义、卦气方隅论、求正录，《景岳全书》的明理、逆数论、夏月伏阴续论、误谬论、保天吟等均是医易名篇 孙一奎《医旨绪余》中的太极图抄引、太极图说、不知易者不足以言太医论、问三才所同者于人身何以见之、命门图说、右肾水火辩等与景岳之篇齐名 李时珍《濒湖脉学》、《奇经八脉考》、《脉诀考证》，赵献可《医贯》，傅山《霜红龛集》，杨继洲《针灸大成》每见涉易内容 李时珍《本草纲目》、陈嘉谟《本草蒙筌》、卢之颐《本草乘雅半偈》等时见援象论药

年 代	书 名
清	唐容川《医易通说》、《医易详解》可视为医易专著，《本草问答》论药涉象而言理 何梦瑶《医碥》的五脏配五行八卦说、水火说、命门说阐易较详 章虚谷《医门棒喝》论易理、太极五行发挥影响较大 金理《医原图说》命门三焦考中记有较多的医易应用图 邵同珍《医易一理》，郑钦安《医理真传》、《医法圆通》，黄元御《四圣心源》论医易详而当 吴鞠通《温病条辨》每见以易解药与论方 汪昂《本草备要》、张璐《本经逢原》、黄宫绣《本草求真》、徐灵胎《神农本草经百种录》、张志聪《侣山堂类辩》及《本草崇原》、张锡纯《医学衷中参西录》以象论药精彩各现

实际上，古代医易相关的著作很多，这里只能摘其要而录，遗珠难免。

以上这些在医易互动发展过程中作出大贡献的医家，亦多是中国医学史上的风云人物，面对这串名字及其著述，为医者尚可无动于衷，心安理得地说，可以知医而不知易乎？

第四节 医 易 义

好医者或问：《周易》象义对医学到底有什么启示？

答曰：方法学的启示！这大抵就如兵家之战略。大家不妨想一想，战争的目的仅仅是为了战争本身吗？其背后不是一定有着某些政治、经济、版图，或难以言说的利益的战略博弈吗？如何才能以最小的损失获取最大的利益？《孙子兵法·谋攻》里的

"上兵伐谋，其次伐交，其次伐兵，其下攻城"给出了指引。退一步来说，如果伐谋、伐交失效，真的要伐兵，不是还有个知彼知己、知天知地、审时度势、运筹帷幄的问题吗？因此，高明者行的是智慧之战，而不是绞肉机之战。张景岳在《类经附翼·医易义》中明言："《易》之为书，一言一字，皆藏医学之指南；一象一爻，咸寓尊生之心鉴。""虽不言医，而义尽其中矣。"《周易》象义对医的启示，就如同对一国如何伐谋、如何伐交的启示，当然，也可成为具体伐兵、攻城的战略战术。知《易》，就可如景岳般"谨撷易理精义，用资医学变通"。以易理来拓展医理，启示医行。打仗，须实力、士气、上下同心、知己知彼，再结合正确的战略战术，方能百战不殆！行医又何尝不是靠对病、证、方、药、针的熟悉，再以智慧来遣方、用药、行针，才能药到病除，针到疾瘳？

再者，学《易》可让我们的思维真正触及中医的本真，而与中医"医道"这"深海下的海床"接气。也许有人会不以为然地认为：中医学的进步成果我们有现代教材，中医学的根源我们有四大经典，这些我们都学过，难道我们还没有把握到中医的本真？这一问问得好，难道我们不觉得当代医书往往是长于对知识的筛选、充实与系统化，却弱于与"深海下的海床"——母体文化的接气吗？我们更不妨自问：《黄帝内经》、《伤寒杂病论》之后的医学原著我们看过几本？对在格物致知观念指导下，说理更具理性，从内容到形式更深广的明清医学我们有多少了解？或问：我们不是学过各家学说吗？对不起！各家学说教材大多仅仅是告诉了我们各大家临证或思考的结果，却较少告诉我们这些大家是如何利用深厚的古代文化知识来进行有效的思考，也就是说，对发展到鼎盛时期的中医学，我们缺乏有深度的了解。这就造成了当今相当比例的中医师只会使用格式化的医学知识，却不太会以真正原味的中医思维展开自己的理论与临床思考，这也可说是近年来中医学科自身内源性发展缺乏有深度的突破的缘由之一。这些现状该如何改观？源于文化的医学，最好还是回到文化上探寻吧！《易》是中华文化的源头之一，因此，学《易》就是中医人的寻根之旅。

那么，医易学探讨的到底是什么？简明地说，它探讨的是易学哲理、象数思维模式、方法论等对中医学体系的影响，对具体知识的融渗和对临床的智慧式指导。

常听到这样的说法：不是不知道《周易》对中医具指导意义，实是该书出名的难，自学不了。这话该能代表不少人的真实感觉。的确，如果学习《周易》未得其法，这话是对的。所谓未得其法，就是找本含注解的《周易》，从头开始，一卦一卦地看下去，想从文字中学习或揣摩出些什么。或者学习起卦，再直接查相应的卦爻辞。后一法是重《易》之玄用，谈不上是针对医学之研习，在此不论；而前一法却是不得其门而入。如果《周易》能这样学，早就普及天下了。以《经》而言，区区不足五千字，就算文言文再难也可借助白话译注啊！可见《易》之重心不在文字。《医门棒喝·论易理》就说过："善易者，不言易。良以易理不在语言文字故也。世人但知文字语言，所以仍不能明易也。"

现在一些谈《易》的书或节目，走的似乎也是文字解释为主的路子，一卦一卦地帮你解，看似让你逐卦明白，其实最后是似明白而实不明白，得其形，失其神。授人以鱼，而非授人以渔。

笔者教《易》从不这样教，也不需要这样教。万事万物都有其内在规律，作为论道之《易》就更不用说了，只要抓住规律，循道而行就是了。《易》如果能被一个字一个字灌出来的话，它就不会千古都在云遮雾罩中了。若言以文字解《易》的教法是"假传万卷书"或有失厚道，但这至少难说是"真传一句话"。

学《易》强调的是一个"悟"字，"悟"的线索就是易学中所蕴含的规律或原理，在明白《易》的基本原理后能自悟才称得上是初懂《易》。《易》的本意之一就是简易，《周易·系辞上》说："易简而天下之理得矣。"如果《易》很繁难的话，就不该命名为《易经》，而应该叫《难经》或《繁经》。《易》是论"道"之学，"大道至简"，而不会是"大道至繁"。道多以规律昭显，因此，学《易》入门的关键是把握《易》的规律，而《易》的规律或线索主要就藏在卦爻的排列组合、位置分布及所类之"象"上，只要大致弄清这些内容的来龙去脉、基本原理及评价标准，则每个卦爻的内容，自己也可据所了解而进行初步推断，当一门学问自己能够初步推断时，不是已经"思过半"了吗？再借助其中的文字及前人的注解，学起来还会繁难吗？

《周易》究竟有多难？不妨与以前学过的数、理、化科目作一下比较。就中医需掌握的《周易》知识来说，肯定要比学数、理、化容易，而且容易得多。为什么这么说？

首先，从学习所花的时间来说，系统的非高等数学内容从小学算术开始，再到中学数学，我们花了整整十二年时间；物理、化学我们也得花个三五年时间。上课之余，还有大量作业，这才算是初步掌握。而《周易》内容，若作为正规课程来教，五六十节课时足矣，若再做些作业，加个二三十节课时也就差不多了。若能提纲挈领，把握好规律来教，这个时间还可以缩短。

其次，现代人觉得《周易》难，一是从自学的角度来感觉的。但试想，如果没有老师教，数、理、化自学容易吗？我们学过的科目，有哪一科是容易自学的？二是从思维习惯角度来看的。由于中国古代文化知识教育的缺失，使得现代人不太习惯浸于古代语境中学习，则除基础知识之缺外，更多的应是心态习惯问题，而不是真正的学科难度有多大。

再者，以现代人的知识水平，《周易》最难理解的其实是文字部分，而中医所需的《周易》知识，主要是卦符、易图（太极图、先天八卦图、后天八卦图、河图、洛书等）以及《易》的一些基本观念。正如《医门棒喝·论易理》所言："世之读《易》者，多执指作月，鲜能因指见月者，苟能见月，自然忘指，何至于拘执文字语言而费唇舌哉。"看看，医之《易》无意之中又绕过了最难，也最烦人的文字，还怎么能说难呢？

当然，笔者不敢保证本书的内容您能一看就全懂，但看一遍就能会其意者当不在少数，若能重温一下，明了者自会更多。若如此，《周易》算难吗？

其实，前人对习《易》的态度是很潇洒的，一般不叫研《易》，而叫玩《易》。易学大家邵雍谓："君子于易，玩象，玩数，玩辞，玩意。"（《皇极经世·观物外篇》）以下笔者不故弄玄虚，不故作高深地写，您就轻松潇洒地玩，若玩得有兴，别忘了适时温故，回味一下，巩固所知。

明白了学《易》的难易后，我们再以古圣贤的心语来感受一下习《易》的意义。夫子自道："加我数年，五十以学《易》，可以无大过矣。"（《论语·述而》）景岳亦云："至精至微，蒙圣人之教诲；其得其失，由自己之惰勤。五十学易，讵云已晚？一朝闻道，立证羲黄。"（《类经附翼·医易义》）

夫子与大医，都是得失寸心知。那么，您呢？欲闻道、欲无过、欲至精至微而证羲黄吗？如是，则接下来的内容应该是适合您的，下面，就让我们一起体悟藏于《周易》中的奥秘吧！

《周易》架构层剖析

不少人会有感而发地说：我也知道《周易》是经典，可每次翻开书一看，感觉就是如观天书，符号复杂，语言艰涩，太难懂了，古人玩深度也不该是这样玩的吧？其实，这只是表面现象，我们都知道，凡事都有其模式及规律，看不懂，主要是不明白它的模式及规律，如果明白了，思路自然就会清晰，念头自然也就通达了。我们不妨学学庖丁解牛，先从了解它的结构入手，从宏到微，层层而进，顺其关节、肌理而行刀，看看问题能不能迎刃而解？要相信自己的智力，只要是人写出来的东西，人就能破解开来！

如果把《周易》当作一个大系统来看，它是由《易经》与《易传》两个子系统组成，每个子系统内部又有各自的组配件。下面我们就从宏观开始，先看看《周易》的大框架结构（见图3）。

第一节　《易经》组件龙点睛

《易经》形式上是一部占卜书，却蕴含丰富哲理，是易学理论的始发点。学《易》，自《经》开始是自然而然的。不少人觉得《易经》难学，实源于理路不清，陌生的卦符与艰涩的文

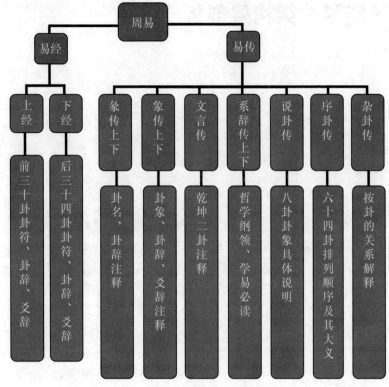

图 3 　《周易》基本架构

辞互相交缠，怎一个乱字了得！如果我们能像医学解剖般先将其大体结构弄清，再顺藤摸瓜，剖析其零部件的功用及组配方式，那么，看似凌乱的内容，自会头头是道，如同龙被点睛而化活龙。

（一）卦、爻、辞——《易经》的基本组件

我们先看看，《易经》到底有什么零部件？这些零部件又各有什么功用？

《易经》由六十四卦组成，每卦六个爻，共三百八十四爻。见图4。由于乾坤两卦代表化生万物的天地，万物均由是而来，地

位较为特殊，故卦符虽然仍是六个爻，但在相应的六条爻辞外，乾卦多出一条爻辞曰"用九"，坤卦多出一条爻辞曰"用六"，则两卦名义上就有七个爻。故六十四卦实算为三百八十六爻。

乾为天	天风姤	天山遁	天地否	风地观	山地剥	火地晋	火天大有
坎为水	水泽节	水雷屯	水火既济	泽火革	雷火丰	地火明夷	地水师
艮为山	山火贲	山天大畜	山泽损	火泽睽	天泽履	风泽中孚	风山渐
震为雷	雷地豫	雷水解	雷风恒	地风升	水风井	泽风大过	泽雷随
巽为风	风天小畜	风火家人	风雷益	天雷无妄	火雷噬嗑	山雷颐	山风蛊
离为火	火山旅	火风鼎	火水未济	山水蒙	风水涣	天水讼	天火同人
坤为地	地雷复	地泽临	地天泰	雷天大壮	泽天夬	水天需	水地比
兑为泽	泽水困	泽地萃	泽山咸	水山蹇	地山谦	雷山小过	雷泽归妹

图4 《易经》六十四卦

再具体些，《易经》由六十四卦卦符（又称卦画、卦形）、卦名、六十四卦卦辞、三百八十六条爻辞组成。卦辞和爻辞共四百五十条，共四千九百多个字。其文是古代一些占筮记录，或者是一些事件或哲理的引载，与六十四卦及相应的爻相参而看。以下，我们将卦、爻及其所系之辞这些零部件逐一拆开来看。

（二）卦——易的基本单元

六十四卦每卦各列卦符、卦名、卦辞。

卦符，也叫卦画或卦形，就是一个卦的形象符号，由六个爻（爻分阴阳，阳爻的符号是 **▬**；阴爻的符号是 **▬ ▬**）以不同的排列组合方式叠合而成。

卦名比较好理解，就像谁叫张三，谁叫李四一样，卦名就是卦的名号。

卦辞，卦辞是说明《易经》某卦卦义的文辞，一般认为是卜筮者的记录。《易经》共有六十四条卦辞，内容主要有：自然现象变化、历史人物事件、人事行为得失、吉凶断语。涉及经商、婚姻、争讼、战争、饮食、狩猎、旅行、享祀、孕育、疾病、农牧等内容。

这里以乾卦为例，看看其各个组件，见图5。

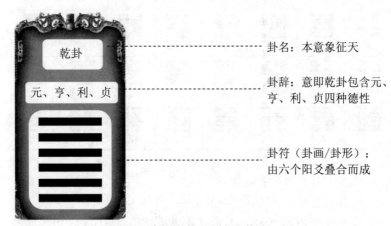

图5　乾卦卦符、卦名和卦辞

（三）爻——卦的基本单元

卦的基本单元是爻，再复习一下，爻分阴阳，其中一横不断的是阳爻，符号是 **▬**；一横从中而断的是阴爻，符号是 **▬ ▬**，见

图6。若与卦符相应，这两个符号可理解为爻符。卦中每爻各列爻题、爻辞。

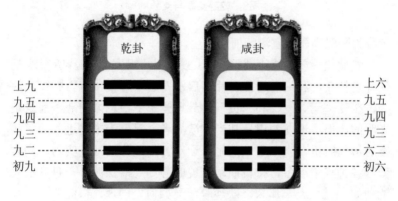

阳爻　　　　　阴爻

图6　阳爻和阴爻

爻题皆由两字组成：一个字表示爻的次序，爻的次序是从下往上，第一爻用"初"、第二爻用"二"、第三爻用"三"、第四爻用"四"、第五爻用"五"、第六爻用"上"；另一个字代表爻的性质，阳爻用"九"表示，阴爻用"六"表示。这里以乾卦和咸卦为例，见图7。

乾卦		咸卦
上九		上六
九五		九五
九四		九四
九三		九三
九二		六二
初九		初六

图7　爻题表示方法

爻辞即说明爻义的文辞。爻辞是解释各卦细节——每一爻内容的部分。其体例内容、取材范围与卦辞相类。一卦有六个爻，故一般有六条爻辞（乾、坤两卦各有七条爻辞）。

这里以乾卦 ☰ 为例，看看其爻题与爻辞，见图8。

乾卦的爻辞看着很眼熟吧？在哪里见过？没错，大多数读者会忆起金庸武侠小说中的降龙十八掌，金庸大才，降龙之掌，招式就从以龙言理的乾卦中取材。

"初九，潜龙勿用"这句中，"初九"是爻题，即言乾卦自下而上的第一个爻为阳爻；"潜龙勿用"为爻辞，意为卦处此爻

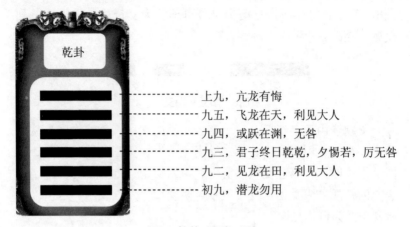

图8　乾卦爻题与爻辞

阶段为阳气尚微，宜潜藏而勿过用。

　　然此爻意又如何应世事呢？假设以下几种情况，所得均是乾卦之初爻，我们看看能有什么启示？若要打仗，有否胜算？放心，在乾"元、亨、利、贞"的卦意笼罩下，己方的战争前景是光明的，但"潜龙勿用"却告诫欲战者，目前尚未是进入战争状态的最佳时机，当下要做的是别让对方知道你的战斗实力，同时做好各种战争准备，待机而动，现时静如龙潜深渊，一旦开战就能动如龙腾九天。那么，欲炒股，又如何？同理，得此爻，则少安毋躁，反正"元、亨、利、贞"已预示了银行只是暂时替你保管你将得的钱，但现在却未为入市之时，应先准备好资金，待最好时机到了才出手。再如求职而得此爻，即示现在未是求职的最佳时机，先充实自己吧，人生总会遇到伯乐的！不难看出，以上几种情况的预示其实大致一样，即前途是光明的，但目前先做好充分准备，再相机而动吧！《周易》对人生的启迪大抵如是，即每一个人都可因应自己的具体情况，在乾卦意的前提下，结合"潜龙勿用"这四个字所启而作当下的践行。《易》为什么能因应万事，为什么能"无所不包"，这下心中大概有个谱了吧。

　　同理，"九二，见龙在田，利见大人"这句中，"九二"是爻题，言自下而上第二爻为阳爻；"见龙在田，利见大人"为爻辞，意为此阶段阳已渐增，龙可以出潜活动于田地上，有所作为。

"九三，君子终日乾乾，夕惕若，厉无咎"这句中，"九三"是爻题，言自下而上第三爻为阳爻；"君子终日乾乾，夕惕若，厉无咎"为爻辞，言处乾之三爻，君子要效法乾元本身阳刚至健、如日经天的精神，昼夜警惕自省，只要有这种惕厉的精神，为学之道的君子，才不会有祸患。

"九四，或跃在渊，无咎"这句中，"九四"是爻题，言自下而上第四爻为阳爻；"或跃在渊，无咎"为爻辞，言卦处第四爻，阳已旺盛而升，原潜渊中的龙可以或跃或潜，或进或退而灵活变化施其用了。

"九五，飞龙在天，利见大人"这句中，"九五"是爻题，言自下而上第五爻为阳爻；"飞龙在天，利见大人"为爻辞，言当原在四爻或跃或潜的龙升至第五爻，则阳已大盛，一飞冲天，有了无可限量的空间，可以充分发挥它的功能而尽施阳刚之德了。

九五？读者可能会眼熟，这是否就是"九五之尊"的出处？猜对了！但疑虑可能就会跟着而来，在一卦之中，九五并非最高位，为何却是至尊？问得好！这就牵涉到看爻位的得中、得正、居尊位等技术细节了，这并不是在这里三言两语就能说清楚的，所以我们暂且按下不表，留待之后的"复杂爻位变"中内容介绍，学《易》就是这样，不断地发现问题、提出问题，又不断地解决问题，在解决问题中体会其中义蕴。

"上九，亢龙有悔"这句中，"上九"是爻题，言自下而上第六爻为阳爻；"亢龙，有悔"为爻辞，言至第六爻，该卦阳已盛极，象征处在高亢极点的龙，知进而忘退，进退失据，必有悔闷的结果，"有悔"含盈不可久，物极必反之意。

除以上与六爻符号相配的六条爻辞外，乾卦又多出的一条爻辞为："用九，见群龙无首，吉。"意为群龙出现于天空，其首被云所遮。

这里，可能很多人会有不解，"群龙无首"现在不是被当作贬义词来用的吗，怎么会是"吉"？其实，这个成语是随着封建社会的发展而集权渐重，人治色彩渐浓，人们已不习惯做事没人来领导而在使用过程中逐渐被转变了原意。在上古时代，崇尚的是以道治国，讲究的是自由无拘，自然而然状态。您看群龙均出现在天空，其首虽被云所遮，其身却活现。既然群龙都出现于天空，逍遥遨游，俱为得志而飞腾，就代表了乾之六爻全体都能各施其用而不受制于任何一个爻位，各能为己所能为，自然就为吉了。看到没有，其实古人很早就推崇既自由发展，又和衷共济，集体协作的理念了。

聪慧如您，自然会看出，卦，犹医学中的病，不同的卦，分别代表某一疾病的整体全过程，而从初到上的六爻递变则如中医不同的证，代表疾病发展过程中不同阶段所表现出的不同状态。卦，看的是整体背景；爻，看的是当下阶段。如遇事得"乾"卦，而当下是处在"九五"阶段，则行事就如"飞龙在天"无往而不利了。但怎样才能知道自己是处何卦的何爻状态呢？这要谈到爻位之变时才能展开。中医看病诊证，既参疾病背景，但更关注病人的当前状态（证），然后病证结合而调。看卦论爻，大抵也是这个意思。

《易经》中的卦爻辞可视为对六十四卦所作的第一次系统解读。

第二节　《易传》释经虎添翼

拆解完《易经》，我们再剖析《易传》。《易传》为解《经》之作，主要是对《易经》经义的阐释和哲理的发挥。

《易传》传文有七种，称为七翼。即：《彖》（彖，音tuàn）、《象》、《系辞》、《文言》、《说卦》、《序卦》、《杂卦》。

其中，《彖》、《象》、《系辞》各分上下两篇，共十篇，故又可称十翼。翼者，羽翼也，其意是辅翼《易经》以发扬光大。

《易传》的组件比《易经》简单、清晰多了，见图9。

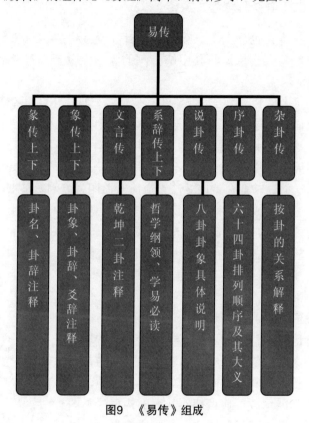

图9　《易传》组成

（一）裁断卦义参《彖传》

《彖传》分上下二篇，上篇解说《易经》前三十卦，下篇解说《易经》后三十四卦。彖断也，裁断之意，乃断卦义之文，是对一卦吉凶之总述。只解《易经》卦象、卦名和卦辞，不解爻辞。

如乾卦之彖曰："大哉乾元，万物资始，乃统天。云行雨施，品物流行。大明终始，六位时成，时乘六龙以御天。乾道变化，各正性命，保合太和，乃利贞。首出庶物，万国咸宁。"这句话主要从义理、德行等方面解释卦义。

（二）卦爻辞释考《象传》

《象传》也分上下二篇，为释卦、爻辞之文。《象》分为《大象》与《小象》，其中解卦辞的为《大象》，释爻辞的为《小象》。

①《大象》：主要以取象法，是对六十四卦卦象的解释。

我们先看这一句话："天行健，君子以自强不息。" 很熟悉吧？这就是乾卦☰的大象。这句话的意思是：乾为天，乾之象就如天道一样永恒地运行不息，所以有志的君子要成就自身的德行、学问、功业，就应效法天道而发愤图强，刚毅坚卓，不断地努力进取。或问：什么才算是"自强不息"呢？境遇上，王勃的"穷且益坚，不坠青云之志"；精神意志上，郑板桥的"咬定青山不放松，立根原在破岩中。千磨万击还坚劲，任尔东西南北风"；学问追寻上，屈原的"路漫漫其修远兮，吾将上下而求索"当可作参。

我们再看与之成对的一句："地势坤，君子以厚德载物。"这是坤卦☷的大象。言坤之象就如大地般气势厚实而和顺，君子应增益自身的美德，接物度量时方能如丰厚的大地，什么东西都能承载。何谓德？从德的构形（见图10）看，其本意当为"心、行之所值"，儒家

图10　德（小篆）

所崇之"德"包含了仁、义、信、忠、孝、礼、悌、温、良、恭、俭、让等内蕴。如何才能做到日厚其德？夫子既有"厚德载物"的要求，自然就有相应的践行方式。《论语·里仁》谓："见贤思齐焉，见不贤而内自省也。"而进一步的考量指标则是："吾日三省吾身。"可见，不是吃饭或吃药才一天三次的，反躬自省也须tid（一日三次）。

清华大学的校训就是"自强不息，厚德载物"这八个字，天

地气象都在其中，够气势吧！

不难看出，《大象》是有格式的，即每条的前一句如"天行健"、"地势坤"是通过分析卦象来解释卦名，寻出卦义；后一句如"君子以自强不息"、"君子以厚德载物"则是讲"君子"、"先王"等如何通过观象来得到做人处事的启示。《大象》发挥的多是儒家"修身、齐家、治国、平天下"的经世致用之道。

彖与象的区别：彖居象前，彖详而象较略。彖，重在释一卦卦"义"；象则偏解一卦之卦"象"。

②《小象》：主要用爻位及取义法，以解释爻辞。我们仍参之前乾卦☰从下往上六个爻的爻辞，看其《小象》：

"潜龙勿用，阳在下也。"（初九）

"见龙在田，德施普也。"（九二）

"终日乾乾，反复道也。"（九三）

"或跃在渊，进无咎也。"（九四）

"飞龙在天，大人造也。"（九五）

"亢龙有悔，盈不可久也。"（上九）

《小象》论爻，或基于爻位、爻象以及爻与爻之间的关系来阐释，或顺应《易经》的爻辞而发挥。主要发挥易理中的阴阳、时义、位变、中和等哲学理念。

这些哲学理念，又可随习者各自所处领域不同而各有所悟，甚至在不同的时段，这种体悟还可与时俱进。以 金庸小说《射雕英雄传》和《神雕侠侣》为例，笔者认为，在小说描述的招式中，最具哲学意味的应是"亢龙有悔"这一招，您不单能通过这一招的描述来体会出该爻的真意，还可随着郭靖武功的不断进步而参悟日深。且看金大侠是如何解易，郭靖又是如何身体力行而终臻化境的：

释理之段——洪七公道："这一招叫作'亢龙有悔'，掌法的精要不在'亢'字而在'悔'字。倘若只求刚猛狠辣，亢奋凌厉，只要有几百斤蛮力，谁都会使了。这招又怎能教黄药师佩服？'亢龙有悔，盈不可久'，因此有发必须有收。打出去的力道有十分，留在自身的力道却还有二十分。哪一天你领会到了这

'悔'的味道，这一招就算是学会了三成。好比陈年美酒，上口不辣，后劲却是醇厚无比，那便在于这个'悔'字。"

小进步之境——郭靖练到后来，意与神会，发劲收势，渐渐能运用自如，丹田中吸一口气，猛力一掌，立即收劲，那松树竟是纹丝不动。郭靖大喜，第二掌照式发招，但力在掌缘，只听得格格数声，那棵小松树被他击得弯折了下来。

再进步之境——郭靖踏上两步，呼的一声，一招亢龙有悔当胸击去。他这降龙十八掌功夫此时已非同小可，这一掌六分发，四分收，劲道去而复回。裘千仞忙侧过身子，想闪避来势，但仍被他掌风带到，不由自主的不向后退，反而前跌。

炉火纯青之境——郭靖知道师父虽然摔下，并不碍事，但欧阳锋若乘势追击，后着可凌厉之极，当下叫道："看招！"左腿微屈，右掌划了个圆圈，平推出去，正是降龙十八掌中的"亢龙有悔"。这一招他日夕勤练不辍，初学时便已非同小可，加上这十余年苦功，实已到炉火纯青之境，初推出去时看似轻描淡写，但一遇阻力，能在霎时之间连加一十三道后劲，一道强似一道，重重叠叠，直是无坚不摧、无强不破。这是他从九阴真经中悟出来的妙境，纵是洪七公当年，单以这招而论，也无如此精奥的造诣。

易之有趣，易之妙悟，大抵就如郭靖学拳，郭靖的鲁钝可是出了名的，他练拳都能大有所得，我们资质高得多的学医者又怎么可能反倒不如？其实学东西、做学问关键是看是否有心。

《易经》与《易传》本来各自独立成篇，后来儒生解经时，为阐释与相参方便，把象传与象传的内容附列于相应的卦爻之后。这就是《经》、《传》逐渐合一的缘由之一。

（三）解说乾坤《文言传》

《文言传》为释乾、坤两卦之文。"文"指的是乾、坤两卦的经文，"言"是指解说经文的言词。即依文而言理，按经文申说其理。在对乾、坤二卦的卦爻辞进行逐字、逐句或重点词语解释的基础上，着重阐发卦爻辞的义蕴，附于乾、坤两卦之后。

在这里，随便抽几句出来欣赏一下。乾文言说："君子进德修业，欲及时也。"提点大家，要成为君子，就要提高道德修养，扩大功业建树，还须把握好时机，做到与时俱进。此句进德在前，修业在后，隐有厚德才能载物，德与业具有主从关系之意，即以德驭才，才方能得其正用。为医者多以君子自处，那么为医者的立德建功有没有标准呢？叶天士《临证指南医案·华序》给出了参考："良医处世，不矜名，不计利，此其立德也；挽回造化，立起沉疴，此其立功也；阐发蕴奥，聿著方书，此其立言也。一艺而三善咸备，医道之有关于世，岂不重且大耶？"立德、立功、立言这"三不朽"实蕴为人、处事、做学问的大道理，也是儒家的最高人生理想，有志者当铭记！

乾文言又说："君子学以聚之，问以辨之，宽以居之，仁以行之。"即言：君子进德修业，要通过学习积累来使学问渊博，通过讨论来明辨事理，以宽厚的态度来处事待人，以仁恕的情怀来行事接物。或问：医者当如何积聚学问？孙思邈《大医精诚》曰："故学者必须博极医源，精勤不倦。"张景岳《类经》序谓："上极天文，下穷地纪，中悉人事，大而阴阳变化，小而草木昆虫，音律象数之肇端，脏腑经络之曲折，靡不缕指而胪列焉。"或又问：医者又当如何行其仁？《万密斋医学全书》答曰："医者，仁术也，博爱之心也，当以天地之心，为心，视人之子犹己之子，勿以势利之心易之也。"

再看看坤文言中的一句："积善之家，必有余庆；积不善之家，必有余殃。"这句话很白，大家想必也很熟，其意就不作注解了。为医者须警觉的是：为医，客观上就是积善之举，行善就在自然而然的日常工作中，古人常说，这是几生修来！但业医也特别容易受到物利之惑而做出积不善之行。王肯堂在《灵兰要览》就告诫道："欲济世而习医则是，欲谋利而习医则非。"所以"吾日三省吾身"对业医者尤其必要。

翻开《周易》，只要您有一双慧眼，这样的佳词警句，俯首皆拾。看吧，这就是我们的文明，我们的文化！这是应该采取

"浮云化"态度对待的东西吗？

由于乾坤两卦的特殊地位，故文言传带有总论的性质。

（四）哲理发挥《系辞传》

《系辞传》分为上下两篇，上篇称《系辞上》、下篇称《系辞下》。

"系"连缀之意，系辞，即连缀于《易经》之下的言词。意为《易经》之解说。《系辞传》实质是对《易经》的通论。

《系辞传》也是释卦、爻辞之文，但不同于《彖传》、《象传》逐条解释，较忠实于原文的"我注六经"法，其采取的是全篇总论、通释的方法。其中涉及《易》的来源、《易》的占筮方法、《易》所蕴含的道理、《易》的神妙功用、卦爻的象征意义及分析方法等。实则主要是按照作者的哲学观念对《易经》的义理进行发挥，近似于"六经注我"法，是《易传》哲学思想的集中代表。当中蕴含着许多弥足珍贵的哲理，提出了许多重要命题，如"一阴一阳之谓道"、"刚柔相推而生变化"、"易穷则变，变则通，通则久"、"神无方而易无体"、"生生之谓易"、"立象以尽意"、"形而上者谓之道，形而下者谓之器"、"易简而天下之理得矣"等，归纳了《易》的精髓，说其将一部占筮著作解读或提升为哲学著作也不算为过。

（五）八卦象义《说卦传》

《说卦传》为解说《易经》中八个经卦象征意义的文章。其"天地定位，山泽通气，雷风相薄，水火不相射，八卦相错"指出了八卦所取的象：乾☰象天，坤☷象地，艮☶象山，兑☱象泽，坎☵象水，离☲象火，震☳象雷，巽☴象风，这是《易》的基础，见图11。而八卦相错，即八卦（三爻卦）间按排列组合两两相叠重之为六十四卦（六爻卦），则生变化。

《说卦传》阐述的主要是《易》的来源，卦的构成，八卦的基本象、引申象及义理，八卦的排列方位等内容。

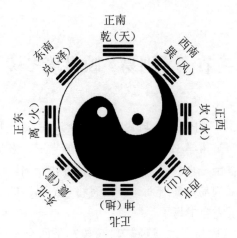

图11　先天八卦

（六）卦列有序《序卦传》

《序卦传》用十分简明的语言说明通行本《易经》六十四卦排列先后次序的内涵及其大义。六十四卦排列顺序具有一定的规律性，即两两相从，非综即错。至于何为综、何为错，我们将在后文解释。

（七）杂糅众卦《杂卦传》

杂卦是杂糅众卦之意，主要对六十四卦中一正一反的两卦，错综其义，不完全按卦序，而是按卦名、卦辞的含义或卦象义蕴中有相关者加以精要的解释。

《系辞传》、《说卦传》、《序卦传》、《杂卦传》四篇附于全书之末，经传不分而总称《周易》。

如果说《易经》中的卦爻辞为对六十四卦所作的第一次系统解读，则《易传》中的各传是对六十四卦从不同角度进行的第二次系统解读。最大的作用是提炼、归纳出《易经》所蕴涵的内在规律及丰富的哲学意蕴，将之从巫性质升华为哲学，从蒙昧转变为理性，实为穷理尽性之书。

第三节 《周易》映世境多棱

关于《周易》的性质,自古以来,众说纷纭。认为是卜筮书者有之,认为是哲学书者有之,认为是儒学书、玄学书、历史书、科学书,甚至是百科全书者亦有之,各执一词。这些争论的最大问题是将《周易》笼统而论,没有将《周易》的经文和传文分开,这就难说完全中肯了。

其实构成《周易》的《经》与《传》是两个不同时代的产物,其形式与内涵均有不同,故先应分别而论,再予以通评。

分而论之,《易经》是一部占筮书,以占筮成分为主,本质上是试图通过占卜来探索宇宙变化规律,因而含有哲学内涵,集占筮易之大成。从形式看,《经》是符号与文字系统的结合,可推演者多,具有较大的解释与变化空间。

《易传》是一部哲学书,它以儒为明线,却隐有道家、阴阳家等思想,突破了《经》卜筮中的巫韵,建立起自己的道—理体系,可说是春秋战国诸子百家思想的集大成者。《周易·系辞上》谓:"易与天地准,故能弥纶天地之道。"故其为论"道"之书,以哲学成分为主,集义理易之大成。但因《经》是占筮书,《传》要释《经》,自然亦含占卜成分。就形式言,《传》主要是文字理论,以注释为主。

《经》、《传》合而为《周易》。则《周易》便具有占筮、哲学、方法学、史学、儒学、伦理学、社会学、科学……诸多领域的复杂成分或学问,它就像一面多棱镜,可折射出世间万象,人生百态。人们用它,无非就是各取所需,各得欲见。正是这种"易道广大,无所不包"的特性而使其性质复杂化。

形式上的《经》、《传》结合使符号系统与文字推演得以紧密结合,便于执简驭繁,开以后各科推演的先河。中医学本就是图文结合的学科，只是近世懂易图、易符的医者不多，由是几乎演变成纯文字描述的学科，后果就是言繁而意晦，这实难算得上进步，反倒像一种形式上的没落。

为强化印象，这里用一个简表（见表2）对本章内容作一简要概括。

表2　《周易》基本内容表

名　称		内　容
《易经》		由六十四卦卦符、卦名，六十四卦卦辞，三百八十六条爻辞组成
《易传》	《彖传》	彖，有裁断之意，乃断卦义之文，只解《易经》卦象、卦名和卦辞，不解爻辞
	《象传》	分《大象》与《小象》，其中解卦辞的为《大象》，释爻辞的为《小象》
	《文言传》	释乾、坤两卦之文
	《系辞传》	分为上、下两篇，是按照作者的哲学观念对《易经》的义理进行发挥之篇，其中蕴含着许多弥足珍贵的哲理，提出了许多重要命题
	《说卦传》	解说《易经》中八个经卦象征意义的文字。其内容主要有《易》的来源及卦的构成，八卦的基本象、引申象及义理，八卦的排列方位等
	《序卦传》	说明通行本《易经》六十四卦排列先后次序的内涵及其大义。六十四卦排列规律性为两两相从，非综即错
	《杂卦传》	主要对六十四卦中一正一反的两卦，错综其义，不完全按卦序，而按卦名、卦辞的含义或卦象义蕴中具相关关系者加以精要解释

了解完《周易》的基本结构，帷幕已经拉开，接下来，该展现剧情了。《易》之剧有如侦探剧，其核心及精彩部分主要就体现在对卦、爻的分析上，我们要做的事就是紧随剧情，一起投入到对不断演进的情节的抽丝剥茧的推理剖析之中。

相摩相荡卦示医

第一节　太极—两仪—四象—八卦

（一）从太极到八卦的义蕴

《周易·系辞上》云："易有太极，是生两仪，两仪生四象，四象生八卦。"就是说八卦是由阴阳两仪，即 ▬ 、▬▬ 逐层演化而来。那么什么是两仪、四象和八卦？在推演它们进阶之前，我们先普及一下这些基本概念。

1. **太极**

若从文字"易有太极，是生两仪"解，太极应是两仪（阴阳）前的状态，近似于"道生一"中的"一"，即宇宙处于天地（阴阳）未判、清浊未分的混沌元气状态，可理解为宇宙的原始本体、物质的本原。这个状态若要用图来表示，除了一个空白混沌的圆外，如图12，的确不容易找到更合适的图形了，所以，该图实是最符合本意的太极图。

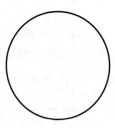

图12　太极图[1]

---

[1] 杨力. 周易与中医学［M］. 北京：北京科学技术出版社，1997：73.

因此，朱熹《易学启蒙》中的"太极者，象数未形，而其理已具之称；形器已具，而其理无朕之目"就是对该图的最好注解。其潜隐的意思是太极无形，阴阳有象，无形者属形而上，有象者属形而下。但由于该图一片空白，变化既可说太少，也可说内蕴无穷，均不便于说理，故现多用简化太极图替之，见图13。

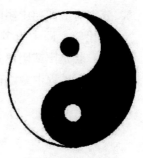

图13　简化太极图

2. 两仪

两仪：即阴阳。分别以阳爻 ▬、阴爻 ▬▬ 表示。

一元混沌之气运动分化就产生出阴阳二气，气之轻清者上浮为天，谓"清阳为天"，气之重浊者沉降为地，即"浊阴为地"，这就是"一生二"，亦即"太极生两仪"。阴阳二气相推而生变化，纷繁复杂的大千世界由此而生，有此而演。故《周易·系辞上》有"一阴一阳之谓道"之说，而图13的简化太极图为便于说理论道之图。该图含一白一黑两个鱼状，称为阴阳鱼，代表阴阳已分，两仪已立，若严格按"一生二"中的"一"为太极，"二"为阴阳算，该图当为两仪图，或太极两仪图。但该图自古沿袭的太极图说法已深入人心，因此，本书仍按习惯称之为太极图。

太极图之用，本篇仅略涉，从《道之篇》才开始真正展开，然后会延续全书，若能把握好这个图，临证会意，思过半矣！

3. 四象

四象，即太阳 ▬▬、太阴 ▬▬、少阳 ▬▬、少阴 ▬▬。

四象是两个爻的组合，由于爻数的增加，较之单纯的阳爻 ▬、阴爻 ▬▬，其表达的内容也增，内涵也更显丰富了。

首先，四象表示两爻阴阳的构成关系及阴阳消长转化的量序关系。"太"就是多，就是大。太阳，太阴，代表的是阳与阴在数量上的多。因此，太阳 ▬▬ 为两个阳爻，太阴 ▬▬ 为两个阴爻，分别对应图14中阴阳鱼中阳最多与阴最多的位置。"少"与"太"比较，即未为多，故少阳 ☳、少阴 ☱ 均是一个阳爻、一个阴爻，就是阳或阴已具但在量上还未算多。故两者均居图14的阴、阳发展过程中量已有，但还未算多的位置。

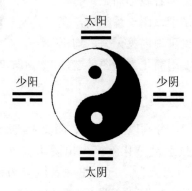

图14　四象图

四象本质是在两仪基础上对事物的进一步划分，从而实现对事物的初步量化。如春温、夏热、秋凉、冬寒。其中温与热均属阳，寒与凉均属阴，性质相同，此两仪之分。但温与热程度不同、有量上的差别，则温属少阳，热属太阳；同理，则凉为少阴，寒为太阴，此四象之别。

其次，四象两爻组合中的爻位有上下之分，可表示阴阳的上下位置及源于阴或源于阳。如少阳之下（初）爻为阴爻，即表示此阳从阴（太极图之底）生而出；而少阴之下（初）爻为阳爻，即表示此阴从阳（太极图之顶）生而出。

再有，四象的两爻组合也可表示阴阳的发展趋向，如少阳的上爻为阳爻，则显示其阳长阴消向太阳的方向发展；而少阴的上爻是阴爻，即示意其阴长阳消向太阴的方向发展。

这里再增加一个图来看就更明白了，大家都知道，阴阳学说源于日地间相互运动产生的现象的推演。那么，我们就回到本源上来看四象。图15中的太极图代表地球，太极图中间的浅横线代表地平线，四周的四个小圆球代表在晨、午、夕、夜四个时段以地球为视点所看到的太阳景象。

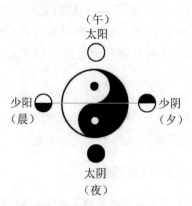

图15 日地关系四象图

少阳之象：太极图左方的黑白球上半圆白、下半圆黑，阳在阴上，犹如旭日东升，初出地平，阳虽未多，但正蕴积力量，态势是向上、向外，正应少阳 ⚎ 阳爻在上、阴爻在下之象。

太阳之象：太极图上方的圆球全白，代表日到中天，悬于顶上，纯白无黑，代表阳气最旺，正应太阳 ⚌ 两爻均阳的纯阳之象。

少阴之象：太极图右方的黑白球上半圆黑、下半圆白，阳在阴下，犹如夕阳西下，沉入地平，示意日已西沉，地面则阴显，以应少阴 ⚍ 阴爻在上，阳爻在下之象。

太阴之象：太极图下方的圆球全黑，则此时尤夜半的太阳，以地面上人的视野看，太阳等于完全沉入地下而不复见，故以全黑的太阴来描述或形容此时的太阳全隐状态，以应太阴 ⚏ 两爻纯阴之象。顺便一提，由于日落则月升，故太阴通常也用来代表月亮全盛之时。

所以，少阳、太阳、少阴、太阴的符号实源于晨、午、夕、夜四个时段以地球为视点所看到或会意到的太阳景象。

至于四象的运用，在本节稍后即见初现。

4. 八卦

八卦，即乾☰、兑☱、离☲、震☳、巽☴、坎☵、艮☶、坤☷八个卦，由阳爻（—）和阴爻（--）以不同的组合按三重叠的方式叠合而成，是先哲仰观天象，俯察地理，近取诸身，远取诸物，以类万物而创造的用以象征和归纳自然现象的八个符号。

八卦本意是乾为天、兑为泽（湖泊）、离为火、震为雷、巽为风、坎为水、艮为山、坤为地。是在四象基础上对事物的再进一步划分，被视为万物构成的基元或基本条件。

（二）从太极到八卦的演进

我们可通过图16看看八卦是如何从两仪—四象逐层演化而来。

以下的程序若嫌繁复，则跳过推演过程，直接记住四象、八卦符号亦无不可。但若视之为思维体操，用心推演一下，其实也算简单。知其然，也知其所以然肯定更妙，也更好玩。

1. 太极生两仪

图16最底端的圆圈代表太极，其上的简化太极图则表示太极已生出两仪，尤其值得注意的是，这一白一黑的阴阳鱼中均有一小亮点，即白鱼之中嵌有一黑眼，黑鱼之中嵌有一白眼，代表阳中含阴、阴中含阳的阴阳互藏之理。不要忽视这两个小鱼眼，在下来的"两仪生四象、四象生八卦"的说理过程中，它们担当着重要的角色。

简化太极图转化成阴阳爻的表达，就成了其上一层的—和--，其中—代表白鱼，--代表黑鱼，别忘了阴阳鱼均有与本底之色相反的鱼眼，因此，阳爻就并非纯阳，其中亦含阴的成分；阴爻亦非纯阴，其中亦含阳的成分。之后的逐层衍生出的四象符号与八卦符号的上爻产生即与此阴中藏阳，阳中藏阴的理念有关。

2. 两仪生四象

四象由两仪演化而来，从图16的右半边看，第二层（四象层）的太阳，符号为⚌；少阴，符号为⚍。两者之下爻均是

━，即其生成是从下而上，均衍生自其下第一层的阳仪（爻）
━，故阳爻就成为两者的初爻而置于下。而底层两仪中的阳爻本
属阳，但阳中亦含阴。其中本阳的成分释出，以阳爻 ━ 记之，置
之于初爻 ━ 之上就成了太阳上面的阳爻，故太阳为两个阳爻 ═；
底层阳爻中阴的成分释出，以阴爻 ╍ 记之，置于初爻 ━ 之上就成
了少阴上面的阴爻，故少阴为下阳爻而上阴爻 ☱。

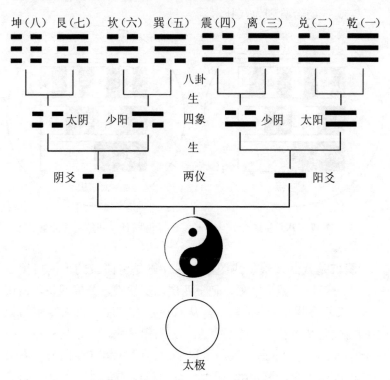

图16　太极、两仪、四象、八卦演化

　　同理，从图16左半边看，第二层的少阳，符号为 ☳；太阴，
符号为 ☷。两者之下爻均是 ╍，即其生成是从下而上，均衍生
自其下第一层的阴仪（爻）╍，故阴爻就成为了两者的初爻而置
于下。底层的阴爻本属阴，但阴中亦含阳。其中阴爻中阳的成分
分出，以阳爻 ━ 记之，置之于初爻 ╍ 之上就成了少阳上面的阳

爻，故少阳为下阴爻而上阳爻 ☲；底层阴爻中阴的成分分出，以阴爻 －－记之，置之于初爻 －－ 之上就成了太阴上面的阴爻，故太阴为两个阴爻 ☷。

如果觉得上文有点绕，一下子不能完全看明白的话，那么看图说话是最简单的了。图17、图18外圈的圆为太极，代表宇宙；圆中之方形内分三层，第一层为两仪，第一、二层合看是四象，一、二、三层合看则为八卦。

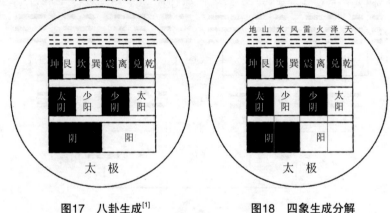

图17　八卦生成[1]　　　　　　　　　图18　四象生成分解

图17是八卦逐级生成图，而图18则是将图17的下两层黑白块面作分解以看四象之象，把下两层以灰线垂直分成四块，白块以 － 表示，黑块以 －－ 表示，从右往左看（注：古人写字与记事的习惯是从右往左，先右后左）。右第一块，上下均白色，记为 ＝（太阳）；右第二块，上黑下白，记为 ☵（少阴），右第三块，上白下黑，记为 ☳（少阳）；右第四块，上下均黑，记为 ☷（太阴）。

3. 四象生八卦

其理与两仪生四象相仿，只要有耐心，规律不难找到。仍参图16，第三层的八卦是由第二层的四象☷、☳、☵、＝演化而来。

[1] 孙广仁. 中医基础理论［M］. 北京：中国中医药出版社，2007：35.

图16可见，第三层的乾☰、兑☱两卦，衍生自第二层的太阳⚌。只要将乾☰、兑☱、太阳⚌三个符号放在一起，不难看出：乾、兑两卦均以太阳⚌为底座。此时图中最底层的阳爻（阳中亦含阴）再加利用，其中阳的成分释出，以阳爻 ▬ 记之，成为上爻，置于太阳⚌之上就成了三个阳爻的乾卦☰；底层阳爻中阴的成分释出，以阴爻 ▬▬ 记之，成为上爻，即太阳⚌之上加一个阴爻，就成了下两阳爻、上一阴爻的兑卦☱。

同理，第三层的离☲、震☳两卦，衍生自第二层的少阴⚍。将离☲、震☳、少阴⚍三个符号放在一起看，即见离、震两卦均将少阴⚍置于下为底座。此时表中最底层的阳爻（阳中亦含阴）再加利用，其中阳的成分释出，以阳爻 ▬ 记之，成为上爻，置于少阴⚍之上就成了两个阳爻中夹一个阴爻的离卦☲；底层阳爻中阴的成分释出，以阴爻 ▬▬ 记之，成为上爻，加于少阴⚍之上，即成了下一阳爻、上两阴爻的震卦☳。

再继续，第三层的巽☴、坎☵两卦，衍生自第二层的少阳⚎。两卦均以少阳为底座。此时最底层的阴爻（阴中亦含阳）再加利用，其中阳的成分释出，以阳爻 ▬ 记之，成为上爻，置于少阳⚎之上就成了上两阳爻、下一阴爻的巽卦☴；底层阴爻中阴的成分释出，以阴爻 ▬▬ 记之，成为上爻，加于少阳⚎之上，则成两个阴爻中夹一个阳爻的坎☵。

最后，第三层的艮☶、坤☷两卦，衍生自第二层的太阴⚏。两卦均以太阴⚏为底座，此时最底层的阴爻（阴中亦含阳）再加利用，其中阳的成分释出，以阳爻 ▬ 记之，成为上爻，置于太阴⚏之上就成了上一阳爻、下两阴爻的艮卦☶；底层阴爻中阴的成分释出，以阴爻 ▬▬ 记之，成为上爻，加于太阴⚏之上，就成了三个阴爻的坤卦☷。

如果上面的演化过程让您眼花缭乱，还是看图说话吧！图20是图19的分解，从其上、中、下三层的黑白块面组合不难看出八卦之象。把三层均以灰线垂直分成八块，仍是白块以 ▬ 表示，黑块以 ▬▬ 表示。从右往左看，右第一块，上中下三块均白，记为☰（乾卦）；右第二块，下两白上一黑，记为☱（兑卦）；右第三块，两白块中间夹一黑块，记为☲（离卦）；右第四块，一白在下两黑在上，记为☳（震卦）；右第五块，一黑在下两白在上，记为☴（巽卦）；右第六块，两黑块中间夹一白块，记为☵（坎卦）；右第七块，两黑在下一白在上，记为☶（艮卦）；右第八块，上中下三块全黑，记为☷（坤卦）。

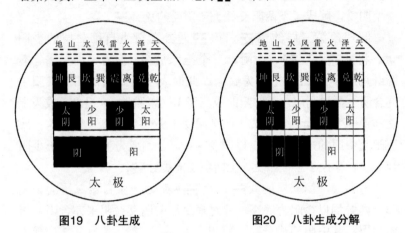

图19　八卦生成　　　　　　图20　八卦生成分解

由此产生的八卦生成顺序，从右往左是乾1、兑2、离3、震4、巽5、坎6、艮7、坤8。这与卦相配的1～8叫八卦序数，也叫先天数，意即八卦先天自然生成数。相传为邵雍所作的《梅花易数》起卦就常用此数，如操作后（方式略）得数为8即得坤卦，得数为4即得震卦。若先得8数，后得4数，则8为上卦，4为下卦，即为上坤☷下震☳的复卦䷗，喻义一阳来复，万象更新。当然，不同筮法其得到先天数后，上、下卦之设孰先孰后并不完全一致。至于起卦时的数从何而得，有兴趣者可参《梅花易数》或相关书籍，本书主论医而少涉占，故不展开。

为方便记忆，前人编了首八卦取象歌，见图21。

《周易·系辞下》说："象也者，像也。"　即八卦之象是以阴爻、阳爻排列组合成三个爻的仿象符号来与所代表物在形象上恍惚对应，从而成为这些需代表物的形象大使。由于中医学中经常用到八卦，我们可通过八卦取象歌来逐一熟悉其形象、学会以卦之象领会卦意。

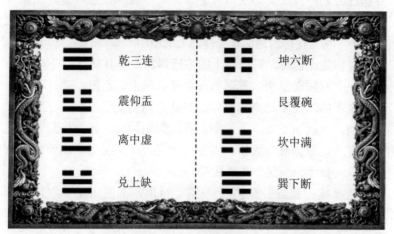

乾三连   坤六断

震仰盂   艮覆碗

离中虚   坎中满

兑上缺   巽下断

图21 八卦取象歌图

乾三连：谓乾卦卦象由三个阳爻组成。因乾为天，由清阳上升而成，故三爻皆阳；在乾为天的本义上，因天每时每刻都在运行，故曰"天行健"，则乾为"健"；古人有天圆地方的观念，故乾为"圆"；天在上部，人的头也在上部，故乾又为"首"；动物中的马最为健行，故乾又为"马"；天至高、至大、至尊，就如同君王主万民，父之为家长，故为君、为父；天又至珍、至贵，故为金、为玉……其他诸多事物的归属都是在乾为天的本义基础上不断通过比类引申，发挥而来。

因此，八卦与事物相配的方式与我们所熟悉的万事万物配阴阳、五行方式并无二致，只是在时间上，八卦配事物应该更早些。

坤六断：即言坤卦卦象由三个中间间断的阴爻组成，因坤为地，由浊阴下降而成，故三爻皆阴；土地疏松才能生长万物，之形中空，正具土质疏松之象。地生万物，母生子女，故坤为母；布方而柔，故坤为布；釜能熟食，也可容物以助人生存，故坤为釜；大地载物，车亦载物，故为大车，其实从俯视的角度看，坤☷之象就像很多车轮，车轮多的车自然就是大车了；土生万物种类繁多，故又为众，坤之象，从中而分开左右看，就像有六个小爻似的，这不是很像人口众多吗？而为牛、为腹、为顺、为均……均是在坤为地的本义基础上的引申。

震仰盂：盂者，开口向上的盛液器皿，震卦卦象☳下一阳爻封底，上两阴爻里空，其形如仰盂开口向上。而阳主动，处于二阴爻之下的阳爻要动而向上，恰好其上两阴爻又形成了一个中空的空间，上两阴下降，下一阳上升，阴阳冲突，则空处震动爆发为"雷"，故为震、为雷。在雷的本义上，震又可引申为龙、为玄黄、为长子，为足、为决躁……

艮覆碗：艮卦卦象☶上一阳爻封顶，下两阴爻里空，其形如一个倒扣的碗，故谓艮覆碗。卦象亦如山之隆起，以坚石为表，下含丰富疏松的湿土，故艮为山。艮为山，人在途中，若前有高山阻挡则难以通过，故为止、为不动；山有崇高的感觉，所谓"高山仰止"，故艮又可理解为高尚、高贵。如此，在山的本义上，尚可引申为径路、为少男、为小石、为门阙、为狗、为手……

读者或问：八卦各自有那么多的象，用起来该如何选择？事实上，选择何象，端视问者所问的是什么。这里以各种问均得艮象为模拟，让大家体会一下象是如何活看的：如正在办调动，欲知能否成功？对不起了，艮为山、为止、为不动，恐怕是动不了；或问：得一急性病，病情会加重吗？鉴于艮为止，病情应该不会再发展；医者若见一动风患者，或疑，能治好吗？按理来说是可治的，为何？因为动风之象是"动"，而艮象则是"不动"，原来"动"者得此"不动"之象岂不好转？再进一步，此象更提示可用镇潜药来熄风取效，因为 "动极者镇之以静" 山至重，有重镇之象；又或问：某学者的人品及真实学问如何？答："高山仰止，景行行止，虽不能至，心向往之。"读者明鉴，这里不是在讨论起卦是否准确的问题。占卜不是本书所关注的，但用象却是学《易》的基本功。这里仅仅是想通过这些象例来让读者了解，同一个艮象，如何因应不同的欲知，在众多的引申象中选出最合适的象来作出推演。可见，用象不但需对该象有透彻的了解，还需有据具体情况而择的灵活机变之心。《易》解之难易，很多时候不是表现在对程式的推演或文句的解读上，更常是表现在对"象"理解的深浅及运用的灵活度上。

离中虚：谓离卦卦象☲中间是空的。可能不少人会感觉到奇怪，离为火，火不应该是纯阳的吗？这里要注意，八卦之所以称为卦象，关键是其像什么，不知大家注意过没有，燃烧时的火中间是空的，所以取其中空之象。在火的本义上，离可引申为日、为电是自然之事；火光明亮靓丽，故为丽、为文明；离的卦象就像眼睛，故为目。而离为中女、为雉、为蚌……亦沿其本义而演。古人相亲前若欲知女方品貌，而以易占之，若得卦见离，卜者往往会判为眼睛大、靓丽、文明，但不算太年轻（中女），准确与否在此不论，然卜者之判所据的就是离之象。

坎中满：说的是坎卦卦象☵，一阳爻置于二阴爻之间，其形中实。该卦之形同样易启人疑窦，坎为水，水为天下之至柔，其形似乎以三爻纯阴为宜。但想深一层，自然界中最柔软的是水，但自然界中力量最大的也是水，正具老子"天下之至柔，驰骋天下之至坚"之意，太极拳如能打出这种感觉，可能就到家了，故练太极者，应可取法于水。可见水实具柔中含刚的性质，故其象外柔而内刚。坎为水，沟渎为地下之污水，下陷而流，故坎为沟渎、为陷；古以阳喻君子，阴（暗）喻小人，坎卦一阳爻居于两阴爻之中，此象为君子陷于小人之中，故坎为陷也可以这样解读；坎为江河，江河常与险阻并称，故坎为险；坎阴中有阳，像夜中月光，故为月。在水的本义上，坎还可引申为隐伏、为猪、为耳……

兑上缺：说的是兑卦卦象☱一阴爻居二阳爻之上，在上之阴爻形如开口，故曰上缺。兑的本义为泽，即湖泊。我们细看兑卦之象，一阴爻居二阳爻之上，就像水（阴爻）漂浮在实地之上

（阳爻）。亦象征上为水阴，阳蓄其下，如"泽"外表为阴湿之所，下层却含有丰富的阳气。在泽的本意上，兑又可引申为说、为悦、为口舌，皆因其形上口开之象；亦可为少女，为羊、为附决……

巽下断：谓巽卦卦象 二阳爻居上，在下则是中间间断的阴爻，其象两阳升腾于一阴之上，犹风行地上，风吹则物动，该卦上二阳而下一阴，上重而下轻，正应"风性主动"的摇摆不定之象。风无孔不入，故风为入；风性上扬，故风为上；风吹则树动，故巽为木。而其为工、为长女、为绳直、为进退、为鸡、为股……亦沿其风之本义而演。

阴阳爻的三画排列组合，最多只能组成八个卦。八卦成象，实际是以三爻排列，与天、地、雷、风、水、火、山、泽等八种基元事物，按恍惚相似的原则进行对位取象。其所蕴的阴阳刚柔观念比两仪、四象更具普遍性，更有代表性，不以八种基元事物本身的物象之名如天、地、雷、风等为卦之名，而以乾、兑、离、震、巽、坎、艮、坤为卦名，实不欲受原物之局限，而让卦义有更大的伸展空间。乾，健也；坤，顺也；离，丽也……已含类概念或观念意义，所容涵的内容更广，符号意义由此上升。

4. 两仪—四象—八卦模示医

在中医学中，"易有太极，是生两仪，两仪生四象，四象生八卦"主要体现为阴阳的无限二分，逐层分阴阳。在天地人三才中，人居天地中。首先，清阳为天，浊阴为地，这是最大的阴阳；具体到人，则男刚为阳，女柔为阴；进一步，人体上为阳下为阴，外阳而内阴；下一层次，腑属阳而脏属阴，经络分阳经阴经；再往下，五脏本身分阴阳，则心肺在上属阳，肝脾肾在下属阴；而每个脏还可以再分脏阴脏阳，如肾阴肾阳等。即说理需要阴阳分到哪一层次，就分到哪一层次。

（1）两仪与中医

两仪在中医学中就是阴阳，具有阴阳学说中对立制约、消长平衡、相互转化、相互交感、互根互用及互藏等所有内涵。

但《易》之阴阳较医之阴阳深而广，关于这一点，我们可在以下内容慢慢体会。

（2）四象与中医

中医学中最常用到四象的地方是说明四时变化与五脏特性。

①四象应四时：《素同·四气调神大论》曰："故阴阳四时者，万物之终始也，死生之本也，逆之则灾害生，从之则苛疾不起。"说明是否顺应四时阴阳的变化是保持生理或引起病理的关键。至于其病，则"是以春伤于风，邪气流连，乃为洞泄；夏伤于暑，秋为痎疟；秋伤于湿，上逆而咳，发为痿厥；冬伤于寒，春必温病。四时之气，更伤五藏。"（《素同·生气通天论》）。四时者，常指一年中的春、夏、秋、冬四季，亦可指一天中的昼、夜、晨、昏四时。四象与四时之配为：春、晨——少阳，夏、午——太阳，秋、昏——少阴，冬、夜——太阴。

②四象配五脏：心为"阳中之太阳"、肺为"阳中之少阴"、肝为"阴中之少阳"、肾为"阴中之太阴"。由于中医是以五行为体系的构建框架，则四象之外，再添加脾为"阴中之至阴"以与五数相洽，见图22（该图有五个分图，各自的内涵均在《象之篇》展开）。以上五组表达，不少教材常当摆设，基本没有解释，即便有解，也常语焉不详，很多人不能完全弄懂，即便大致知道也往往不太关注其意义。实质四象是五脏阴阳量多少，阴阳发展趋向，阴阳互动的指标，不容忽略。

这里，我们先看懂含义，再讨论其意义。"阳中之太阳"等五组五字的表达中，其中第一个字（阴或阳），表示五脏按位置高低分阴阳，心、肺在上属阳，均以"阳中"表述；肝、脾、肾在下属阴，均以"阴中"表达。

而太阳、少阳、太阴、少阴指的是对应脏的阴阳量多少及由此带来的功能特性。以下就"阳中之太阳"等句逐一略释，以解疑惑。

心为"阳中之太阳"：说明心的阳气量生理上偏多，病理则易旺，由于"同气相求"，故易被火热之邪所扰，所以《素

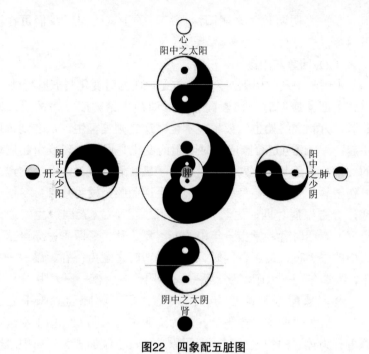

心
阳中之太阳

阴中之少阳
肝

脾

阳中之少阴
肺

阴中之太阴
肾

图22　四象配五脏图

问·宣明五气篇》指出："心恶热"。

肾为"阴中之太阴"：太阴意味着阴多而阳少，虽然任何教科书都强调肾阴肾阳的重要性，但从中医的发展脉络来看，肾阴肾阳两者，其实更看重肾阳，皆因物以稀为贵，太阴之脏，缺的是阳。仲景用药，已现苗头；命门学说兴起，其义更显；火神派大兴，这层意思就表现得更淋漓尽致了。

"阳中之太阳"、"阴中之太阴"均说明心肾两者阴阳有偏，如何协调？两者相交，阴阳互济又互补，岂不两全其美？

肝为"阴中之少阳"：少阳者，旭日初升之阳，应季则为是春生之象，此象充满生、升意蕴。其象 ☳，阴爻居于下而类肝藏血，本体属阴；阳爻居于上则类肝主疏泄，向上、向外的用阳作为。藏血与疏泄互用，则为体阴而用阳。这不就是《素问·阴阳应象大论》中的"阴在内，阳之守也，阳在外，阴之使也"吗？

阳爻居上亦意味着其气生、升，这不与肝性生、升，为刚脏，病则肝气易于亢逆的生理与病理特性意近吗？

肺为"阳中之少阴"：少阴者，秋天、黄昏之象。其象 ☲ 阳爻居下而阴爻居上，上爻为发展方向之爻。秋气转凉，日落西山，无不反映阳渐消而阴渐长，其气敛降的态势，正与肺五行属金，其气肃降之象同。

少阳、少阴，一左一右（见图23）一升一降，若能互协，岂不又成佳偶？于是就有了肝从左升、肺从右降，以使人体气机太极旋转的配合。

至于脾为"阴中之至阴"很多人可能容易会错意，以为"至阴"为阴最盛的意思，其实，阴最盛者为"太阴"，前已论及，太就是多，就是大。此处"至阴"之"至"为"到"的意思，是从阳入阴，从阴出阳的阴阳交接处而已。脾胃为气机升降的枢纽，气机升降的枢纽就是阴阳交接的枢纽。

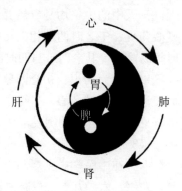

图23　脏腑气机升降图

这里须注意，五脏的太阳、太阴、少阳、少阴命名与经络的太阳、太阴、少阳、少阴命名不尽相同。

五脏阴阳太、少的命名确含有该脏阴阳量多少之意。

而经络太阳、阳明、少阳，太阴、少阴、厥阴的命名，虽也有对应的三阳、二阳、一阳，三阴、二阴、一阴之说，似含阴阳量多少的意思。但在理论与实践的演化过程中，这种"量"的感觉却日渐淡化。六经辨证中，这种三、二、一的模式尚时隐时现；但在现时的针灸选经操作中，已很少人会提到太阴经、太阳经是阴气或阳气最旺之经，可见这一模式的影响已日渐式微。

③四象—四时—五脏格局：再进一步，将五脏与四时中阴阳太少格局相同者配在一起，并强调其通应，就是五脏法时。

如《素问·六节藏象论》所说："心者，生之本，神之变也，其华在面，其充在血脉，为阳中之太阳，通于夏气……脾、胃、大肠、小肠、三焦、膀胱者，仓廪之本，营之居也，名曰器。能化糟粕转味而入出者也，其华在唇四白，其充在肌……此至阴之类，通于土气。"

以心为例，心为"阳中之太阳"，其性恶热，一年中的夏天，一天中的中午均是自然界最热之时，也是"阳中之太阳"，则心与夏、午之时两阳相应相求，心火旺或心阴虚等患者，于此时每易病进。其余四脏与四时的关系仿此。

以上仅为初识、初会四象，在这里不想一下子就弄得太复杂而使读者生畏难之心，未尽之意，在《象之篇》的藏象内容中将会有更系统、详尽的阐发。

（3）八卦与中医

八卦在中医学中主要与五行—五脏系统相配，也可与形体官窍、八纲、六经互参，以卦象论药象及方意亦不乏见。

①八卦与藏象：在《易经》尚未见八卦与五行有明显的交接，但在《周易·说卦》叙说后天八卦方位时，可见八卦与五行方位相通与相互发明的端倪，其事物归类中也初见五行与八卦相配。至迟于汉易，八卦与五行已有效融通，其相互关系为乾、兑属金，离属火，震、巽属木，坎属水，艮、坤属土。见表3。

表3　八卦、五行、五脏相配

卦名 卦象 先天数	坤 艮 ☷ ☶ 8 7	坎 ☵ 6	巽 震 ☴ ☳ 5 4	离 ☲ 3	兑 乾 ☱ ☰ 2 1
原意 引申意	地 山 顺 止	水 陷	风 雷 入 动	火 丽	泽 天 说 健
五行	土	水	木	火	金
五脏	脾胃	肾	肝胆	心	肺

藏象者，本质是像什么？《素问·五藏生成篇》就说："五藏之象，可以类推。"藏象的"象"源十分丰富，卦象亦为其仿象之一。现不妨就学以致用牛刀小试，以初涉之卦象稍为领略一下其对藏象内容的某些演绎：

肝五行属木，配震☳、巽☴两卦。震为雷，其象一阳爻位于二阴爻之下，象征一阳发动于下，向上冲开二阴，犹春天阳气出土，爆发为"雷"。雷象升、动，肝主疏泄的特性亦为升、动。巽为风，其象二阳爻居一阴爻之上，为阳气升发流布，风行地上之象。肝疏泄的是气，于自然界气体流动就是"风"，风流行就是气流行，风行地上就类气流体内。且风气通于肝，风性趋上，更合疏泄，升发之意。肝喜条达而恶抑郁乃和风匀散的生理象；肝气郁结则是风（气）被阻的病理征。肝火又称雷火，从震为雷取意；肝在志为怒，雷霆震怒，岂非震象？

心五行属火，配离卦☲。心主血脉，心与血脉均中空，☲卦中空像之；心脏搏动，有节奏地舒缩，恰似火燃之鼓翕，离火（心阳）鼓翕正为心搏之动力；心藏神，神无形，五行中唯火最难说清楚形质，亦近无形；神思最为活跃，易动难静，不也与热烈飞扬的离火很像吗？

脾五行属土，配坤卦☷，胃则配艮卦☶。脾主运化，"化"者，坤地以及五行土受纳、承载、生化的功用象。坤之象曰："至哉坤元，万物资生，乃顺承天。坤厚载物。德合无疆。含弘光大，品物咸亨。"这里，"坤厚载物"是为"受纳、承载"，"万物资生"不就是"生化"吗？

"运"亦与坤象相关，坤卦☷卦象，当中全空，意为疏松之土，土疏松则水易渗，气易流，故升降无碍，农耕要犁地松土的道理就在这里。

脾气主升，将水谷精气和津液运化于上，这就属天地交感中坤之"地气上为云"意象。

肺五行属金，配兑☱、乾☰两卦。肺位最高，主一身之气，为乾天之象。何梦瑶《医碥·五脏配五行八卦说》云："心肺居膈上，而肺尤高，天之分也，故属乾金。"乾天何为？"天行健"，"云行雨施，品物流行"，其功均于大气流行中体现。乾主通天下一气，肺为脏腑之乾，则主一身之气。

肺主宣发、肃降，通调水道。兑为泽，泽即湖泊，湖泊即水，取象歌云："兑上缺。"兑之象上口开，则有水气、精气宣升之意。前文说到脾将水谷精气和津液运化上输于肺，为"地气上为云"。则肺接受脾运来的水谷精气和津液后，其宣发将精气和津液向上向外布散，肃降将精气和津液向下向内通降，使全身上下内外均能得到"若雾露之溉"的充养与濡润。由于肺位最高，属乾天，人体脏腑组织多居其下，故以"天气下为雨"为主功，如此则甘霖遍洒，使万物得其润泽，而与"地气上为云"之脾升共同构成人体精、气、水的升降交感。

肾五行属水，配坎卦☵，于季应冬。植物多春生、夏长、秋收、冬藏。肾藏精之功源于万物蛰藏之冬象；且水到冬亦成冰，具坚凝密固之象。以☵言之，其象外阴内阳，阳藏阴中，以阴阳分清浊，则阳清阴浊，以肾比之，则为精华（清）藏于阴脏之中。

肾主水，坎为水卦，坎☵中之阳即肾阳，肾主水主要体现在肾中真阳对水液的气化蒸腾，使之为用的功效上。《医碥·杂症》云："肾水为坎中之阳所蒸，则成气，上腾至肺，所谓精化为气，地气上为云也。气归于肺，复化为水，肺布水精，下输膀胱，五经并行。（水之精者行于经脉）所谓水出高源，天气下为雨也。"

肾主纳气，《医碥·杂症》谓："气为坎中之阳，同根于肾，无岐出也。气根于肾，亦归于肾，故曰肾纳气，其息深深。"

以上仅为浅尝，八卦与五脏关系更详尽的发挥，将在《象之篇》的藏象内容中呈现。不欲慢吞细咽者，现在就可直接翻到该篇一睹全貌。

②八卦与形体官窍：八卦亦可因其意象而与形体官窍相配。张景岳在《类经附翼·医易义》言："以形体言之，则乾为首，

阳尊居上也；坤为腹，阴广容物也；坎为耳，阳聪于内也；离为目，阳明在外也；兑为口，拆开于上也；巽为股，两垂而下也；艮为手，阳居于前也；震为足，刚动在下也。天不足西北，故耳目之左明于右；地不满东南，故手足之右强于左。知乎此，而人身之体用，象在其中矣。"见图24。

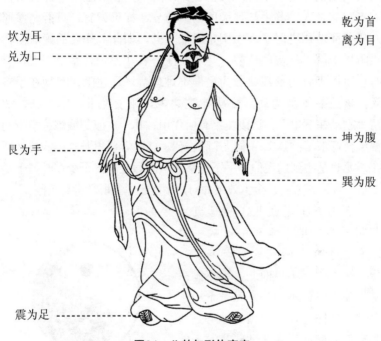

坎为耳
兑为口

艮为手

震为足

乾为首
离为目

坤为腹

巽为股

图24　八卦与形体官窍

　　这一段内容有的易解，有的难明，这里略作解释："乾为首，阳尊居上也"易明，不需解说；"坤为腹"也不难，坤者，脾土也，脾为至阴之脏，居大腹，功主纳物、化物，故谓"阴广容物也"；"坎为耳，阳聪于内也"谓坎☵之象，阳爻居于内，耳以聪为功，而耳之聪是靠其内之阳气以感音、传音；"离为目，阳明在外也"谓目以明为用，而目之明，象合于离卦☲两阳爻包一阴爻，阳爻在外则其明可显，离卦与目相配其实是老资格了，《说卦传》中就是这样配的，其时卦与医还没有开始合作呢，大家认真看看☱的形象，是不是与目大体相像？"兑为口，拆开于上也"易解，取象歌中"兑上缺"，就是言兑卦☱之象开口于上；"巽为股，两垂而下也"一句在理解上要将巽卦☴之象作一变化，即将其初爻 ▬▬ 的两短横拉成两竖来看，则其形就像两条大腿支撑着躯干；"艮为手，阳居于前也"这句有点费解，本来直立之人，其手与足无所谓前与后，如果说有，只能是参照人弯腰而劳作之时了，中国是农业大国，如此劳作者的确居多，"阳居于前"是言艮卦☶之阳爻居上，在《易》体系中，上，有时也可以理解为前；"震为足"不难理解，足在下，其功在于走动，震之意本就为动，且震卦☳之象，阳爻在下，阳主动，故谓"刚动在下也"。这段文字有何作用？其一，应是锻炼医学上的得象会意水平；其二，难以排除古代一些医者以得卦来候病位之所在，尤其是碰到病人伸出手不说话而考医师之时，至少在心理上是多了一种诊察方式，至于效果如何，不属于本文所欲考究范围。

　　而"天不足西北，故耳目之左明于右；地不满东南，故手足之右强于左"两句就有点绕了。为什么说"天不足西北，地不满东南"呢？我们不妨先复习一下中学学过的中国地理，中国的地势是西北高而东南低。西北地势高，天就自然显得低了，故云"天不足"；东南地势本就低，因此"地不满"就不存争议了。上段内容的推断不

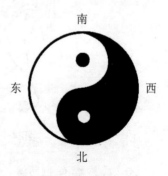

图25　太极方位

纯粹是地势问题，也牵涉到阴阳理论，欲说清楚，就得借助图25的太极方位图。东南方（图之左上）炎热，故属阳；西北方（图之右下）寒冷，故属阴，这是方位太极的主基调。回看原句，再以阴阳之理会之，西北方属阴，而天属阳，根据阴阳对立制约原理，属阴的方位自然就阳（天）不足，故云"天不足西北"；同

理，东南方属阳，而地属阴，属阳之方位自然就阴（地）不足，故曰："地不满东南。"这里，真实地势与阴阳之理竟然丝丝入扣，很奇妙吧？为了便于理解原句，我们作一反向表述，就成了"天足于东南（左上属阳）"、"地满于西北（右下属阴）"。现在，可以与"耳目之左明于右"与"手足之右强于左"互参了。耳目与手足比，耳目在上属阳，手足在下属阴。耳目既然属阳自然就应该在属阳的左之位强，手足既然属阴自然就应在属阴的右之位强了。其与"天不足西北，地不满东南"属拐了一个大弯的同理相参。这段实际是对常见生理现象的一种《易》解，"手足之右强于左"在概率上是符合人类手足运用的一般规律的，至于"耳目之左明于右"是否符合概率统计，则有待考证。

③八卦与八纲：八纲与八卦有着结构上的相似性。八卦在结构上可分为四阳卦与四阴卦。所谓四阳卦，即乾为父、震为长男、坎为中男、艮为少男；四阴卦，即坤为母、巽为长女、离为中女、兑为少女。其关系见图26。该图引自朱熹《周易本义》。

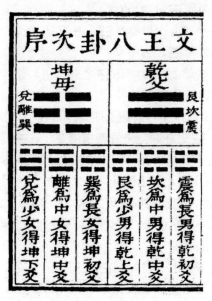

图26　文王八卦次序图

我们先看看乾父坤母是如何生出三对儿女的？

《周易·说卦传》给出的解释是："乾，天也，故称乎父；坤，地也，故称乎母。震一索而得男，故谓之长男。巽一索而得女，故谓之长女。坎再索而得男，故谓之中男。离再索而得女，故谓之中女。艮三索而得男，故谓之少男。兑三索而得女，故谓之少女。"

这段话讲的是乾、坤两卦与其余六卦的关系。索，求也，震、坎、艮、巽、离、兑等六卦皆为乾父、坤母两卦互索所生的子女。其中女儿以乾父为本，求索于坤母之阴爻而生；儿子则以坤母为本，求索于乾父之阳爻而成。这像不像老百姓常说的女儿多像父亲，儿子多像母亲？

再往细里说，女儿是以乾父为本，乾求坤，坤卦应乾卦三次求索，将其下、中、上三个阴爻按顺序分别输入乾之下、中、上三个爻位而生出。

在乾卦☰基础上，得坤卦☷之初（阴）爻，并置于☰之初爻位，则☰变为巽☴，为长女；

在乾卦☰基础上，得坤卦☷之中（阴）爻，并置于☰之中爻位，即☰变为离☲，为中女；

在乾卦☰基础上，得坤卦☷之上（阴）爻，并置于☰之上爻位，即☰变即为兑☱，为少女。

长、中、少的排序与前述爻的排序一样是依次从下往上。我们将☴、☲、☱三卦并列来看就很清楚了，☴是☰的初爻变阴爻，☲是☰的中爻变阴爻，☱是☰的上爻变阴爻，这就是所谓的巽、离、兑三阴卦，本于乾卦，坤来化之。

同样的道理，儿子则以坤母为本，坤求乾，乾卦应坤卦三次求索，将其下、中、上三个阳爻按顺序分别输入坤之下、中、上三个爻位而生出。

在坤卦☷基础上，得乾卦☰之初（阳）爻，并置于☷之初爻位，则☷变为震☳，为长男；

在坤卦☷基础上，得乾卦☰之中（阳）爻，并置于☷之中爻位，则 ☷ 变为坎 ☵，为中男；

在坤卦 ☷ 基础上，得乾卦 ☰ 之上（阳）爻，并置于 ☷ 之上爻位，则 ☷ 变为艮 ☶，为少男。

我们将 ☳、☵、☶ 三卦并列来看，☳ 是 ☷ 的初爻变阳爻，☵ 是 ☷ 的中爻变阳爻，☶ 是 ☷ 的上爻变阳爻。即震、坎、艮三阳卦，本于坤卦，乾来化之。

大家发现没有，这里有一个有趣的现象：巽 ☴、离 ☲、兑 ☱ 三阴卦由于本于乾，均是两个阳爻一个阴爻；而震 ☳、坎 ☵、艮 ☶ 三阳卦，由于本于坤，均是两个阴爻一个阳爻。这就是所谓的阳卦多阴、阴卦多阳了，聪明的古人，将阴阳互藏与互根的道理深藏其中。

还有更有趣的地方，在阳卦中仅有的一个阳爻处于"至少之地"，但却为主决定了该卦为阳卦；阴卦中仅有的一个阴爻处于"至少之地"，却决定了该卦为阴卦。为什么呢？王弼《周易略例·明象》解释得明白："夫阴阳相求之物，以所求者贵也。"说白了就是物以稀为贵的道理，因为所求不易，所以更加宝贵，这就形成了三爻卦的卦主之说。卦主即一卦之中起决定作用的那一个爻。据此理就有了"小成之卦八，震巽下为主，坎离中为主，艮兑上为主，此因乾坤交易而定也。"（《易纂言外翼·卷一》）

这段本来主论八纲，但卦主之说，却涉及藏象，所以忍不住先插上一说。

譬如坎 ☵ 为水，配肾。肾主水，主要依赖肾阳的气化；肾主纳气，肾气足则下纳有权；肾藏精，亦赖肾气之蛰。诸功无不以坎中之阳为用，则坎阳为卦主之意已明。又太阴之脏，两阴爻中夹一阳爻，"物以稀为贵"，所以肾中水火，以命火为要，是很多医家的共识。

震卦 ☳ 属木，配肝（注：巽卦为兼配）。则 ☳ 下之一阳爻为卦主，阳位于下，其性主升，因此就有了上升空间；其上两个阴爻中空，又为其提供了上升通道。于是疏泄、主升、条达舒畅得以发挥。

兑卦☱属金，配肺（注：乾卦为兼配）。则☱上之一阴爻为卦主，阴位于上，其性主降，肺以降为主的功能趋向因此而彰。且此爻是兑为泽（湖泊）之据，又与肺主行水之功相应。

离卦☲属火，配心。☲中的阴爻为卦主。心主血脉，以阳气为动力，则卦主之功似未显，但主血脉的最终目的是什么？无非就是运血于全身以供利用，血即离中之阴，卦主身份略现。且太阳之脏，火易太过，终须心阴来制。然如此解释离之卦主，实分量不足。有没有分量更足的理由？有！但此解牵涉到心主神明中元神与识神之用，过于复杂，此处先卖个关子，留待《象之篇》的藏象内容再说。

现在言归正传，回到八卦与八纲关系。乾坤二卦由于在不同的时位相互求索，"乾道成男，坤道成女"，坤体得乾爻则成男，乾体而得坤爻则成女。乾坤互求，男女媾精，结果由两个纯阳、纯阴卦，发展成八个由不同阴阳爻排列组合而成的相对复杂的家庭式卦群。四阳卦与四阴卦的衍生，再结合两仪生四象、四象生八卦的过程，使我们明白，阴阳两要素是通过怎样的相互作用而由低级到高级逐步演进的。

我们看看八纲结构与四阳卦、四阴卦这个家庭性卦群有何相似之处。八纲首先确立阴阳两总纲，其中阳证可含表、热、实证；阴证则含里、虚、寒证。这里阴阳两纲就如八卦的乾坤两个父母卦，而表、里、寒、热、虚、实就如乾坤派生出来的子女卦，其中表、热、实与三阳卦相类；里、虚、寒与三阴卦相像。张景岳在《景岳全书·阴阳篇》与《景岳全书·六变辨》以"两纲六变"论阴、阳、表、里、寒、热、虚、实，其两纲含六变，六变显两纲的格局不难看出其中的八卦模式，并使八纲渐成简明的辨证方法。

八纲与八卦的相通还表现在两者均可在八卦或八纲的基础上再任意排列组合而产生新的卦或证。八卦是三爻卦，而当八卦与八卦叠合，"刚柔相摩，八卦相荡"（《周易·系辞上》）则可成六爻的六十四卦，更进一步则可分析构成卦的基元——爻及其位列与关系；八纲亦同样具有可排列组合性质，如表热、表实、里寒、里虚，甚至还可更细化成里虚寒、表实热等，更进一步则可分析构成证的基元——症征及其组合。

八卦与八纲，两者在构型、组合、变化上的一脉相承实可一目了然。

④八卦与六经：八卦与六经，乍一看，一个基数为八，一个基数为六，似乎互不搭界。但认真思量，六实源于八，何故？六经表面是六，实则六经是先分阴阳，以阴阳来统六经，则六经先分的阴阳就类似乾坤二卦，其余六经则类六个子女卦。其中太阳、阳明、少阳与三阳卦类；太阴、少阴、厥阴与三阴卦类。再进一步，太阳为三阳、阳明为二阳、少阳为一阳，太阴为三阴、少阴为二阴、厥阴为一阴与《易》之震为长男、坎为中男、艮为少男，巽为长女、离为中女、兑为少女在格局上如出一辙。

八卦"刚柔相摩，八卦相荡"的排列组合方式也体现于六经辨证，六经病证亦具可排列组合性质，如太阳阳明合病、少阳阳明并病、太少两感证等。从变化相类看，当卦的基元——爻，产生变化时，就产生新的卦，谓之变卦；而某经证的基元——症征及其组合发生变化，就有可能出现变证或发生传变。

⑤八卦与脉象：《濒湖脉学》里的"浮脉法天，有轻清在上之象，在卦为乾，在时为秋，在人为肺"、"沉脉法地，有渊泉在下之象，在卦为坎，在时为冬，在人为肾"、"洪脉在卦为离，在时为夏，在人为心"、"缓脉在卦为坤，在时为四季，在人为脾"、"弦脉在卦为震，在时为春，在人为肝"均为以卦论脉。

⑥八卦与药象：以药象与卦象的相似性来推其药理在古代本草典籍中并不乏见。

比如《本草纲目》解朱砂："丹砂生于炎方，禀离火之气而成，体阳而性阴，故外显丹色而内含真汞。其气不热而寒，离中有阴也。"《本草备要》也列出来："（朱砂）重，镇心，定惊泻热。体阳性阴。内含阴汞。味甘而凉，色赤属火。性反凉者，离中虚有阴也。"

再比如《温病条辨》解小定风珠中淡菜说："淡菜生于咸水之中而能淡，外偶而内奇，为坎卦之象，能补阴中之真阳，其形翕阖，故又能潜真阳之上动。"这里有一个补充说明，由于阳爻 ▬ 一横不断，属单数、奇数；而阴爻 ▬▬ 是两个断开的小短横，为双数、偶数，故《易》体系是以奇数论阳，偶数论阴。淡菜之论是以五味淡属阳，咸属阴为据而解。淡菜之味淡应阳之象，为 ☵ 中阳爻，此即"内奇"；淡菜生于咸水，咸属阴，应 ☵ 外的两个阴爻，此即"外偶"。观此象，淡菜本身是为阴中之阳，故云"补阴中之真阳"。

⑦八卦与方象：以八卦之象启示方的立意亦时有所见。

比如清震汤善治雷头风，其证见头痛极不可忍，头面疙瘩肿痛，目痛，憎寒壮热，状如伤寒。震为雷，清震者，消雷也。此病名，方名均源于震卦。之所以以震命名，皆因方中荷叶色青气香，其象如仰盂之震 ☳，李东垣《内外伤辨惑论》谓："荷叶之一物，中央空虚，象震卦之体。"故能助胃中清阳上行，升散头目瘴疠湿热。

又如巽顺丸，主治妇女倒经，男子咳嗽吐血，均为血上溢之证。取义于巽卦 ☴。巽卦一阴爻伏于两阳爻之下，象征阴伏而顺从于阳；血属阴，若阴血顺从于阳而被阳所伏制而不上溢，则血宁而顺。八卦各可与动物相配，《周易·说卦》中将鸡配于巽卦，方中以白毛乌骨鸡为君药，鸡本就有巽意，更兼外白内黑，即外阳内阴，外与上通，内与下通，则白毛与乌骨便使上阳下阴的巽 ☴ 意愈加分明了。男取雄鸡，女取雌鸡，取同气相求意。更添乌贼骨、茜根、鲍鱼以止血收敛而竟全功。

以上所述有没有道理，是否牵强，先别忙着下结论，等看完整本书，对"象"世界有一个更深入的认识时再来评论吧！

八卦之用，在《道之篇》与《象之篇》才算大显，在此先作预告。

第二节 六十四卦位义参

八卦代表"天、地、雷、风、水、火、山、泽"八种事物的基本形态，又代表着事物"健、顺、动、入、陷、丽、止、说"的八种基本德行、性状。而《周易·说卦》所言的"雷以动之，风以散之，雨以润之，日以烜之，艮以止之，兑以说之，乾以君之，坤以藏之"则是万物生成的八种基本作用方式。八卦相错，相荡相摩，三个爻的八卦两两相叠即为六个爻的六十四卦，从而演化出世界的万事万物，反映宇宙间不同的复杂变化。所谓"八卦而小成，引而伸之，触类而长之，天下之能事毕矣"（《周易·系辞上》）。

六十四卦既可由八卦两两相叠而成，也可据一分为二原则在"易有太极，是生两仪，两仪生四象，四象生八卦"之后再八分为十六，十六分为三十二，三十二分为六十四。其逐层演化机制与上述"两仪生四象，四象生八卦"程式一样。见图27。

由于八卦是构成六十四卦的基本要素，故又称为八经卦，六十四卦则称为别卦。

由于六十四卦是由八卦两两相叠而成，因此八卦两两间就可形成错综复杂的关系。搞关系，向来是国人之所长，这种擅长在以下的卦位及相关内容中得以充分体现。卦位，即两个八经卦相重之位，常用的有上下之位、前后之位、内外之位、左右之位、远近之位……卦象包括卦位，卦位属于卦象的有机组成部分。

学习卦位，既是学《易》的基础，也是一种国人思维方式的熟习与顺应，医者更可从卦的位义上领略医理。

（一）上下之位

两经卦相重，有上下之位，又称上卦下卦，表示上下关系。

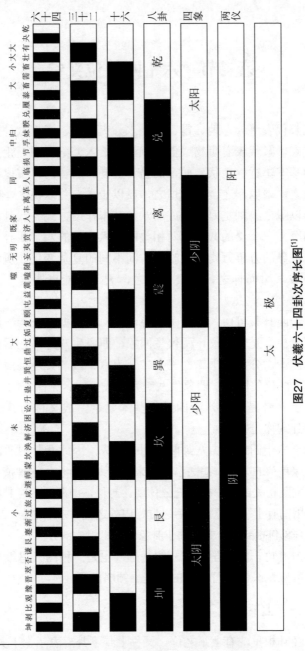

图27 伏羲六十四卦次序长图[1]

[1] 杨力. 周易与中医学［M］. 北京：北京科学技术出版社，1997：54.

如蒙卦 ䷃，其组成是坎 ☵ 在下、艮 ☶ 在上，艮为山而坎为水（泉）。象曰："山下出泉，蒙，君子以果行育德。"由于坎为水、为陷、为险，因此，山下出泉，意为出而遇险，若人蒙稚。此时，君子当果断坚定以行事，如水之必行，虽有险阻也无所畏惧，并以此培育自己的品德。"山下出泉"在这里表明的就是坎下艮上的卦位关系。

若从锻炼象思维的角度看，蒙之卦象对中医来说是很有些意思的，其象上艮土下坎水，正是脾胃与肾的上下位置关系，古人得之，或会判为脾肾同病，且与水相关，病有隐险，若医者能果断坚定地按则而治，当可化险为夷。若再往细研判，则君子果断坚定也好，水之必行也好，都指向以坎中阳爻（卦主）为用，则治疗当以调肾中命火为要。各行各业在得其象之后可各会其意，方式大抵如是。

（二）前后之位

上卦可称前卦，下卦可称后卦，表示前后关系。

如需卦 ䷄，其组成是乾 ☰ 在下、坎 ☵ 在上。象曰："需也，须也；险在前也，刚健而不陷其义，其义不困穷也……利涉大川，往有功也。"此卦，坎在上，上为前，坎为水，如江河险阻，故曰："险在前也。"需，有待的意思，以乾遇坎，乾健而坎险，虽然有险阻（坎）艰难在前面，面对险阻，只要君子（乾）刚健中正而又不失应有的大义，审时度势，待时而进，将利于通过大川而成功。

此卦以医会之，同样是得水病而遇险，但其险见于前（外）卦，外者，显也，则险象较蒙卦明显，但君子（医者）乾健中正（诊断准确而又处事果断，审时度势而为之）同样可以成功，成功的关键在于乾阳，乾阳三爻皆阳，提示一身之阳气皆可利用，不像蒙卦般以坎阳为主。但这里温阳的重心不是温补，而是温通，因为"天行健"，乾阳以流通畅行为健。药物当以附子为首选，《本草备要》言其："辛甘有毒，大热纯阳。其性浮而不沉，其用走而不守，通行十二经，无所不至。" 治阳虚水泛的真武汤不以守而不走的干姜助其热而制其走，反以温散之生姜助其通，其立意与本卦意大体相同。

读者或有疑，学《易》是否就是为了得卦来诊病求则？其实这未属《易》之大用。试想，医学是专门研究生命、健康、疾病的学问，如果一个苦学多年的专业医师，凭专门对付疾病的专业知识尚不能明诊断、了治则，反寄望于从自己仅有业余水平，又不是专为诊治疾病而设的《易》中求诊治，不是有点舍本逐末吗？这里之所以举医为例，是因为本书的读者，不是为医者，就是中医爱好者，以医为例，能使读者在象、义、理上更容易联通而已。《易》对医的启示有着更大的气象，在本书其他内容不难觅得。

（三）内外之位

上卦可称外卦，下卦可称内卦，表示内外关系。

如明夷卦䷧，其组成是离☲在下、坤☷在上。象曰："明入地中，明夷，内文明而外柔顺，以蒙大难，文王以之。"此卦内卦为离，离为火，文明之象；外卦为坤，坤为地，柔顺之象。周文王被商纣囚时，效法此卦内明外柔，守着志向之象，得脱大难。

明夷之象，火在地下，火色渐晦，亦为日已西沉，低于地平之征，日落则阳消阴盛，比之于医就是阳气渐虚，尚幸火在土下虽虚而未浮，补其虚就是了。

此卦原喻文王受困，于医则是阳气被晦，看上去都不是啥好事，那是否凡遇此卦就言不吉？也不尽然，卦实际上是针对原来想问什么来作解的。假如古人欲知未来之妻品貌如何？得一明夷卦。则性格学识信息为：内文明而外柔顺——性格柔顺而聪慧之人。体貌信息为：外卦坤为顺为厚，内卦离为丽。以象为判：体型较丰，貌美柔顺而不张扬，实际就是不会让人一见惊艳，但较耐看的那一种。至于好与不好，自可各花入各眼。可见象理之用，是因适而宜的，不是在这一领域不好，放到另一领域也一定不好的。

此外，上卦可以称为左卦，下卦可以称为右卦，左右之位，表示左右关系；上卦可以表示远处，下卦可以表示近处，代表远近关系，为免啰唆，在此不一一举例。见图28。

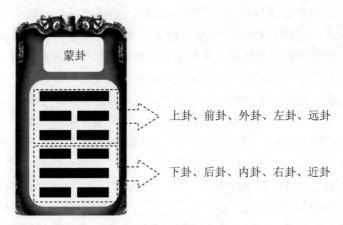

蒙卦

上卦、前卦、外卦、左卦、远卦

下卦、后卦、内卦、右卦、近卦

图28　蒙卦卦位示意

需注意的是：学易一定要有灵活机变之心，方不易出错。《易经》以卜为用，则以卜为例较易明白其理。假设出门想知当地有雨否？得一需卦䷄，您会怎么判断？一般初学者或会如此分析：需卦为乾☰在下、坎☵在上，乾为天，坎为水（雨），则天上有雨，多判为有雨。其实欲知当地有雨否，不但要着眼于天上是否有水，还须注意"当地"二字，若加留心，您会发现，需中之坎（水）处于外卦、远卦，则当判为远处有雨、外围有雨而当地无雨。易者，活也。

（四）刚柔之位

两卦相重有刚位柔位，其中阳卦为刚卦，阴卦为柔卦，见表4。

表4　刚卦和柔卦

刚卦	乾卦☰	震卦☳	坎卦☵	艮卦☶
柔卦	坤卦☷	巽卦☴	离卦☲	兑卦☱

阴阳学说中有一阴阳交感的观念。交感，即阴阳二气在运动中相互感应而处在一个统一体中的交合作用过程。阴阳的对立、互根、消长、转化等作用均以此为基，事物也由此产生各种变化。

阴阳交感的理论源自咸卦。象曰："咸，感也，柔上而刚下，二气感应以相与。止而说，男下女，是以亨利贞，取女吉也。天地感而万物化生，圣人感人心而天下和平。观其所感，而天地万物之情可见矣。"此卦之所以能代表交感，上下之位及刚柔之象是关键。兑为泽，为少女卦，属阴卦，柔而居于上；艮为山，为少男卦，属阳卦，刚而居于下。故称男下女（上）。居于上的阴顺其自性就会降，居于下之阳顺其自性就当升，于是阴阳二气在相互的升降运动中就会感应而交合。类比于自然，则山气自下而上，泽气自上而下，此为"山泽通气"，象征自然界中阴阳二气相感相应，以生万物。若类比人类感情，男女之间的感应还有比少男少女间更微妙的吗？《诗经》里"关关雎鸠，在河之洲。窈窕淑女，君子好逑"不就是对这种感觉的传神写照吗？卦中男（刚）以礼下于女（柔），故有娶女吉利的象征。此卦之感可谓丰富，有上下感、升降感、山泽感、男女感、刚柔感、阴阳感。

阴阳交感，在中医学是个重要理念。"人以天地之气生。"然天地之气何以生人？实源于天地之气交。而天地气交的主要形式是地气上升，天气下降。即《周易·系辞下》所言的"天地氤氲，万物化醇"，于人类而言则是"男女构精，万物化生"。于脏腑协调言，心肾相交、肝升肺降、脾升胃降、脾胃燥湿相济均为交感；于脏腑高下言，心肺在上，在上者功能趋向宜降，肝脾肾在下，在下者功能趋向宜升。升降相因，协调为用，即为交感。交即为通，通则泰，泰则安；不交即不通，不通则否，否则病。故治养均求脏腑之气交而感之。

（五）象形卦位

象形卦位即利用卦象与卦位的搭配，直接显示出卦的形象与本意。

如鼎卦☲，鼎的完整形象应是鼎上燃火，鼎卦的组成是巽☴在下，离☲在上。离为火，在上，而巽之形为☴，若将其下位的阴爻看作两只拉直的脚，☴就是鼎形。这是直接以上下两卦之形显出鼎上有火的意象。学易最需要这种意象思维，能从卦形看出意蕴，方算初窥门径。

在古代文化中，鼎卦最容易让人联想到的就是道家的内丹术，皆因炼丹首先就要有鼎，还须有火、有风，更以风之大小来调控火候，这些因素，恰好就是鼎卦的要素。当然，炼丹还有一样东西是必不可少的，就是所烹炼的药物。那么，内丹是如何炼的呢？它是参照"天人相应"思想，以"人身是一小天地"的理念来进行性（神）、命（形）上的修炼。大体而言，是以人的身体为鼎炉，以精气神为药物，以呼吸为巽风，以意念及呼吸的运用为火候。其火又可分文火与武火，有为而急运者为武火，无为而缓运为文火。通过对"精、气、神"一系列精细的烹炼程序，以求最终在体内结成金丹，以达成强身健体、延年益寿，提高生命功能的目的。

鼎卦的风火相煽对医学又有什么启示呢？既然风可助火威，则火不足时，自可求助于风，尤其在心阳虚与脾阳虚时。因为心主血脉，其阳以通为要；脾主运化，其阳以运为健。风在自然界是气流，在人体就是气。人体之风源有二：其一是肝，巽为风，五行属木，配肝，肝主疏泄，本质就是让人体的风气流行。所以，疏肝有助心阳通达，心脉通畅，亦有助脾阳健运。其二是肺，肺主呼吸，司人体气之出入，所以呼吸锻炼，亦有助心脾功能。读者或疑，这里为何不提风可助肾阳呢？皆因肾主蛰藏，坎阳又是水中之火，其阳以守位为要，故不欲风气鼓荡太过，以免失守。有时即便需要风，大抵所需也是和缓之风，如气纳丹田时的细、慢、匀、长之呼吸。

（六）旁通卦位

据起卦程式而得的卦称原卦或本卦。旁通卦位又称为错卦，为原卦的爻性全变，阴阳全反，即将原卦的阴爻变阳爻，阳爻变阴爻而得。错者，阴阳交错也。最典型的如乾卦☰六爻全阳，与坤卦☷六爻全阴，则互为错卦。

再如履卦☰与谦卦☷，履卦是第三爻阴，其余爻全阳，谦卦刚好相反，是第三爻阳，其余爻全阴，则两卦是阴阳爻全错。假如履卦是原卦，则谦卦为其错卦；假如谦卦是原卦，则履卦为其错卦，故履卦与谦卦互为错卦，见图29。错卦是将问题从反面来看，不但是整体的相反，连内部细节也相反。

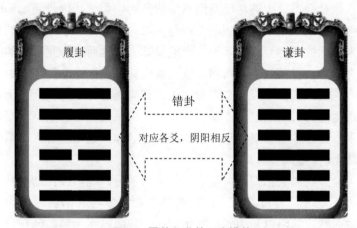

图29　履卦和谦卦互为错卦

中医的寒证与热证就如同一对错卦。寒证：恶寒或畏寒，或局部冷感，面色白，口不渴，分泌物或排泄物清稀，舌淡苔白，脉迟。热证：恶热或发热，或局部热感，面色红，口渴，分泌物或排泄物黄浊，舌红苔黄，脉数。两者不但证之名相反，连具体症征也相反。"寒者热之"、"热者寒之"、"虚则补之"、"实则泻之"的治则与所治证的关系亦如错卦，是治象与证象的完全相反。

（七）反象卦位

反象卦位又称综卦、覆卦、反易、倒象。来知德的《周易集注·易经字义》云："综者，阴阳上下相颠倒也。"即两个对比卦的六爻呈180°反转颠倒之象。

如涣卦与节卦是一对综卦，见图30。涣卦的卦象为䷲，下坎上巽；节卦卦象则为䷻，下兑而上坎。我们再看屯与蒙这一对，屯卦卦象是䷂，下震上坎；而蒙卦卦象是䷃，下坎而上艮。我们千万别把两个卦当作是上下卦换位，综卦的本质不是上下卦换位，而是将原卦旋转了180°来看，最简单的方法就是将本书颠倒180°来看，您就会发现原来的屯卦䷂在视象上就变成了蒙卦䷃。综卦是将问题从相反的方向或角度来看。

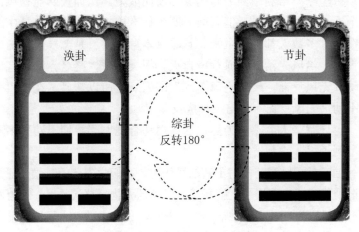

图30　涣卦与节卦互为综卦

中医学中这种反象及其之用比比皆是。《本草述钩元》论麻黄与麻黄根时说："麻黄根节与茎，同是透阳而出之一物，却即有不凌节而出之妙存焉，易遇涣而受之以节，虽微物亦具斯意也，其意不外透于阳，但有节次，俾阳之透者，仍有守尔。明此则去节用，与独用节，或和节用，均堪以意裁之矣。"文中"易遇涣而受之以节"说的就是麻黄茎形中空，中空即透，发汗力强，恰似涣卦䷲之散；而麻黄根节实满，节则有节制，故有止汗之功，恰似涣之综卦——节卦䷻。莲藕与藕节的关系也有异曲同工之妙。莲藕有孔，中空而通，熟则色粉红，故入血而活血，产后忌生冷，独不忌藕，就是因为莲藕具活血之功；而藕节是节，节有节制，故藕节能止血，但藕节亦有孔洞，故亦能活血，综合其功则既能活血也能止血，故将之归入活血止血药类。广东盛产荔枝，吃荔枝过多每易上火，广东人有以荔枝壳解之，这里有没有道理？我们且看《本草纲目》是怎么说荔枝壳的："痘疮出发不爽快，煎汤饮之；又解荔枝热，浸水饮。"《纲目拾遗》也说："或饮荔枝酒过醉，则以荔枝壳浸水饮之。"以荔枝壳解荔枝热，是否利用的也是一种食物不同部位间的反象意蕴？

古医家亦常利用药象与病象相反而取效。比如天麻能祛风，这个连老百姓都知道，但若问天麻为什么能祛风，估计包括中医师在内大多数人都答不上来。且看《本草备要》是怎样解释的："古云：治风先治血，血行风自灭。根类黄瓜，茎名赤箭。有风不动，无风反摇，一名定风草。"即天麻之所以祛风，在于"有风不动，无风反摇"而与风形成反象。

也许有些人会不以为然，这纯属巧合吧？那我们不妨再多看一个例子。

独活是祛风湿药，对于其祛风作用，我们学中药的时候一般是死记硬背。《本草崇原》解释了："动摇万物者莫疾乎风。故万物莫不因风以为动摇，唯独活不然。有风，独立不动；无风，独能自摇。"看看，又是"有风，独立不动；无风，独能自摇"。大家可以想一想这里面有没有隐藏着一些值得思考的东西？

（八）交对卦位

交对卦位又叫交卦。即原卦内外两卦交相移位，即上卦变下卦，下卦变上卦，上下易象，即从对方的位置来看问题。三国的诸葛亮与司马懿这对老对手就常用这种方式来互相揣摩、互相算计、互相攻心。好棋者对这种思考方式是再熟悉不过了，这就是现代人所谓的换位思考。

如恒卦与益卦就是互为交卦。恒卦的卦象为☳☴，下巽上震；

益卦的卦象为 ䷩，下震上巽。见图31。注意交卦与综卦不同，以屯卦 ䷂ 为例，屯卦的综卦是蒙卦，其卦象是 ䷃，两者是反转了180°，而屯卦的交卦是解卦 ䷧，两者的关系是上下卦易位。

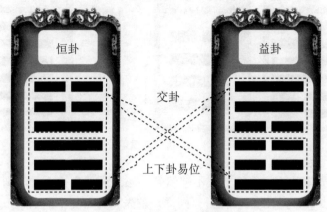

图31　恒卦与益卦互为交卦

现时医患关系紧张，一些患者易受为吸引眼球而喜将医者妖魔化的某些媒体影响，往往对医生充满警觉；而医者为自我保护又易有过度检查、过度治疗的行为，均为缺乏互信。若医患双方都能从对方的立场考虑问题，多加沟通，学会换位思考，就算不能完全解决医患问题，至少也能缓和这类矛盾。

（九）内互之卦

内互之卦又叫互卦，即将起卦所得的本卦六个爻中的上下爻去掉，以当中二、三、四、五爻为互组基础，重新组成一卦。其中的二、三、四爻（所余四个爻中的下三个爻）形成下卦，三、四、五爻（所余四个爻中的上三个爻）形成上卦，再上下卦叠加组成新的卦。以解剖原卦的细节。

以旅卦 ䷷ 为例，首先将其六爻中的上、下爻去掉，保留当中的四个爻，其中的二、三、四爻形成下卦巽 ☴，三、四、五爻形成上卦兑 ☱，巽下兑上就组成了大过卦 ䷛，则大过卦就是旅卦 ䷷ 的互卦。其拆分与重组过程见图32。

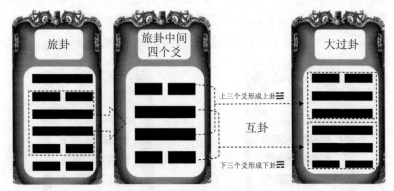

图32　互卦拆分与重组过程

　　如果我们觉得细节还不够清楚，还想进一步往下看，则可以大过卦☰为基础再取互卦。同样，首先将其六爻中的上、下爻去掉，保留当中的四个爻，其中的二、三、四爻形成下卦乾☰，三、四、五爻形成上卦也是乾☰，乾下乾上一组合，为六爻之乾卦☰。即乾卦为大过卦的互卦，或旅卦的再互卦、互互卦。若嫌不够，还可继续互下去。但须注意，乾卦因六爻全阳，其互卦仍是乾；坤卦因六爻全阴，其互卦仍是坤，故乾坤两卦无互卦。则本例之互就到乾卦为止，不能再往下互了。一般互卦多取第一次互，互到第二次已较少见了。

　　中医有没有象互卦般一层层往下看细节的内容呢？有！如就以阴阳逐层析内脏一般：六腑传化物，动态而属阳，五脏藏精气，内守而为阴；下一层次：五脏之中，心、肺位于上为阳；肝、脾、肾位于下为阴；再下一层次：每个脏腑，又有心阴、心阳，肝阴、肝阳，脾阴、脾阳，肺阴、肺阳，肾阴、肾阳之分；再往下一个层次：就内脏之阳的功用而言，各脏各具特色，心阳宜通、肝阳宜疏、脾阳宜运、肺阳宜布、肾阳宜守等。临床需要走到哪个层次，理论的发展就跟到哪个层次。

　　不少人诟病中国文化只讲宏观，不讲微观；只讲横向联系，不讲纵向深入。从《易》互卦之设以及以下爻位之变的内容，我们恐难得出这样的结论。至少在古代思维方式上是有过往纵向、往微观方向发展的企图，只是最终未能将之发扬光大。于科学而言，在古代相对落后的技术水平下，要向微观方向进军，非不欲也，是不能也！这并不是什么文化基因缺陷，仅仅是这些相关基因没有条件得到充分表达而已。

（十）动变之卦

动变之卦常称为变卦或之卦，指本卦所变出之卦。其变动原则是：起卦得本卦时凡有动爻（又可称变爻），则阳爻变为阴爻，阴爻变为阳爻，而成变卦。变卦主要是看变化后的结果。

以大畜卦▤为例，若起卦得大畜卦之上爻动，其上爻为阳爻，按动爻阳爻变阴爻原则，则大畜卦之上爻阳爻变为阴爻而成泰卦▤，见图33。再以坤卦▤为例，若起卦得坤卦之初爻动，按动爻阴爻变阳爻原则，则坤卦初爻之阴爻变为阳爻而成复卦▤。

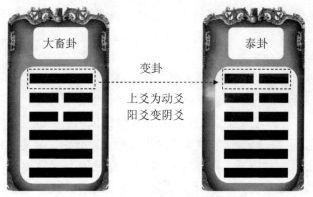

图33　大畜卦变泰卦

读到这里，读者可能已被错卦、综卦、交卦、互卦、变卦等错综复杂的关系搅得有点晕了，我们还是通过表5适时地复习一下，以为下一步的学习作好铺垫。

表5　部分卦位比较表

卦　位	内　　涵
错卦	即将原卦的阴爻变阳爻，阳爻变阴爻，阴阳交错而得，是将问题从反面来看
综卦	即将原卦作180°颠倒之象，是从相对的角度看问题
交卦	即原卦内外两卦交相移位，上卦变下卦，下卦变上卦，上下易象而来，即换位思考
互卦	即将本卦六爻中的上下爻去掉，以当中二、三、四、五爻为互组基础，重新组成一卦。其中的二、三、四爻形成下卦，三、四、五爻形成上卦；再组成新的卦。以解剖原卦的细节
变卦	其变动原则是：起得本卦凡有动爻，则阳爻变为阴爻，阴爻变为阳爻，而成变卦。变卦主要是看变化后的结果

　　复习完毕，我们再续变卦之说，既然变卦是由起卦得出本卦动爻之变而来，这就带出两个问题：本卦如何求得？动爻如何产生？

　　要回答这两个问题，就牵涉到起卦法。本篇的意图是以易论医而少涉占。然象、数、理、占是《易》的四大要素，如果不谈起卦法，在方法学上实在无法完整地解读或阐析卦理及其中蕴藏的哲思，《易》学作为体系来说也未算完整介绍。若避无可避的内容还要故意绕开，不能给读者一个完整的方法学体系，那就是矫情、造作与不负责了。更何况，筮法未必就不能显医理。以下仅对《易传》所载的筮法作简明介绍，其他筮法就不作讨论了。

附：《易传》筮法

　　《易传》筮法是以蓍（蓍，音shī）草起卦。如何使用蓍草得卦，更早的资料已难寻，现今所本的是《易传·系辞上》所载："大衍之数五十，其用四十有九。分而为二以象两，挂一以象三，揲（揲，音shé）之以四以象四时。归奇于扐（扐，音lè）以象闰，五岁再闰，故再扐而后挂……乾之策二百一十有六，坤之策百四十有四，凡三百有六十。当期之日。二篇之策，万有一千五百二十，当万物之数也。是故四营而成易，十有八变而成卦，八卦而小成，引而伸之，触类而长之，天下之能事毕矣。"

温馨提示：以下程序确实繁复，若看得头昏脑胀眼涩耳鸣者，可直接跳过不看，您只需知道有方法可求得动爻及变卦就可以了。当然，有耐心者若能逐句领会，再同步演示，还是可以掌握的。本段尚有据筮法而论医理之处。

"大衍之数五十"：是卜筮用蓍草之数。古代占筮时使用五十根蓍草，现在可用竹签、火柴棍等代替。另外，准备好记录的纸与笔。

"其用四十有九"：就是从五十根蓍草中，先取出一根，始终留而不用。读者或疑：为何留一不用？这是因为太极为阴阳未判之前的那个一，留一不用，以象征阴阳未判之前的太极，既然阴阳未判，所以不以之来判断事物。亦有认为，留一不用，是预留动变的空间，譬如有五十个职位，如果领导将之安排满了，则需要人员流动时，就成了互换职位，而职位有热有冷，互换则易产生矛盾，领导也不好处理。如果本来就留一不用，则人员流动时就成了轮岗，理由冠冕堂皇，运作起来就容易多了。处处留有余地，则处处易得机变，正合《易》变之理。

"分而为二以象两"：是将余下的四十九根蓍草随意分开，分握于左右手中。左属阳而右属阴，故左手握的象征天，右手握的象征地。

"挂一以象三"：就是由右手中抽出一根，夹在左手小指与无名指之间，象征天地之间产生了人。人与天地相参，三才由此产生。

"揲之以四以象四时"："揲"，在这里的意思是取蓍草以数数。操作上是放下右手中的蓍草，用右手数左手中的蓍草。

"揲之以四"，就是每四根为一组来数，象征一年有春夏秋冬四季（四象）。因为以四根为一组，最后余下的一定是四根或四根以下，夹在无名指与中指之间象征闰月。这就是"归奇于扐以象闰"。

"五岁再闰，故再扐而后挂"：此时再用左手数刚才由右手中放下的蓍草，仍是每四根一数，最后仍余下四根或四根以下的蓍草，把它夹在中指与食指之间。

把小指中象征人的那一根，与左右手数余下的蓍草，加起来必定是九或五。这就是"是故四营而成易"之第一变。

所谓"四营"就是指经过分二、挂一、揲四、归奇四个营运步骤。"四营而成易"就是经过四个步骤，完成了一易。一易就是一变，但一变仍未成爻，须三变才成一爻。

第一变完成以后，将余下的九或五根蓍草除去，四十九减九为四十，或四十九减五为四十四，此时再用减后所剩的四十或四十四根蓍草，同样分握于左右手，用左手在右手中取出一根，夹在左手的小指，然后又分别每四根为一数，左右手余下的数加上小指的一根，此时合起来必定是八或者四，即再次"四营"，完成第二变。

此时，二变后余下的蓍草数是四十、三十六或三十二根，共三种情况，再行"四营"，此时剩下的蓍草数可能是三十六、三十二、二十八、二十四根四种情况中的其中一种。至此，第三变完成。

三变后，用四去除第三变的所得数，而三十六、三十二、二十八、二十四均能被四除尽，其商可能是九、八、七、六这四个数的其中一个。由于阳爻 ▬ 之形不断开为一，阴爻 ▬▬ 中间断开为二；《易》体系即据此引申出单数为阳、双数为阴的原则。倘若所得为九或七这两个单数，则为阳爻 ▬；倘若所得为八或六这两个双数，则为阴爻 ▬▬。此时得到全卦六爻中最下方的第一爻。

三变得一个爻，而每卦有六个爻，所以要得出一个卦象，就要经过六次三变为十八变。十八变才能完成一卦，这就是"十有八变而成卦"了。即三变得到第一爻后，用同样的方法再做五次，即可得到其他的五爻。爻的顺序是由下而上排。即"初爻""二爻""三爻""四爻""五爻""上爻"。

在求取六个爻，每爻各三变后所得的九、八、七、六四个数的记录方式是不同的。其中九为老阳、六为老阴，老者可变，称作"变爻"或"动爻"，这就是上文变卦中所要找寻的"动爻"；这也是阳爻习惯以"九"表示，阴爻习惯以"六"表示的缘由。而七为少阳、八为少阴，少者不变，称作"不变爻"。习惯上不变的"七"记录成 ▬，简称"单"，"八"记录成 ▬▬，简称"拆"；而可变的"九"记录成○，实质是 ▬，简称"重"，"六"记录成×，实质是 ▬▬，简称"交"；这里○是阳爻可变的符号，而×则是阴爻可变的符号。至于为何九为老阳、六为老阴、七为少阳、八为少阴，我们将在《数之篇》中讲述"河图"时解释。

现在，我们来演练一下以熟悉其程序。

假设：按上法程序操作，第一个三变后其余数为七，则初爻记为 ▬；第二个三变后其余数为八，二爻记为 ▬▬；第三个三变后其余数为七，三爻记为 ▬；第四个三变后其余数为八，四爻记为 ▬▬；第五个三变后其余数为七，五爻记为 ▬，第六个三变后其余数为九，上爻记为○。将六个爻从下往上叠加，即得本卦——家人卦☲。由于上爻记为○，为老阳，老者可变，为变爻，变爻者阳变阴、阴变阳后即为变卦（之卦），将家人卦☲的上爻（阳爻）变而为阴爻，即得既济卦☵，此既济卦即为本卦家人的变卦，称作"家人之既济"。

问卜的占断在"本卦"的"变爻"。于本例即家人卦"上九"的爻辞："上九，有孚威如，终吉。"这就是起卦后所求得的答案。但要了解卦的整体意义，"卦辞"也要一起参照。家人卦的卦辞为"家人，利女贞"。合而观之，犹夫妇之道，相须而成。若再结合之卦为既济，则夫妇之情甚浓，琴瑟和谐，甚为相得。

断卦时，卦是大概基调，变爻显示的则是该卦此时所处的时空位置或阶段，时效性更强。比之医学，前已述及卦就如中医所言的病，反映的是疾病的整体过程。变爻就如中医的"证"反映的是疾病发展过程中某一阶段的病理概括，亦即病人患此病当下的反应状态。就如外感病，从病的角度看，主基调不算差，因为一般感冒多半不重。但中医诊治感冒，除了病的诊断，还须有证的判别。如表热证、表寒证、表虚证、表寒里热证、表热里寒证、表寒里饮证、表寒里湿证等。但主基调不算差不等于阶段性一定好，如表热证若以三焦辨证论，属于上焦肺卫病，如控制不好，可逆传心包，这就是重证了。再如乾卦卦辞，"元、亨、利、贞"基调不错，但若初爻动，则"潜龙勿用"未到行动之时，难有作为；若五爻动，则"飞龙在天"无事不可为；若上爻动，则"亢龙有悔"，物极必反。因此，阶段性似更为重要。就中医而言，因证的判断较病更为精准而实用，则治疗往往是参照病基础上的对证而治。《易》判断吉凶时，动爻爻辞的权重一般大于卦辞，而中医论治时证的权重也往往大于病。这与《易》之意有着异曲同工之妙。

同时还需注意，变爻强调一个"变"字，也就是说，《易》重变化，"易"字含义有几种，其中一种就是"变易"，证不但是阶段性的病理概括，更是处在一种易变状态。如感冒常早上见痰白，涕清，舌淡苔白，恶寒重发热轻，脉浮紧的表寒证；到下午可能就变为痰微黄，涕微稠，苔微黄，开始化热了；到第二天，痰完全变黄，涕黄稠，舌红苔黄，并见发热，口渴，脉数，此时已完全化热。中医的处理是治随证变，正是深得变易之道。

也许有人会问，能不能把一个证当作一个卦来看？当然可以。《易》是很活的。若把一个证当一个卦来看，则主症可看作变爻，因为主症是病人当下最需要解决的问题，最有可能隐藏着该证当下的关键矛盾，可能就是治疗的机要所在。

当然，强调证的重要性，并不等于可以忽略病的背景。如临床出现肝大，中医辨证一般多为肝血瘀阻或痰瘀结聚于肝。这个证放在不同的疾病背景下其预后是不同的。如出现在甲型肝炎，其证多易治；如出现在慢性乙型肝炎，治疗就会较前一种情况麻烦；如出现在肝硬化，治疗就更困难了；如出现在肝癌又兼转移者身上，治疗效果如何，也就不用说了。就好比乾卦☰之九五爻，可"飞龙在天，利见大人"；同样是九五爻，若出现在节卦☵，则"九五，甘节吉，往有尚"，即言如能甘于节止生活，以节为甘，则其行可为天下之所崇尚，其吉也有节，何若"飞龙在天"？若九五爻出现在大过卦☱，则为"九五，枯杨生华，老妇得其士夫，无咎无誉"，喻老妇得壮夫，如枯树开花，如何能得长久？可见，同是九五，出现在不同卦的背景下，其意义也不尽相同。因此，卦本身的参考意义也不容忽略。

回到判卦的技术问题上，可能读者会有疑问，出现一个动爻好办，情况较单纯，但理论上，六爻十八变是可以出现多个老阳"九"或老阴"六"的，这就意味着一卦可以有多个动爻；也可以是一个老阳"九"或一个老阴"六"也不出现，意即不出现变卦。此时怎么办？按朱熹的《易学启蒙》论，其处理方法如下：

（1）六爻都不动时以本卦卦辞或象辞断。

（2）一个爻动时以本卦该动爻之爻辞断。

（3）两个爻动时以本卦两个动爻之爻辞断，但以上者为主。

（4）三个爻动时以本卦卦辞及变卦卦辞断。本卦为体，变卦为用。

（5）四个爻动时以本卦的两个不变爻之爻辞断，但以下者为主。

（6）五个爻动时以变卦之不变爻爻辞断。

（7）六个爻皆动，以变卦之卦辞断。而乾坤两卦则以用爻断。

析：

①六爻都不动时以本卦卦辞或象辞断。六爻皆不动即局势平稳之时，当以全局观处事。如慢性病缓解期，一般多以既往的有效手段应之，不作无谓之变。

②一个爻动时以本卦该动爻之爻辞断。之前讨论的断卦以看动爻为主，即假设是这种情况，只不过一般习惯上多兼看卦辞，而不是纯粹看动爻辞。置之中医，就是辨证而参病。

③有两个爻动时以本卦两个动爻之爻辞断，但以上者为主。私揣朱子之意，爻是从下而上排列，则两动爻中，在上之爻更能昭示事情的发展趋势，故以之为主。仍以家人卦☲为例，若起卦所得二爻数为六，上爻数为九时，则此两者均为"动爻"，此时原为阴爻的二爻变为阳爻，原为阳爻的上爻变为阴爻，而得之（变）卦需卦☵。称作"家人之需"。此时，问卜的占断看"本卦"家人的"上九"与"六二"的爻辞："上九，有孚威如，终吉。""六二，无攸遂，在中馈，贞吉。"这两句话又以"上九"的爻辞为主要参考。合而观之，犹夫妇之道，相须而成，且尽妇人之德，以贞正吉也。

就如看病，若患者本有肝气郁结，今又得外感风寒，两证齐现，无疑，两者应相参而看。但谁主谁次就有讲究了，一般多以临时性强、易生变化、易于解决，或当下最痛苦者为主。此例，肝气郁结为素有，而外感风寒为临时、易变，且有外感才来看病，也说明外感之证更需解决；且从病机上看，寒性凝滞，易致气机更郁。故此时疏风散寒当为首务，同时兼顾疏肝即可。更何况，风药性散，多能疏肝，如桂枝味辛，其形为枝，枝性条达疏畅，则桂枝不但能辛温解肌，亦时见活用于疏肝行郁；防风亦具疏肝之效，痛泻要方即用之以建疏肝健脾之功。

④三个爻动时以本卦卦辞及变卦卦辞断。本卦为体，变卦为用。因"动爻"太多，实则就是变数太多，此为乱象，首先可断此事复杂，而占断则不看爻辞，只看"本卦"与"之卦"的"卦辞"，此以全局为察、执简驭繁之道。如乾卦☰，若得卦时二、三、四爻都是可变的老阳（得数九），当这三个爻都变为阴时，就成了益卦☴，称作"乾三益"，占断时只看乾卦与益卦的"卦辞"："乾，元亨利贞"与"益，利有攸往，利涉大川"，此利上加利，吉上加吉，但却是在复杂的情况下求得。

中医看病，亦可见多证齐现如同多爻乱动之象。如消渴病，教材虽有上消、中消、下消之分，但典型患者，多是三消齐现，更不用说此病尚有多种并发症，此即乱象。若三消与并发症不分主次作等量齐观而治，或会有小效，但终难究竟。此时应捕捉其主要病机，据机而治。内科教材时会将消渴的总病机概括成阴虚为本，燥热为标。对复杂病变能作一总的病机概括使可执简驭繁，意图甚好。但将消渴概括成阴虚为本，燥热为标的总病机则似未得要领。三消中一般多以下消为重，亦往往是病机的重心所在，而下消的表现主要是尿多，尿多的机制主要牵涉到气化问题，而气化主要是阳气的功用，阴虚从机理上难以解释尿多的现象。而阳气虚则可为正解：阳气虚于下，不能蒸津以化水为气，则水失气化，更兼阳虚致膀胱失控，所以尿多；尿多而失水则阳损及阴，同时阳虚不能蒸津上承，阴受损且又不能上济，可致胃热津伤，亦可致肺燥。更何况尿有甜味本就示脾气虚不摄本味、清气下陷之机。是以消渴出现一些阴虚燥热的表现并非是本，反多属标。其本当为阳气不足，气化失司，再进一步则可致阴阳两虚，这才最可能是消渴这个大卦的卦意。

所谓本卦为体，变卦为用。即当本卦与变卦的卦辞判断吉凶出现矛盾时，一般的原则是看本卦的卦辞为主，但此时本卦卦辞的吉凶程度是打了折的。

就如素有胃寒者今又得肺热之证，一寒一热，矛盾呈现，此时，肺热为临时、易控之证，当以清肺热为主，但选药时则需着意于选桑叶、菊花、金银花、竹叶等花叶类的轻清之品，且分量应轻，以贯彻"治上焦如羽，非轻不举"的原则。轻清之剂，虽可清肺而少碍胃，但终不如单纯的肺热证用清热药来得爽快。可见，证有矛盾，治疗用药上就会有掣肘、打折之感。当然以药物清肺，同时艾灸中脘，一主一次，上下两不相误或会更妙，这就属《易》的活用了。

⑤四个爻动时以本卦的两个不变爻之爻辞断，但以下者为主。此乱象太甚，反应静以观之，以不变应万变也。由于爻是向上发展的，因此，不变爻中，下爻更静，故以下者为主。

医之乱变情况，莫过于急重症。越是乱，越应冷静分析，沉着处理。

⑥五个爻动时以变卦之不变爻爻辞断。五个爻动时则主卦仅余本身一个爻，此爻由于不变，实际上就成了变卦的不变爻。仍是以不变看万变之法的另一方式呈现。

⑦六个爻皆动，以变卦之卦辞断。而乾坤两卦则以用爻断。卦仅六个爻，动则阴爻变阳爻、阳爻变阴爻。若六个爻皆动，则本卦的爻全变，换言之，即本卦不复存矣，当然只能以变卦为断。又因六个动爻，参看哪一个都不足以说明问题，当以全局观之，故以卦辞为断，不以爻辞为凭。

六个爻皆动，乾坤两卦则以用爻断。不知大家可记得，乾坤两卦由于领导身份，有点特殊，六爻之外，各自多了一个爻辞，曰"用九"、"用六"。它们的作用，主要就体现在此刻。

如"用九，见群龙无首，吉。"是言乾之六爻皆九（阳爻得七数不动，得九数即动）。高亨注："依古筮法，筮遇《乾》卦，六爻皆七，则以卦辞断事，六爻皆九，则以用九爻辞断事。"因乾之六爻，均以龙为喻，如潜龙、飞龙等，六爻皆动，即群龙皆动，龙动则各自得志而飞腾，用事施功，自为吉。

而"用六，利永贞"是言坤之六爻皆六（阴爻得八数不动，得六数即动）。坤之象曰："用六永贞，以大终也。"即谓坤之全体中的每一爻均协调用事，大而化之，可以得到利于贞的结果。

用九是群龙施用，用六是群阴作为，看来古人深明集体力量使用之义，关键在于各方力量的团结协调，用现在的话来说就是和谐即吉。

中医治病多以复方，单味药独治较为少见，不知是不是受此群龙施用，群阴作为的集体协同力量大于各自为战之意所启呢？

研《易》如朱子者，光是言一个断卦方式吗？这之中含有多少方法学的指引与价值取向？《易》是占卜之书还是它用之书，端视用《易》者所求而定。

筮法的介绍是因为变卦从何而来的追寻，现在就再回归到变卦的讨论。

关于变卦的用途，另有一说，即简单或临时性的事情，仅看本卦变爻辞及卦辞，若碰到事情的过程漫长，则初看本卦的变爻辞及卦辞，终看变卦的卦辞。就如两个人合伙做生意，开始阶段多是双赢，双方才有可能继续合作，但随着合作加深，时间一长，就有可能产生很多变数，如一直双赢、甲赢乙亏、甲亏乙赢、双亏等，所以我们常说事情产生了变卦。

按《周易》断卦主要看本卦的变爻辞及卦辞，有时兼看变卦卦辞的判断方式，读者们可能就有疑问了：前面所讲的错卦、综卦、交卦、互卦又有何用？应该这样说：一般而言，简单的事情，断卦主要看本卦的变爻辞及卦辞足矣。碰到复杂或特别让自己上心的事情，则在看本卦的变爻辞、卦辞，及再参变卦卦辞后，稳妥起见，不妨参考一下本卦的错卦、综卦、交卦、互卦。其中错卦是将问题从反面来看，综卦是将问题从对立的角度看，交卦是换位思考，互卦是看事情的变化细节。一些好的《周易》本，在谈本卦时往往连错卦与综卦也一并列出。如论复卦时，其排列是：复䷗，（错）䷫姤，（综）䷖剥。可见错卦、综卦、交卦、互卦还是有意义的，至少是从不同角度、不同层面为你设置了判断复杂事物的参照系。当然，解卦的自由度与难度也由此大增。

筮法的研究不一定是为了算卦，也可以把握其中蕴含的数规律及应对复杂性事物的思维方式。

中医的临证思考，与《易》相类，善于在复杂变化中寻找参照系。大者，"人与天地相参也，与日月相应也"（《灵枢·岁露论》）。小者，不同年龄、性别、体质、生活习惯均成参照，因此而有了因时、因地、因人等制宜之法。可惜的是，现在有些医者，实把医疗操作当作熟练工，一天看一两百号人。从道理上来说，不要说自设参照系来看病证，应该连基本症征都没有足够时间收集完整。就如孙真人所云："观今之医，不念思求经旨，以演其所知，各承家技，始终循旧，省病问疾，务在口给。相对斯须，便处汤药，按寸不及尺，握手不及足，人迎趺阳，三部不参，动数发息，不满五十，短期未知决诊，九候曾无仿佛，明堂阙庭，尽不见察，所谓窥管而已。夫欲视死别生，固亦难矣。"
（《备急千金要方·论治病略例》）或曰：我这样看病一样有效！只能说，您是"神人"！但若能看得更耐心些、细微些，是否可以使疗效更"神"呢？看病是以质为胜，还是以量为凭？为医者当自省！还记得学过的《论大医精诚》吗？"夫大医之体，欲得澄神内视，望之俨然。宽裕汪汪，不皎不昧。省病诊疾，至意深心。详察形候，纤毫勿失。处判针药，无得参差。虽曰病宜速救，要须临事不惑。唯当审谛覃思，不得于性命之上，率尔自逞俊快，邀射名誉，甚不仁矣。"当然，这里不一定全是医生之责，现行体制下，医院的经营模式也不是没有值得检讨之处。

《周易》之后，易学体系不断演变，古人可能对正宗筮法的繁难深有体会，故在变中不断产生出无数较简易的起卦与解卦方法，其中解卦方式完全自立体系，与《周易》的卦爻辞几乎毫无关联者亦不在少数。总的感觉是起卦程式越复杂，解卦就越简单，《易传》的筮法就是典型。而起卦越简单，其解就越难，如相传创自邵雍的"梅花易数"，其起卦可说是随手、随意而起，但得卦后之解则需深厚的易学底蕴与灵活机变之心。更高段的甚至还有"善为易者不占"（《荀子·大略》）之说，这就近似于武术中的"无招胜有招"了。本书以论医为主，在此就不对这些筮法一一作介绍了。

古人对占筮的看法其实一直在变，从最初的仅仅要求知道吉凶与否，到要求知道为什么有此吉凶？《易经》的卦爻辞起的就是这个作用。当知道为什么有此吉凶后，慢慢就明白，吉凶的决定者并非天地的意志，而是取决于自己行为的善恶。自助则天助，自佑则天佑，于是修身就成为自身的道德要求，这正是《易传》所教化，后来的儒者所身体力行者。

"善为易者不占"还另有一解，即真正了解《易经》的人多不事占卜，或虽占而着眼点不在吉凶，而在德性义理。孔子虽也起卦，但其所关注者则如其所言："《易》，我后其祝卜矣！我观其德义耳也。幽赞而达乎数，明数而达乎德……吾求其德而已，吾与史巫同涂而殊归者也。"（帛书《易传·要篇》）由是观之，孔子研《易》，与祝史、巫觋不同，并不太关心所占之事的吉凶，而着重于《易》中求"德义"。你有德，自当吉；若无德，云何吉？既然修德可影响人的吉凶，还何需占卦呢？再说了，《周易》作为古代科举考试的必修科目之一，政府难道会鼓励士子们去学算卦？它们关注的实是其中经世致用的微言大义。这就是对《周易》的真正识见！

多端变化爻启医

如果您觉得本卦、错卦、综卦、交卦、互卦、变卦等多角度、多层面、内外通达地看问题的方法已够复杂、够全面，令人叹为观止的话，还是先别感叹，古人心思之缜密远超您的想象，真正变化多端的内容更多地反映在爻，而不是在卦。因为爻是卦的基元，一切变化皆由此而来，《周易·系辞下》说："爻也者，效天下动者也。"爻的本质特征在"效"和"动"，阴爻与阳爻是促使事物运动变化最基本的两种相互对立又相互为用的因素。如果掌握了爻的变化规律，那么卦中每一爻的吉凶及其相关原理，就算不看《周易》的相关爻辞，自己的心中也大致会有个谱，只有到了这种程度，才可以说踏入了《易》的门槛。

以下会出现较多的名词术语，但请放心，术语虽多，却不算难，有心者尤觉容易。复杂，不等于难！

欢迎您进一步踏进《易》的思考领域！

第一节　简明阴阳爻

爻分阴阳，我们在前面已经学习过，其中阳爻—代表阳性的事物或现象：象阳、象天、象君、象君子、象大人、象父、象男人、象上、象外、象热、象南方、象白天、象光明、象奇数、象刚、象健、象动、象功能、象轻清等，阳爻用"九"表示。

阴爻 ▬▬ 代表阴性的事物或现象：象阴、象地、象民、象小人、象母、象女人、象下、象内、象寒、象北方、象晚上、象黑暗、象偶数、象柔、象软、象静、象物质、象重浊等，阴爻用"六"表示。

我们完全可以把教材阴阳分类表中的阴阳各自代表的相关事物分别代入阴爻与阳爻。而阴阳学说中的对立制约、互根互用、消长平衡、相互转化、相互交感、相互涵藏等基本内容同样可以在这两个爻的关系中得以体现。

阳爻与阴爻在六个位置的交错排布及构成的相互关系，犹如一个在色光中不断旋转的彩蛋，映出万物错综复杂、光怪陆离又变幻无常的万千色彩。

第二节　复杂爻位变

爻位包括爻的上下排列、天人地位、阴阳位、同位、贵贱之位、阴阳居尊位贱位、阴阳得位不得位、承、乘、比、应等内容。爻位是学习卦与爻的重要内容，爻位分析是《易传》解读六十四卦所采用的重要方法，主要从阴阳爻在卦中的位置，尤其是相互间的关系来理解其所包含的义蕴。

（一）爻位上下

爻的排列，从下往上分别为初、二、三、四、五、上爻。爻位的分析重在数，爻数自初爻至上爻，可说是爻位的另一表达方式。下面内容涉及的就是如何从爻位（爻数）的刚柔、比应、承乘、得失等来理解卦象，以及阴阳爻在全卦中所处地位来说明某一卦及某一爻之所以吉凶的缘由。

在实际应用中，人们多以"推天道以明人事"的视野来审视爻位，每个爻位所代表的事物可因需而设。《易纬·乾凿度》对每个爻位所处的社会地位模拟是："初为元士，二为大夫，三为三公，四为诸侯，五为天子，上为宗庙。"在这里，"位"成了社会不同阶层的等级。

中医学中不少内容，常出自天然地与爻位格局相吻。

比如中医藏象就可从爻位排布格局角度来观察。张景岳《类经附翼·医易义》说："以藏象言之，则自初六至上六为阴为藏：初六次命门，六二次肾，六三次肝，六四次脾，六五次心，上六次肺。初九至上九为阳为腑：初九当膀胱，九二当大肠，九三当小肠，九四当胆，九五当胃，上九当三焦。知乎此，而脏腑之阴阳，内景之高下，象在其中矣。"

经络的分布也很有意思，见图34。先看脏经，人体上下肢可类比上下卦，则下卦对应足经，上卦对应手经。我们可以将自己的手侧放于大腿之上，从手脚的内侧参照阴经分布的前、中、后来看：

上卦上爻——上肢内侧前缘—手太阴肺经。

上卦五爻——上肢内侧中线—手厥阴心包经。

上卦四爻——上肢内侧后缘—手少阴心经。

下卦三爻——下肢内侧前缘—足太阴脾经。

下卦二爻——下肢内侧中线—足厥阴肝经。

下卦初爻——下肢内侧后缘—足少阴肾经。

自下而上看，您会发现一个有趣的现象：初爻——肾，二爻——肝，三爻——脾，四爻——心，五爻——心包，上爻——肺。这不刚好对应人体六脏（五脏加心包）自然分布位置的高低吗？

由于人体是以脏为中心，腑从属于脏，且互为表里，则腑经全居于脏经对面（外侧）的相应位置，如上肢内侧前缘是手肺经，则上肢外侧前缘是手大肠经。

不单人体，中药部位的走向亦大体可从这个角度思考。唐容川在《医易详解·爻位》以一卦六爻之位，比类植物不同高低部

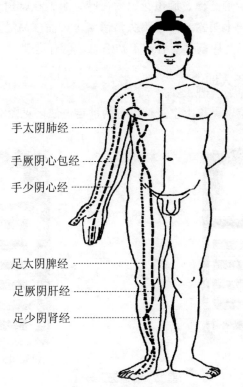

手太阴肺经 ----------

手厥阴心包经 ----------

手少阴心经 ----------

足太阴脾经 ----------

足厥阴肝经 ----------

足少阴肾经 ----------

图34　六阴经分布规律图

位入药的功效性能："以一药配之：根为下爻，梗为二爻，茎为三爻，枝为四爻，叶为五爻，花实为上爻。睹于剥卦，上爻一阳象硕果，便知花实应上爻也。药性之升降浮沉，全视爻位为衡：草木惟牛膝之根下行入土甚深，如卦之初爻，惟牛膝下达足胫。木通亦下行，然不尽直入，虽入下焦，不单应卦之初爻，能通行小便，是兼应二三爻。杜仲是树身之皮，以近根者为佳；续断是草根，然入土不深，故二物皆当应二、三爻，能治膝腿腰股病。食茄治发胀，食葫芦治臌胀，因二物生于茎中，故走中焦，应第四爻，厚朴是树身之皮，枝上者不取、树身应中爻四三位，故厚朴理中焦之气。枳壳是树之果，是上第五爻，故治胸中之气，杏仁亦然。至于荆芥穗、旋覆花、薄荷叶、金银花、白菊花，皆系草之颠末，应上第六爻，故治头目诸疾……而《易经》爻位之理于此可悟。"有用药体会者，不妨细思，可有道理？

（二）天人地位

天人地位，又称上中下位，有两种定位法，见图35。

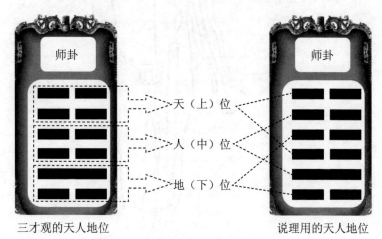

三才观的天人地位　　　　　　　　　说理用的天人地位

图35　卦的天人地位

其一：以初爻、二爻为地（下）爻位；三爻、四爻为人（中）爻位；五爻、上爻为天（上）爻位。这是以整个六爻卦作为一个整体来分上、中、下；也是以人为中心，"仰观天象，俯察地理"的天人地三才观。

这是我们最熟悉的纯自然的天人地位，中医学的"天人合一"、"人与天地相参"采用的就是这种三才观，如五行归类，即以人为中心，以时间的五季、空间的五方为基本框架，把五色、五味、五音、五化、五脏、五体、五志、五液、五窍等按"同气相求"、"同象相类"的方式构筑起一个内外相应的整体。人之生理、病理、诊断、治疗、养生，诸般原理与实践，无不以天地为参。

其二：把六爻卦分开上下两个三爻卦来看，其中初爻、四爻分别为下卦、上卦的下爻，故为地（下）位；二爻、五爻分别为下卦、上卦的中爻，故为人（中）位；三爻、上爻分别为下卦、上卦的上爻，故为天（上）位。

这一种天人地位在《易》体系中常作说理之用。下面论爻的同位、相应、贵贱等内容采用的就是这种定位法。爻有上下不同等级，以此比拟万物贵贱不同类别。定位的意义在于彰显爻的变动，无论天道、地道、人道都能变动。六爻的设定是效法天地人的变动。所以"爻也者，效天下动者也"。

（三）阴阳之位

凡初、三、五爻为阳位；二、四、六爻为阴位。遵循的仍是《易》单数为阳，双数为阴的原则。这是以下阳爻、阴爻分别居阳位、阴位，是否"得位"的说理基础。见图36。

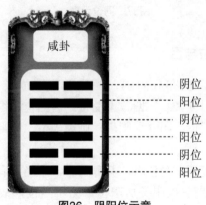

图36　阴阳位示意

（四）上下同位

一卦六个爻中，初爻、四爻同位，二爻、五爻同位，三爻、上爻同位。见图37。

这与上述的第二种天人地位相通，即把六爻卦分开上下两个三爻卦来看。其中初爻、四爻分别为下卦、上卦的下爻，故同位；二爻、五爻分别为下卦、上卦的中爻，故同位；三爻、上爻分别为下卦、上卦的上爻，故同位。这是后面内容——爻是否"相应"的说理基础。

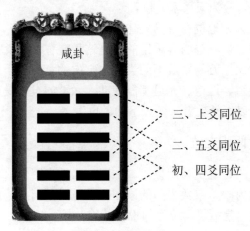

图37　同位示意

（五）得位与否

爻分阴阳，位亦分阴阳，当阳爻居阳位（初、三、五爻位）、阴爻居阴位（二、四、上爻位）为当位、得位、在位、正位；若阳爻居阴位、阴爻居阳位，则为失位、不得位、不当位。见图38。

大多数情况下，当位者，其辞为吉，不当位者，其辞为凶。如中孚卦☲，六三以阴爻居阳位，为不当位，故象曰："或泣或罢，位不当也。"而九五则以阳爻居阳位，为当位，故象曰："有孚挛如，位正当也。"

要理解得位问题，还须回到阴阳爻各自的意象上来。阳爻刚而阴爻柔，刚者强势有力，代表君主、长辈、男子、君子等；柔者谦恭顺承，代表臣下、晚辈、女人、小人等。阴阳二者代表的社会阶层不同，处世态度与风格也不同。因此，当位与否的实质就是不同背景的个人与其所得的地位或岗位是否相符的问题。

如人的能力、学历与工作岗位、社会地位相匹配，则为阳爻居阳位，阴爻居阴位的当位、得位、在位，其事业与工作多如鱼得水，在《易》里对应的爻辞多为吉。若人的能力、学历与工作岗位、社会地位不般配，能力高于地位者，则心中憋屈；能力达不到岗位要求时，则工作既吃力，也难讨好，则为阳爻居阴位、阴爻居阳位的失位、不得位、不当位，在《易》里对应的爻辞多不吉。

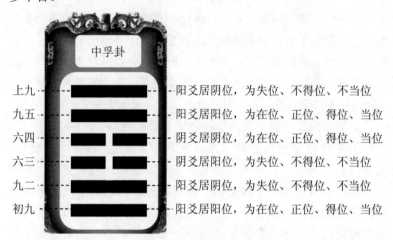

上九		阳爻居阴位，为失位、不得位、不当位
九五		阳爻居阳位，为在位、正位、得位、当位
六四		阴爻居阴位，为在位、正位、得位、当位
六三		阴爻居阳位，为失位、不得位、不当位
九二		阳爻居阴位，为失位、不得位、不当位
初九		阳爻居阳位，为在位、正位、得位、当位

图38　阴阳得位与否

　　既然《易传》是孔门所作，这里我们很容易就看出儒家"正名"的味道，"正名"是孔子思想的一个重要方面，其核心是"君君、臣臣、父父、子子"，说白了就是人的身份地位不同，应各安其位、各谋其政，社会才能井然有序而和谐。因此，当位之爻，象征人尽其才，事物循正道发展，符合规律；不当位之爻，象征名实不相符，背离正道或规律。我们非常熟悉的"不在其位，不谋其政"（《论语·泰伯》）表达的就是这个意思。

　　真正说得清楚而具体的是："君子素其位而行，不愿呼其外。素富贵行乎富贵；素贫贱行乎贫贱；素夷狄行乎夷狄；素患难行乎患难。君子无入而不自得焉。在上位不陵下，在下位不援上，正己而不求于人则无怨。上不怨天，下不尤人。故君子居易以俟命，小人行险以徼幸。"（《中庸·十四章》）意即君子当求就现在所处的位置，来做他该做的事，不去做本分之外的事情。若处富贵之位，就依富贵地位做该做之事，不炫富，也不刻意节俭；若处贫贱地位，那就做贫贱时该做之事，嚼草根甘之如饴；若居夷狄之境，那就入乡随俗，依夷狄的方式行事；若处患难境地，就依患难之境而行事。君子乐天知命、安守本分、随遇而安，自能快然自足。自己居于上位，不会欺凌下位者；自己居于下位，不会高攀上位者。正己行思而不苛求于别人，那就不会有怨恨。上不埋怨于天，下不责怪于人。是以君子甘于居平安之位以顺从天命，顺天命则得平安；而小人却铤而走险以追求非分之得，追求非分则易处险境。说得虽简单，但实已是人生大智慧。若能人人都能这样想，又这样践行，早已社会和谐，天下太平了。

类似得位、不得位的内容在中医是数不胜数：

①岁会与岁不与会：《素问·六微旨大论》谓："帝曰：盛衰何如？岐伯曰：非其位则邪，当其位则正，邪则变甚，正则微。帝曰：何谓当位？岐伯曰：木运临卯，火运临午，土运临四季，金运临酉，水运临子，所谓岁会，气之平也。帝曰：非位何如？岐伯曰：岁不与会也。"句中"非其位则邪，当其位则正"与《易》之得位、不得位思路与表达如出一辙，如果说《黄帝内经》与《易》无关，您相信吗？文中的地支卯属木，午属火，四季即辰、戌、丑、未四个属土的地支，酉属金，子属水。"木运临卯"指的是五运六气学说中的丁卯岁遇木运，"火运临午，土运临四季，金运临酉，水运临子"等无非就是如戊午岁遇火运般，即为当位。而"岁不与会"则为运与岁不是五行本属相会，就会有太过、不及的表现，此即"非其位"。

②六气与六淫：当其时而有其气为六气，因为当时当位，所以属正常气候；非其时而有其气，因不当时，不当位即为反常，故为六淫。

③脉象：以脉应四时言，春脉当弦而见弦为当时，若春见浮、洪、沉、缓等脉则为不当时，再进一步，还可以细分是相生

之脉还是相克之脉而定吉凶。

以病与脉相应言，肝病见弦脉为正病正脉，为当位，属常态，病多不重；若见它脉，均为不当位，这里自然还有个是得相生之脉还是相克之脉之别。

以脉位于脉象相应言，寸脉当浮，见浮为当位，若反见沉则为不当位；反之，尺脉当沉，见沉为当位，若反见浮则为不当位。当位者虽病亦轻，不当位者，其病较重。

④望诊：正常面色应该是红黄隐隐，明润含蓄，且随四季而有微调：春应稍青、夏应稍红、长夏稍黄、秋应稍白、冬应稍黑。若春见稍青则为应时之色，属正常；若春见青色之外的黄、赤、白、黑等色则非应时之色，多为病。至于是何病？则多以色与季节的五行生克之理推之。

再如，额为心之位，其色应红润，若见黑色，则为水气凌心，此即失位之色，余位类推。

又有脏病与色相应，脾病其色应黄，若见青、赤、白、黑等色，则为色不与脏应之病，当然，这里还存一个色与脏的五行生克乘侮关系的下一步推导问题。

⑤脏腑位置：就位置言，心肺在上属阳，肝脾肾在下属阴。这里同样也有一个各脏的功能属性与居位是否相配而得正的问题。如肺为阳中之少阴，少阴之脏居于阳位，是为失位，"相傅之官"看似风光，却也是一个操劳的命，文官之首，有"易被邪侵"之虞。正是"堆高于岸，流必湍之！"

⑥疾病传变：如三焦辨证是根据温热之邪侵犯人体，导致三焦所属脏腑经络产生病理变化，而将外感温热病过程划分为三个深浅不同而互有联系的阶段。三焦病证一般有其传变规律。温邪上受，首先犯肺，初期常表现为上焦肺卫证候，属手太阴肺经，其可能的传变有二：一是由肺卫证候传入中焦再及下焦，这种传变途径称之为顺传；二是当病邪重，或患者体质弱时可逆传心包，出现神昏谵语，或昏聩不语、舌謇、肢厥等危重表现。这里的顺传虽也属病情加重，但其传是按正常途径，发展也渐，加重

也慢，若参照爻得位、不得位之说来判断，近似于爻之得位、当位，故曰"顺"；而逆传，由于不循正途，且来势迅猛，其病骤重，近似于爻之不得位、不当位，故曰"逆"。

⑦治疗得失：虚阳上浮之口舌生疮，治以引火归源是治疗上的得位、当位；若治以清热为主则下阳必伤，其阳更虚而易浮，每成反复发作态势，是治疗上的失位。

学《易》贵在一个"活"字。得位、不得位之吉凶亦须结合具体情况而以灵活变通之心来把握。如脾为阴土，其在六气为湿，脾主运化水湿，若水湿不运，首先被淹的是自身，故脾喜燥而恶湿，因此，脾病逢湿，为病与邪气相应，虽为当位，但此为邪临易为害之脏，属两害相应相合，病当重于该邪临它脏。其他如火邪临心、燥邪临肺、水患临肾等亦当如是观。这种当位，并非吉象。

（六）贵贱之位

爻分贵贱，即言一卦之中，五爻为贵位，二爻为贱位。见图39。

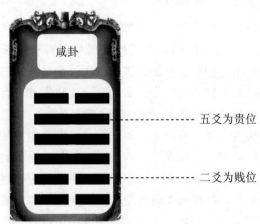

五爻为贵位

二爻为贱位

图39　贵贱之位示意

因初、三、五爻为阳位，《易》以阳为贵，五居阳位之巅，因此为天位，为君位，为大人位，自然就是贵位了；而二、四、六爻为阴位，阴为贱，二爻处阴位之最下，与五爻贵位相比，则为小人位、为卑贱位。

这贵贱之位，与《易》隐藏着的贵阳贱阴观念有关。且看，乾属阳，为天，乾之象曰："天行健。"坤属阴，为地，坤文言谓："坤道其顺乎！承天而时行。"即地要承天而行，已隐阴从于阳之意。更进一步的说明则是："阴虽有美含之，以从王事，弗敢成也。地道也，妻道也，臣道也。地道无成，而代有终也。"即地须顺从于天，妻须顺从于夫，臣须服从于君，自身虽内美，不敢独自成其事功，而是以天、夫、君的事业为自己的终身事业，贵阳之意更显。同时代的老子亦云："人法地，地法天。"可见，《易》时代的观念，在自然界是天尊地卑；在属男权社会的人界，是男尊女卑，落实到易理上就成了贵阳贱阴。

贵阳贱阴的观念也折射到中医：《伤寒论》用药偏温，刘完素偏凉，李杲偏温，朱丹溪偏凉，张景岳偏温，温病学派偏凉，郑钦安之后的"火神派"偏温。在中医学的发展过程中，中医家的用药特点一直在寒温之间震荡，某一时期的用药特点固然与当时的多发病、常见病的寒温特点有关，但阴阳两者的地位与功用孰轻孰重也一直是争论的焦点。用药偏温者，其思维背景多衍生自《周易》"贵阳贱阴"或"阳主阴从"观念。而景岳的"设无此日，则天地虽大，一寒质耳……凡六十四卦，皆以阳喻君子，阴喻小人，此明阳气之德也……天之大宝只此一轮红日，人之大宝只此一息真阳"（《类经附翼·大宝论》）及"阴阳二气，形莫大乎天地，明莫著乎日月。虽天地为对待之体，而地在天中，顺天之化；日月为对待之象，而月得日光，赖日以明。此阴阳之征兆，阴必以阳为主也。故阳长则阴消，阳退则阴进，阳来则物生，阳去则物死，所以阴邪之进退，皆由乎阳气之盛衰耳。故生气通天等论皆专重阳气，其义可知。又华元化曰：阳者生之本，阴者死之基。阴常宜损，阳常宜盈。顺阳者多长生，顺阴者多消灭。中和集曰：大修行人，分阴未尽则不仙；一切常人，分阳未尽则不死。亦皆以阳气为言。可见死生之本，全在阳气。故周易三百八十四爻，皆卷卷于扶阳抑阴者，盖恐其自消而剥，自剥而尽，而生道不几乎息矣"（《类经·阴阳类》）就是贵阳观念的代表性表述。

阴阳学说虽然强调阴阳平衡，但实则在乎的是量上的平衡，至于质方面的重要性，两者从来就不是等量齐观的。我们不妨先从阴阳观念的起源看，其原始观念源自日光的向背，向日为阳，背日为阴。向日为日光直照，主动而直接；背日是因日光不及之处而显阴，被动而间接。据此现象，是先有阳而后有阴，而不能倒过来说是先有阴后有阳。因此，"阳主阴从"从道理上来说是站得住脚的。

再看阴阳所分别代表的事物与现象。阳：天、上、外、热、光明、刚、清、昼、动、积极、化气、功能等；阴：地、下、内、寒、晦暗、柔、浊、夜、静、消极、成形、物质等。阳爻更有君主、长辈、君子等意思；与之相对，阴爻则代表臣下、晚辈、小人等，褒贬之意彰然。

中医养生学有"精、气、神"三宝之说，但这三者的地位从不相等，其地位是从有形（阴）到无形（阳），按精、气、神顺序递升。而精、气、神的炼化程序："炼精化气"、"炼气化神"、"炼神还虚"、"炼虚合道"，由此带来的境界渐次上升亦证实了这一点，从来没有听说过这个顺序是可以倒过来的。为什么？因为这个炼化程序有一个潜在的观念：人是有形之体，有形者属阴，属阴则浊，阴浊之体一定会得病。基于此，按照逻辑，要减少病痛活到天年，最好就是尽量将阴浊化为阳清。外在之形虽不能全炼化，但内在的"精、气、神"比例却可通过修炼来调控，使其尽量往无形方向靠，清阳越多，身体就应该越好，养生家们追求的正是这个目的。

再证诸临床，重病状态最能看出阴阳两者功用的孰轻孰重。重病之患，是阴虚比例多还是阳虚比例多，凡有临床经验者，自是心中了然。六经病证是三阴病重于三阳病，三阴病的本质就是阳虚，而最重的少阴寒化证，则是全身性阳虚。恶性病多见功能严重下降，这是阳之量、阳之质、阳之用均减的问题；同时，恶性病所见的肿瘤，表面看是阴成形的问题，但阴为何成形？本质上还是阳化气的问题，因阳虚不足以化阴，阴浊由是成形。再进一步，人若西去，殁于亡阳者十居八九，故于亡阴者十无一二。"火神派"之所以能火，不是没有道理的，至少在大观念上站得住脚。至于某些细节上的观点是否仍有欠缺，在具体处理上是"王道"还是"霸道"，或存可商之处。李可老中医的操作时见"火神"之意却又未拘于"火神"，更觉活泛。

（七）居位尊贱

爻分贵贱，目的就是引出阴阳居尊位、贱位的问题。五爻为尊位，二爻为贱位。阳居五爻，为阳居尊位；阴居五爻，为阴居尊位。居尊位，象征人居帝王之位，属旺势，多吉辞。见图40。

而阳居二爻，为阳居贱位；阴居二爻，为阴居贱位。见图41。那么居贱位是否就一定不好呢？却又未必！此处另存奥秘。

以下我们就逐一分析四种组合：

①阳居尊位：如乾卦☰之九五："飞龙在天，利见大人。"其势之旺，行事之顺，显而易见。更因阳爻居阳位为得位，两相叠合，不消说，其吉更大。心为阳中之太阳，阳脏居阳位、高位，又主神明，为"君主之官"、"五藏六府之大主"，可大展宏图伟略，是何等的意气风发。但九五之上就是"亢龙有悔"的上九，因此，心最忌得意忘形，用神太过。

②阴居尊位：可能不少人会猜为吉凶参半，因为阴居尊位会牵扯出一个阴居阳位不当位的问题。但在吉凶判断排序中，居尊位的意义大于当位与否，因此阴居尊位一般还是吉，只是吉的程度往往不如阳居尊位。如坤卦☷之六五，象曰："黄裳元吉，文在中也。"

③阳居贱位：如按前面学过的内容作一般性的推导，有贵人居贱位的委屈，更不用说还有一个阳居阴位不当位的问题，理应不吉，但二爻与五爻为中位，却又有一个得中的优点，何谓得

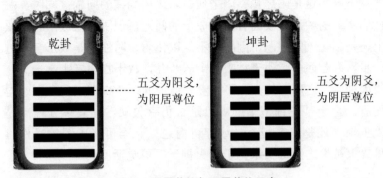

图40　阳居尊位与阴居尊位示意

中？下文即论。而得中对吉凶衡量的权重更大，因此，平衡而看，阳居贱位多如姤卦☰之九二，"包有鱼，无咎，不利宾"之类非大吉大凶之辞。肝为阴中之少阳，少阳之脏居于阴位，固然有从下而上的疏泄之利，但确有一些委屈感，如果没有一点憋屈，何以易怒？何以"喜条达而恶抑郁"？何以喜欢侵犯左邻右舍，被称为"五脏之贼"？

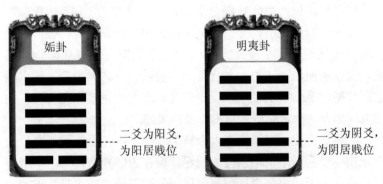

图41　阳居贱位与阴居贱位示意

④阴居贱位：这种居位似有过于低贱的感觉，一般不会猜想为偏吉，但在未深刻理解《易》之意图时，感觉可能再次欺骗了我们。《易》有教化之功，由于阴爻所代表的事物或人本有微贱之意，现在阴居贱位正属能力与地位相配，名实相符，只要安

于此位，当可在能职相配的位置上发挥作用。能力不算强的人，若均安于下位而起作用，社会就容易和谐而稳定，"素贫贱行乎贫贱……素患难行乎患难。君子无入而不自得焉。"这种处世态度是《易》所欣赏的。再说阴居贱位还有个阴爻居阴位的得位，居中得正的优点，因此，多为吉辞。如明夷卦䷣之六二，象曰："六二之吉，顺以则也。"六二以柔居内卦之中，阴甘于居贱位，是能顺合于法则，故吉。肾为阴中之太阴，太阴之脏居阴位，肾中之精要在"主蛰"、肾中龙火要在"守位"，以效"潜龙勿用"之意，肾自安宁，此为阴居贱位的明智姿态。肾最怕的就是精不蛰藏而妄泄，龙火妄动而僭越，此未得居下位者真识，焉得不病？

（八）得中与否

"中"为中位，指六爻卦中的二、五爻的爻位。第二爻为下卦之"中"，第五爻为上卦之"中"。中位其实在前述内容已提到过，即天人地位中的人位，在这里重提的着眼点在于此"中"能否得到，为何"中"的得失如此重要？

既然中位就是人位，而人处天地之"中"，因此，"中"，既指人与天道相合而持恒不偏，亦说明事物行至此处既无太过亦无不及的恰好状态。因此，"中和"就是一种最佳状态及理想境界。何爻居之，皆谓得中，多主利。乾之象曰："保合太和，乃利贞。"中孚卦䷼之象曰："中孚以利贞，乃应乎天也。"故《易》尚中和，二五为中，相应为和。

老子也说："多言数穷，不如守中。"（《道德经·第五章》）"天得一以清，地得一以宁，神得一以灵，谷得一以盈，万物得一以生，侯王得一以为天下正。"（《道德经·第三十九章》）这里的"中"、"一"、"正"意近，指的无非就是要准确地把握天道。

既然"中"象征人或事物守持中道、与天道相合而不偏，因此居中当然就比当位更能影响全卦了。《彖》、《象》认为，一般情况下，虽不当位，如居中位，亦吉。可见，"中"德优于"正"德，是《易》之共识。如坤卦䷁，六五爻为阴居阳位，并不当位，但居上卦之"中"，坤文言曰："君子黄中通理，正位居体，美在其中，而畅于四支，发于事业，美之至也。"即言坤卦六五爻，以黄色为中央正色，通于六五爻得中之理。再如噬嗑卦䷔，同样六五爻不当位，但居中得正，故象曰："柔得中而上行，虽不当位，利用狱也。"意为六五爻虽不合阴阳当位，但以一柔顺的"中"而处上位，就能以中道临民，所以便于决断讼狱。

基于"中"在判断吉凶中的权重，《周易·系辞下》就有："二多誉"、"五多功"之说。所谓的"中正"、"得中"、"中吉"等判辞多此此两爻而发，即持此"中"就可获吉祥。

凡阳爻居中位，多称为"刚中"，象征"刚健守中"，如升卦䷭九二爻以阳爻居下体之中位，其象曰："刚中而应，是以大亨。"

凡阴爻居中位，则多称为"柔中"，象征"柔顺守中"。如睽卦䷥六五爻以阴爻居上体为"中"，其象曰："柔进而上行，得中而应乎刚，是以小事吉。"见图42。

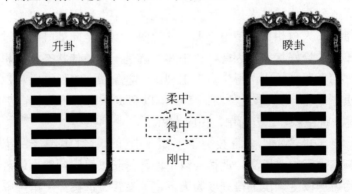

图42 二、五爻为中位

当然，若卦之九五（阳爻居五位）、六二（阴爻居二位），则是既得"中"又得"正"，如乾卦䷀之九五："飞龙在天，利见大人。"明夷卦䷣之六二，象曰："六二之吉，顺以则也。"

两者均称为"中正"，见图43。这样，守中、持正、合道，三位一体，正是儒家"执中行、守中道、达中和"的"中庸之道"在《易》的体现。于是"中"在《易》中就尤得美誉了。就如乾文言赞道："大哉乾乎！刚健中正。"

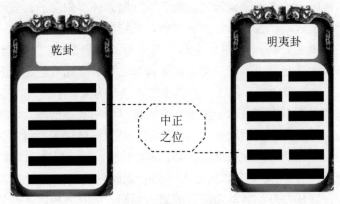

图43 中正之位示意

吴清源先生在其自传《中的精神》一书中概括出他的围棋理想可用"中和"这个词来表达。他认为围棋起源于阴阳与天文，阴阳思想的最高境界是阴和阳的中和，所以围棋的目标也应该是中和。"中"这个字，中间的一竖将口字分成左右两部分，这左右两部分分别代表着阴和阳。而阴阳平衡的那一点正好是"中"。在围棋上，就是要思考"中"的那一点。只有发挥出棋盘上所有棋子的效率那一手才是最佳的一手，才是正着，那就是中和的意思。这就是"六合之棋"、"中和之棋"。围棋既是一种艺术，又是一种生命的哲学。对弈的最终目的，是从中领略圆满调和的"道"，并认为自己的人生是追求中和的人生。而要达到"中"的境界，并非易事，需要精神上的修养。吴清源先生从五岁开始，就学习《大学》、《中庸》等四书五经，至今仍然坚持每天研究《易经》。正是这种一心求道的围棋精神使他从争胜负中超拔出来，展现出一种大气象的人格及大境界的追求。《易》于人生的教化作用于此可见。

"得中"观念对中医学的影响无处不在。中医学里，"中"常以"平"的面貌出现。"中"即中间状态，不多不少，不偏不倚，不亢不衰。"得中"即"得平"，即处于动态平衡，阴平阳秘的健康状态。病则为"失中"，故《易》云："一阴一阳之谓道"，医云："偏阴偏阳之谓疾"。判断人体"中"的得失即为诊断，故云："善诊者，察色按脉，先别阴阳。"而"谨察阴阳所在而调之，以平（中）为期"则为调"中"法则；"热者寒之，寒者热之"、"高者抑之，下者举之"、"闭者散之，开者合之"则为理"中"治法。而养生的本质是为保"中"。

　　"中"不但可显示全局性观念，也可说明具体情境。肝为刚脏，若体阴足，则用阳畅，柔能制刚，是为肝体用之"得中"；心为阳中之太阳，心火易旺，肾为阴中之太阴，肾水易寒，若心肾相交，水火既济，则心火平而肾水暖，是为心肾关系"得中"；肝从左升，肺从右降，脾胃为枢纽，人身太极因之而转，是为升降"得中"；黄连清心火，肉桂温肾水，引火下行，使水火既济，心肾交泰，是为治疗"得中"；"惚兮恍兮，其中有象。恍兮惚兮，其中有物。窈兮冥兮，其中有精。其精甚真，其中有信"（《道德经·第二十一章》）、"恬惔虚无，真气从之，精神内守，病安从来"（《素问·上古天真论》）是静养"得中"；苏东坡的"稽首天中天，毫光照大千；八风吹不动，端坐紫金莲"则是心境上的"得中"。

　　"得中"之用，并不限于六爻卦，有时在三个爻的八卦也可发挥。郑钦安在《医理真传》谓："乾坤六子，长少皆得乾坤性情之偏，惟中男中女，犹得乾坤性情之正。人禀天地正气而生，此坎离之所以为人生立命之根也。"这里坎卦☵之中指的是居于卦中间的阳爻，离卦☲之中指的是居于卦中间的阴爻，实质就是两卦的卦主。郑氏由此而展开自己的学说。

　　子曰："中也者，天下之大本也；和也者，天下之达道也。致中和，天地位焉，万物育焉。"（《中庸·第一章》）

（九）顺逆承乘

承与乘，两者均用以说明阴爻与阳爻之间的关系，均建立在阳爻刚、阴爻柔，刚者强势有力，柔者谦恭顺承的处世方式哲学思考上。

1. 承

承：有承上启下之意。

一卦之中阳爻在上，阴爻在下，那么阴爻对上面的阳爻就叫承。承也叫从，是顺从的关系，又称柔从刚。就像臣民顺从君上，或女子顺从男子，因为符合当时的社会行为规范，故为吉利之象。

承有两种情况：其一，一卦之中，一个阴爻在下，一个或一个以上的阳爻在上，那么下面的阴爻对上面的阳爻都叫承；其二，一卦之中，几个阴爻在下，一个阳爻在上，那么下面几个阴爻对上面的阳爻也叫承。如巽卦☴之象曰："柔皆顺乎刚，是以小亨，利有攸往，利见大人。"此言初六承九二、九三、六四承九五、上九，皆顺以从阳，故利有攸往。见图44。

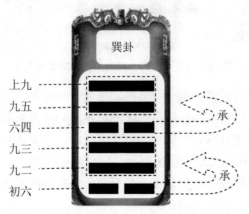

图44　承（阴爻在下，阴承阳，承上启下）

2. 乘

乘：有乘虚而入之意。

一卦之中阴爻在上，阳爻在下，那么阴爻对下面的阳爻叫乘。乘好比臣民欺侮君主，以下犯上，与社会行为规范相背，为不吉之征。

乘也有两种情况：其一，一卦中，一个阴爻在上，而阳爻在下，则此阴爻对阳爻为乘，如归妹卦☳之象曰："征凶，位不当也，无攸利，柔乘刚也。"因其二、三、四、五爻均不当位，且六五柔乘九四刚，六三柔乘九二刚，故征凶，无利。其二，一卦中，几个阴爻在一个阳爻之上，那么这几个阴爻对那一个阳爻来说，都是乘。见图45。

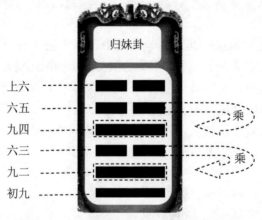

图45　乘（阴爻在上，阴乘阳，乘虚而入）

比诸中医，肝为刚脏，体阴而用阳。肝藏血，本体阴柔，肝主疏泄，其用阳刚，体阴是用阳的物质基础，且可以柔济刚，即为阴柔承阳刚。再如心肾相交，水火既济，亦是柔承刚。但若肾水泛滥，水气凌心则成阴乘阳。

药物之配亦可作如是观，如杏仁与桃仁相配，《本草便读》云："桃仁、杏仁，其性相似，一入肝经血分，一入肺经气分。"两药一气一血，气行则血行，血通则气畅，且杏仁治在上，桃仁治在下，有承上启下之妙，是为承。逍遥散与四逆散均以柴胡配白芍，柴胡疏肝、升肝，顺肝条达之性以体肝之用阳，为君；白芍滋肝阴、养肝血，柔肝以现肝之体阴，为臣，正类柔承刚。

（十）朋比为邻

朋比为邻是指相邻两爻的亲近关系，简称为"比"。

相邻两爻，若阳爻遇阴爻、阴爻遇阳爻，阴阳相遇，则相求，为得比，多吉；相邻两爻，若阳爻遇阳爻、阴爻遇阴爻，则相敌相恶，为"无比"，多凶。

我们太熟悉这种现象了，物理学上，同种电荷相互排斥，异种电荷相互吸引；两块条形磁铁，当把它们的两个N极靠近时，会互相排斥；分别把它们的N极、S极靠近时，则会相互吸引。工作安排上，地球人都知道，男女搭配，干活不累。这种现象的经典表达就叫：同性相斥，异性相吸。

所以为人、处世、处事最好能做到有"朋"、有"比"。

医学上的"比"可说是比比皆是：中医、西医互有长短，取长补短的临床结合就是一种"比"。但医界却时见一些非"朋"、"比"现象：西医中的部分人由于对中医不了解而持偏颇之见；中医中一些人为提高自信，而刻意以中医之长比西医之短以求得心理上的安慰亦时有所见，两种心态都难言大气。中医与西医有着的共同敌人，就是疾病。因此两者是"朋"、是"比"，是战友，而不是敌人。由于各自价值取向、观察视野、研究方法、实践印证方式不尽相同，因此各有所长，也各有所短自不待言。就如骑兵善于冲锋陷阵、长途奔袭、乘胜追击；步兵长于攻坚破城、阵地之守、排阵变化。如果步兵嘲笑骑兵不能登墙，骑兵嘲笑步兵两条腿追不上四条腿，都是既失厚道，也失公允。战友强大，自己也能并肩，则更显自身强大。若以贬对方之弱，以逞自身之强，多少是有点不自信。中医有足以托起自身自信之强，只是相当比例的中医人未能真正地把握好中医，这是人之过，不见得是医之过。因此，中西医都要对战友多些理解，多些尊重，多些风度，携手为朋，相比为用。如此，则患者幸甚！

而藏象学中一脏一腑，一阴一阳，一表一里，相互为用，如脾与胃间纳运协调、升降相因、燥湿相济是脏腑表里配偶在功能上的"比"；肝升肺降，调节气机升降是脏与脏功能配合上的"比"；肺向上向外之宣发与向下向内之肃降，是一脏功能间的"比"；各擅胜场的方药、针灸因病而搭配使用是治疗方式上的"比"；麻黄伍杏仁，一宣一降，一刚一柔，一燥一润，是药物配伍上的"比"；风与寒合而侵人是病因上的"比"；气滞血瘀、湿停气阻、痰瘀互结是病机上朋比为奸的"比"；行气活血、燥湿化痰、阴阳相求，是治法上的"比"；劳逸结合、动静相宜、形神并练是养生上的"比"。

细心的读者可能会问，上文的"承"与"乘"是否算"比"？答案是：看具体情况而定。

因为"比"定义为相邻两爻间的关系，而乘与承的关系一般并不局限在相邻两爻间。因此，若规定为相邻两爻间的乘、承关系，则属比的范畴。

但是乘与承两种"比"是有区别的：阴承阳，为亲比，多有利；阴乘阳，为逆比，多有吝。就如同打仗，如果不同的兵种配合，一般会胜于单一兵种作战，这是因为有"比"。如果配合得宜，多能取胜，此为"亲比"；如果配合失宜，置友军于不顾，甚至为争功而互拖后腿，就未必能胜，甚至会败，这就是"逆比"。人们常说的"不怕神一样的对手，就怕猪一样的队友"指的不就是这种情况吗？

以益卦䷩为例，初爻阳，二爻阴，阴阳相遇，为有比，但两者的关系是阴在上，阳在下，阴乘阳，对两者来说都属逆比；三爻为阴爻，其下二爻，其上四爻均是阴爻，阴遇阴，为无比；四爻阴，虽三爻也是阴，但其上之五爻为阳，为有比，四爻与五爻的关系是阳在上，阴在下，阴承阳，对两者来说都属亲比；上爻为阳，其下的五爻也为阳，阳遇阳，为无比。见图46。

亲比、逆比的关系可用中药的配伍以证。如桂枝汤中桂枝与白芍用于太阳中风证时的分量是1∶1，此时，桂枝为君药，解肌发表，散外感之风邪；白芍为臣药，益阴增汗源，敛营以和卫。两者相合，一顾卫，一治营，使营卫调和，是"亲比"为用。但若增白芍分量，使大于桂枝，仍用于外证，则大减桂枝解肌发表，散风邪之力，是为"逆比"。

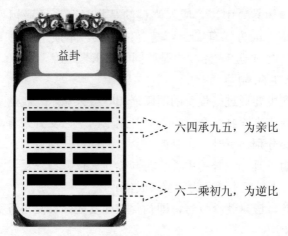

益卦

六四承九五，为亲比

六二乘初九，为逆比

（相邻两爻同阴或同阳，为无比；相邻两爻一阴一阳，为有比，阳在上为亲比，阴在上为逆比）

图46　比（比邻，比肩）

麻黄汤中的麻黄配桂枝亦如是，麻黄汤主治外感风寒，因寒性收引而无汗，因此，须有一定的发汗力，才能祛寒外出，原方麻黄用量大于桂枝，因麻黄辛、微苦、温，其形纤细中空，中空则透表发汗力强；桂枝辛、甘、温，由于味带甘，甘则缓，因此，发汗之力弱而缓。当麻黄用量大于桂枝时，具有较强的发汗散寒解表作用，是为"亲比"。不少人总觉得桂枝的用量上限较麻黄宽松，因此，当用麻黄汤发汗不理想时，往往喜欢加大桂枝量，一则风险较少，二则以为这是如虎添翼之举。殊不知，当桂枝量大于麻黄时，由于其味甘而缓，反对麻黄起羁汗作用而仅见微汗，实起"逆比"之效。此时所应做的不是加大桂枝量而是减少桂枝量，或是加大麻黄量。当然，若目的是仅取微汗，则又另当别论了。

桂枝汤的桂枝、白芍比例是很多医家所熟知的，但麻黄汤中麻黄、桂枝的比例就不见得很受医者关注，这里略作提醒。

（十一）遥相呼应

在《周易》中，"应"强调的是相互联系，遥相呼应的关系。"应"的方式有二：一是爻位之应，本质上是阴阳互求之应；二是类同则应，本质上是"同气相求"之应。

1. 阴阳相应

其应主要通过同位爻的阴阳遥相呼应来显示。我们复习一下同位的内容：一卦六个爻，若分开上下两个三爻卦来看，其中初爻、四爻分别为下卦、上卦的下爻，为同位（地位）；二爻、五爻分别为下卦、上卦的中爻，为同位（人位）；三爻、上爻分别为下卦、上卦的上爻，为同位（天位）。

因此，应，就爻位言，即初爻与四爻应；二爻与五爻应；三爻与上爻应。

①相应：凡以上配属，一爻是阴，一爻是阳，异性相吸，是应，是和，多吉。

正如《易纬·乾凿度》所言："三画以下为地、三画以上为天。""动于地之下则应于天之下，动于地之中则应于天之中，动于地之上则应于天之上。"

如恒卦䷟之象曰："刚柔皆应，恒。"即指恒卦初六与九四、九二与六五、九三与上六皆阴阳相应。见图47。

②无应：在应的爻位关系中，两爻均是阴，或两爻均是阳，同性相斥，为无应，不和，多凶。

同性相斥，异性相吸的法则真是无处不在，"比"是体现在相邻两爻间，"应"则体现在上下卦同位之间，两者实是异曲同工。略有异者，"比"为"比肩"，距离较近；"应"为呼应，距离较遥。

对于应，国人深有体会，假如要办事，我们听到最牛的一句话应是："我上面有人。"果真如是，那就真是无往而不利了。

用《易》的话来说就是"利见大人"、"利涉大川"。当然，如果领导信心满满地说："我立心为公，下面有大众拥戴，能一呼百应。"那就更牛了。

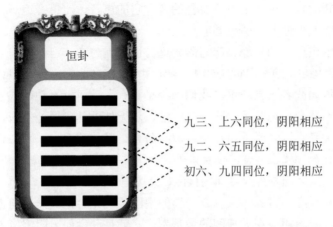

恒卦

九三、上六同位，阴阳相应
九二、六五同位，阴阳相应
初六、九四同位，阴阳相应

（同位两爻同阴或同阳，为无应；同位两爻一阴一阳，为相应）

图47　应（遥相呼应）

最能表现文字间呼应的文学形式是诗。唐朝诗人贾岛，写了两句诗：上句为"鸟宿池边树"，下句则在为用"僧'推'月下门"还是"僧'敲'月下门"而拿不定主意。因忘我地反复"推"、"敲"，以致冲撞了韩愈的官轿而不知，韩愈听后告诉他："敲字好！"因为用"敲"字，更能自然地显示出夜深人静。"敲"之响声与"静"相应，可使意境表达得更为淋漓尽致。南北朝诗人王籍的"蝉噪林逾静，鸟鸣山更幽"意境亦同，只是"应"得更加强烈而外显。

国画与书法的用笔用墨，最讲究浓、淡，干、湿，阴、阳，向、背，虚、实，疏、密等表现手法或位置经营。"润含春雨，干裂秋风"是枯涩浓淡之"应"；"字划疏处可使走马，密处不使透风"是布局中疏、密之"应"；"实处之妙，皆因虚处而生"是字画虚实互衬之应。

盆景可通过高低、起伏、疏密、纵横、开合等变化安排，以表现各种"应"之景。

音乐中的和弦是多个不同的音阶，按照一定的关系结合在一起的相互和应。讲白了就是把好几个不同的单音拼到一起变成一个新的具有这几个单音特色的音，它的声音远比单音饱满、圆润，给人听觉上的享受更丰富。

围棋里，动与静、起与落、进与退、虚与实、已落子与未下子、棋势与实地、中腹与四边、确定和不确定之地……无不可应。

再如武者一旦动手，我们绝少见到有上动而下不动，或下动而上不动者，总是手、眼、身、法、步无处不动，无处不应，无处不关联。运拳时手与足合、肩与胯合、肘与膝合、眼与心合、心与气合、气与力合，全身内外、上下、形神无不相应。

兵家之应是外攻打而内接应，是为里应外合。

对于应，讲究"天人合一"的中医，首先会把目光投向天地自然。阴阳相应在天地间的最基本模式就是《素问·阴阳应象大论》所言的"地气上为云，天气下为雨"的天地阴阳交感。然则天气清轻属阳，位于上；地气重浊属阴，位于下。那么，地气是如何上升为云，天气又如何转降为雨呢？这里隐藏着阴阳互藏与互引之机。

地气在下属阴，其之所以能升，一是因为地中之热对地阴的蒸腾，犹如太极图黑鱼中之白眼——阴中之阳的作用；二是天阳下晒同样可蒸发地阴化气上升；三是基于异性相吸，天阳与地阴相需相吸，可引地阴上腾。

地阴之气上腾于天后，遇冷而聚化为积雨云。云中蕴雨，即如太极图中白鱼中之黑眼——阳中之阴，蕴雨越多，阴的比例就越大，自然就有下降的趋势。兼之地阴与天阳异性间的相需相吸，则引天阳（此天阳实已蕴阴）下降而为雨。

《素同·天元正纪大论》对天地阴阳上下相"应"有更详细的描述："帝曰：上下相召奈何？鬼臾区曰：寒暑燥湿风火，天之阴阳也，三阴三阳上奉之。木火土金水，地之阴阳也，生长化收藏下应之。天以阳生阴长，地以阳杀阴藏。天有阴阳，地亦有阴阳。故阳中有阴，阴中有阳。所以欲知天地之阴阳者，应天之气，动而不息，故五岁而右迁，应地之气，静而守位，故六期而环会。动静相召，上下相临，阴阳相错，而变由生也。"

人与天地相应，脾气上升、肾中精气气化上行就犹如地水之气上升，此"地气上为云"，其上升的动力主要就是自身所蕴的脾、肾之阳——阴中之阳。心阳下温，则如天阳下晒蒸阴上腾。"地气上为云"后，升极当降，则肺之肃降，气水如霖而洒，即"天气下为雨"。

脏腑关系亦无不相应：五脏各具不同的功能及生理特性：心藏神、主血脉，为阳中之太阳，为阳脏而性通明；肺主气司呼吸、主行水、朝百脉而主治节，为阳中之少阴，主宣发肃降……每一脏在发挥自身功能或显示自身特性时，均可影响其他脏腑功能。如肝主疏泄，可促进脾胃纳运，可促进胆汁排泄，可影响男子排精、女子排卵，肝升肺降，可协调气机升降，可调畅情志以助心主神志等。同时，每一脏亦要得到其他脏腑的配合与制约。如脾主运化，需要肾阳与心阳的上下温煦，需要肝之疏泄以使健运与升清，需要肺之宣肃以助水谷精气的布散。所以五脏的任何一种生理功能都不是孤立的，而是需要各脏间的密切配合。这种彼此间的相互助长、相互制约的关系，构成了五脏一体，相互呼应，整体意义上的藏象系统。

"应"内涵之丰，在辨证与遣方用药中最能体现。

麻黄附子细辛汤（见图48）：其所治证的病机为阳虚外感风寒，伤寒家称为太（阳）少（阴）两感，正因为病机或病位存在阳虚与外寒，太阳与少阴的里应外合，因此，治亦当温阳散寒以内应外合。一般谓散太阳外寒治其标以麻黄为主。但若将麻黄看作仅能解表，却是小视麻黄了，其散寒之功实能彻里彻外。《本草崇原》谓："植麻黄之地，冬不积雪，能从至阴而达阳气于上。"而附子性大热，禀雄壮之质，可追复虚亏之元阳，绝少阴阳虚之内应以治本；且其味辛，其性走而不守，可由里达外助发散药开腠理，以驱逐在表之风寒。麻附相配已有里应外合之意，但仍意犹未尽，以细辛散内寒、祛外寒，从少阴而透太阳为两药之桥梁。《本草崇原》谓："细辛气味辛温，一茎直上，其色赤黑。赤黑，禀少阴泉下之火阴，而上交于太阳之药也。"细辛与麻黄在这里的区别是：麻黄散外寒为主，细辛祛内寒为要，侧重点不同。如是，三药互动互应，方证之合，<u>丝丝入扣</u>。

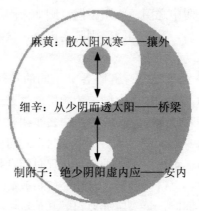

图48 麻黄附子细辛汤组成示意

组方可里应外合，自也可上下应合。

太极丸（升降散，出自《伤寒温疫条辨》，见图49）。主治温热、瘟疫，邪热充斥内外，阻滞气机，清阳不升，浊阴不降，致头面肿大，咽喉肿痛，胸膈满闷，呕吐腹痛，发斑出血，丹毒，谵语狂乱，不省人事，绞肠痧（腹痛），吐泻不出，胸烦膈热，疙瘩瘟（红肿成块），大头瘟（头部赤肿），蛤蟆瘟（颈项肿大），以及丹毒、麻风等。

该书对此方上下内外相应之意谓："僵蚕味辛苦气薄，喜燥恶湿，得天地清化之气，轻浮而升阳中之阳，故能胜风除湿，清热解郁……引清气上潮于口，散热浊结滞之痰也……故为君。夫蝉气寒无毒，味咸且甘，为清虚之品……祛风而胜湿……涤热而解毒……故为臣。姜黄味辛，苦温无毒……祛邪伐恶，行气散郁，能入心脾二经，建功辟疫，故为佐。大黄味苦，大寒无毒，上下通行，盖亢甚之阳，非此莫抑……故为使。米酒性大热，味辛苦而甘，令饮冷酒，欲其行迟，传化以渐，上行头面，下达足膝，外周毛孔，内通脏腑经络，驱逐邪气，无处不到……故为引。蜂蜜甘平无毒，其性大凉，主治丹毒斑疹，腹内留热，呕吐便秘，欲清其热润燥，而自散瘟毒也，故为导。"是方以僵蚕、蝉蜕升阳中之清阳；姜黄、大黄，降阴中之浊阴，一升一降，上下内外通和，而疫热消矣。

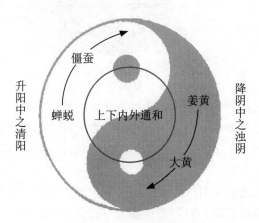

僵蚕

升阳中之清阳

蝉蜕

上下内外通和

姜黄

降阴中之浊阴

大黄

图49　太极丸组成示意

太极丸之应已令人击节，其实，还有比其应更高段的方。若论"应"层次之丰当首推桂枝汤。

桂枝汤（见图50）：功效为解肌发表，调和营卫，实表散邪，养阴和阳。主治以太阳中风证为代表。

太阳中风者，太阳经被风邪所中也，俗云"伤风"。风能入中，意味着患者卫气本虚，卫虚则腠理疏松而易招风，风性开泄，无孔不入，可使腠理疏松而汗出；汗出为营阴外泄，汗孔又称"气门"，汗出则气随汗泄而气更虚，故又称为表虚证。因此，风邪外袭，卫阳不能外固，营阴不得内守为其病机。卫之支配虽在肺，卫之化源实在脾胃，而营阴亦源于脾胃，是以太阳中风虽为表证，病位却是肺胃（脾）失和。

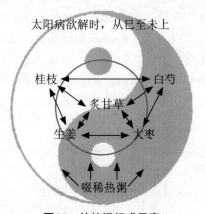

太阳病欲解时，从巳至未上

图50　桂枝汤组成示意

　　桂枝汤的任务实繁重，药仅五味，既要解表，又要补虚；既管营卫，也顾肺胃。药物间若不是配合无间，相互呼应，任务如何能完成？《易》可以玩，方当然更可玩，我们就找找桂枝汤中藏了多少个应吧！

　　方中桂枝味辛甘，辛甘发散为阳，故用之以治风。若细加考量，辛能发汗解肌，甘能补虚实表，甘又能缓，使发汗而不致过汗。如此，则发中带缓，刚中含柔，旋转于表里之间，和营卫、暖肌肉、活血脉，其功用在于半散半补之间，一味桂枝自身已体现出表里、补泻、刚柔之应。这是第一应。

　　以桂枝辛甘发散，又恐其走泄阴气，且汗症亦需补充汗源，以载邪外出。故用酸微寒之芍药益阴以增汗源，酸以收之而和营阴，使表邪得解，里气以和而营卫自调，起着融汗补二药于调和营卫一法之中。桂枝配芍药，一散一收、一刚一柔、一动一静、一阳一阴，一外一内，一解卫一和营，开合相济。前文说桂枝配芍药为"比"，方剂并无爻位之界定，此处视之为"应"亦无不可，"比"与"应"本就异曲同工，均是阴阳相互为用。这是第二应。

　　生姜与大枣为辛甘配对，是该方的另一精彩组合：生姜辛散为主，得大枣乃不至过散，大枣甘守功多，得生姜乃不至过守，生姜"借大枣之甘缓，不使透表为汗，惟旋转于营卫之间，而营卫遂因之调和也"(《医学衷中参西录·生姜》)。更因生姜温燥，与脾喜燥之性合；大枣柔润，与胃喜润之性投，亦能调脾胃以和里。如此，阴阳表里，燥湿刚柔，靡不相合。这是第三应。

生姜配桂枝、芍药配大枣则又是另一种应：以生姜之辛，佐桂枝以解肌；以大枣之甘，佐芍药以和里。与前面阴阳之应不同，这里是同气相求之应。这是第四应。

甘草之用，更堪玩味，《本草乘雅半偈》载：先人云："甘具生成，路通能所，草从柔化，和协众情。又云：和具四义，一合，二纯，三分明，四接续，甘草四德备焉。又云：青苗紫花，白毛槐叶，咸出于黄中通理之荄，土具四行，不言而喻矣。土贯四旁，通身该治，是以土生万物，而为万物所归。"方中甘草能调和气血，即是调和表里，而有安内攘外之功。以桂枝、生姜配甘草，足以攘外，且辛甘又能化阳；芍药、大枣配甘草，足以安内，且酸甘又可化阴。即以土性之甘草为"中"，化出阴阳分明的太极，桂、姜、草为属阳之左半圆，芍、枣、草为属阴的右半圆，乃以甘草接续阴阳，和之使合。因此，桂枝汤外证得之解表和营卫，内证得之，调和阴阳。这是第五应。

更有桂枝配生姜走肺发表；甘草、生姜、大枣调补脾胃，助益营卫，扶正气以祛邪气之用。发表而兼和里，这是第六应。

而甘草和协众情，调和诸药，则诸应和合，是为第七应。

行文至此，读者可能觉得，药仅五味，却无处不呼应，无处不相合，也该有个完吧？没完！好戏在后头。《伤寒附翼》言："而精义尤在啜稀热粥以助药力。盖谷气内充，外邪勿复入，热粥以继药之后，则余邪勿复留，复方之妙用又如此。故用之发汗，自不至于亡阴，用之止汗，自不至于贻患。"此汤粥之应，是为第八应。

还有吗？有！

此方最大的一个"应"该揭盅了！《伤寒论·辨太阳病脉证并治上》言："太阳病欲解时，从巳至未上。"即谓麻黄汤、桂枝汤等治疗太阳病之方的最佳用药时机是巳、午、未三时（早上

9时至下午15时），因为太阳为寒水、为表，不论是伤寒还是中风，均是表偏寒之证。而巳、午、未时是一天中自然界阳气最旺的三个时辰，此时天地阳气开散，天人合一，当是之时人体的阳气不但最为盛壮，且趋向于表，借自然与人体之表阳最旺之时来对抗病之表寒，故在表之风寒，易随此三时而发散，在此时段服桂枝汤自可奏事半功倍之效。正是"善战者，因其势而利导之"（《史记·孙子吴起列传》）。这是第九应。

九之阳数已足，且又回到最大的天人合一之应，就此打住。

方中对对层层叠叠，比应和合，法度严谨，叹为观止。桂枝汤为仲景群方之首，实至名归！

2. 类同则应

"应"，不是只有一种方式，它既可表现在阴阳相引的呼应关系上，亦可表现在"类同则应"上。乾文言谓："同声相应，同气相求。水流湿，火就燥；云从龙；风从虎；圣人作而万物睹。本乎天者亲上，本乎地者亲下。则各从其类也。"王弼《周易略例》将"应"概括为"夫应者同志之象也"。则"应"除阴阳相感、上下呼应、同心协力外，同声相应、同气相求、同类象感或更常见。

①天人之应：《素问·六节藏象论》曰："心者，生之本，神之变也，其华在面，其充在血脉，为阳中之太阳，通于夏气……" 这里的"通于夏气"实为与夏气相通应。因心在五行属火，为"阳中之太阳"，一年中的夏天是自然界最热之时，属"阳中之太阳"时段，同气相应，则正常人在夏天心气最旺，功能最强。但两个"太阳"相叠，则易于过亢，所以养生最好是能做到"常如冰雪在心"。若心火旺或心阴虚等心热者，与此自然之热相应，则易病进；而心阳虚者得此自然阳热之助自会减轻。而肝与春气相通应、肺与秋气相通应、肾与冬气相通应，脾与长夏（四季）之气相通应等亦当作如是观。

②藏象内外之应：以《丹溪心法》"有诸内者，必形诸外"为凭的藏象学说更是"应"的典范。首先，内属阴，外属阳，内

外相应即阴阳相应。其次，脏藏于内，象现于外，亦可表达为：脏藏于内，象应于外；或象现于外，其应在脏。所以，表现于外的各种生理病理现象，无不是内脏不同功能状态的外应，实质是内在"气变"，而外在"象现"，一气相牵的"类同则应"。由是而有了司其外象而揣其内应的藏象方法学。具体而言，各脏腑的外应主要通过其所属的形、窍、志、液等来体现：脾主肌肉，见肌肉松软可知病应在脾；心在窍为舌，见舌强可知病应在心；肝在志为怒，见多怒可知病应在肝；肺在液为涕，见流涕可知病应在肺；肾主骨，见骨弱可知病应在肾。藏象之"应"从内外言，是阴阳之应；从本质言，是"类同则应"，这里，两种应相互联手。

③发病之应：阳虚者更易感受风寒；内燥者对外燥更敏感；脾虚有内湿者，更易感外湿，这是正气强弱偏颇与易感病邪"同气"间的里应外合；哮喘病多为内有伏饮，当感寒或过食生冷、肥腻则易发，这是伏邪与诱因"同气"间的里应外合。

若秋冬见湿证，多为内湿；若长夏见湿证，则多为内外合湿，后者是证与时间应。同理，北人见湿证，多为内湿，南人见湿证，则多为内外合湿，后者是证与地理应。见春木萌生则情舒畅，见秋风落叶则心悲凉，此为情绪与物候应，或证与物候应。

④中药之应：桂枝与肉桂均为大家所熟，一为肉桂树嫩枝，生于上，功能发表解肌；一为肉桂树的树皮，长于下，功能补火助阳，引火归源。基于桂枝长于上，肉桂生于下，《珍珠囊补遗药性赋》谓："桂枝上行而发表……肉桂下行而补肾，此天地亲上、亲下之道也。"这正是以乾文言"本乎天者亲上，本乎地者亲下，则各从其类也"为据的触类旁通、引思联想。

⑤治法之应：治法上的因时制宜是治与季节、月相、节令、昼夜晨昏相应，因地制宜是治与地理环境相应，因人治宜是治与患者的年龄、性别、体质等相应。

⑥治效之应：覆杯即愈、效如桴鼓是方与证应，随手而瘥是针与病应。

读者或有疑：《易》有"类同则应"，也有"阴阳相应"，这两者有何不同？这的确是个有意思、也容易产生观念交缠的问题。这么说吧，如果从哲学角度看，"类同则应"为"同气相求"之应而与"气论"的关系更亲密；而"阴阳相应"则属"异性相吸"之应，很容易就看出是从属于阴阳学说的互根、互用，乃至互求观念。

更实在些来看，"同气相求"大致可分两类情况：其一，就像同一种族、同一地区、同一村落的人，有共同的语言，也往往有着共同的生活习惯，甚至相近的观念，很容易就自然而然地聚在一起；同样，群居性的动物也是同种而聚。其二，有共同志趣、信仰或奋斗目标的志同道合者，也会自然地聚在一起，在"同志"这个词的词义没有变形前，其实是最合适说明这种情况的。以上两类情况，以我们容易理解的话来说，就是"物以类聚，人以群分"。这就是"同声相应，同气相求"。

而"阴阳相应"则是另一种情况，这是一种因互补、互需而互慕、互求之应，"窈窕淑女，君子好逑"就是最好的注脚。如果万物有心，则这种应显然更有"心"。

因此，何时"同气相求"？何时"阴阳相应"？端视讨论什么，站在什么立场来说话。比如一群男生，因为大家都喜欢同一运动而聚在一起，这是志趣相投的"同气相求"，但之中的每个人心中对异性均有倾慕、追求之心，并常常付诸行动，这就是"阴阳相吸"。比诸医学，寒底的人容易招来寒邪，这是同气相求（物以类聚，出于本然，不一定是自己的选择），但寒底的人却喜欢热，如温热气候、温热食物，这是阴阳相吸，异性相引，属有心之择。再如脾喜燥而恶湿，脾为阴土，本湿，其恶湿是因为本底湿者特别易感或易生湿邪，这是一种同源或同类的归属性自然招引，不管是否过多，是否不平衡；而喜燥则是异性（阴阳）相吸，潜在目的是求互补、互用、平衡。因此异性相吸多是蕴有喜爱的"有心"之吸，带有主动性，互需性，趋平衡性的特点。而同气相求更多的却是自然、习惯或物类的归属之聚，其主动性往往弱于"异性相吸"，甚至不一定有主动性，也就是说，其聚不一定"有心"。退一步来说，即便部分是"有心"的，但其"同志"式的此心（同志之心）也不同于彼心（好逑之心），因为目的不同，强烈程度更不同。而"同气相求"更没有互补、趋平衡的意向及调节机制。

言归正传，爻位之变，较之卦变更易令人眼花缭乱，这里又作适时复习，以利再战。见表6。

表6　爻位复习

爻　位	内　涵
天人地位	又称上中下位，有两种定位法：其一，以初爻、二爻为地（下）爻位；三爻、四爻为人（中）爻位；五爻、上爻为天（上）爻位。其二，以初爻、四爻为地（下）位；二爻、五爻为人（中）位；三爻、上爻为天（上）位
同位	一卦六个爻中，初爻、四爻同位，二爻、五爻同位，三爻、上爻同位。实源于天人地位的第二种定位法
得位与否	当阳爻居阳位（初、三、五爻位）、阴爻居阴位（二、四、上爻位）为当位、得位、在位、正位 若阳爻居阴位、阴爻居阳位则为失位、不得位、不当位 大多数情况下，当位者，其辞为吉；不当位者，其辞为凶
贵贱之位	一卦之中，五爻为贵位，二爻为贱位
阴阳居尊位、贱位	阳居五爻，为阳居尊位；阴居五爻，为阴居尊位。居尊位，属旺势，多吉辞 阳居贱位，有贵人居贱位的委屈，也有阳居阴位不当位的问题，但二、五爻为中位，却有居中得正的优点，故阳居贱位多非大吉大凶之辞 阴居贱位，属能力与地位相匹配，名实相符，且阴居阴位有得位，居中得正等优点，因此，多得吉辞
得中	"中"指六爻卦中的二、五爻的爻位。象征人或事物守持中道、与天道相合而不偏。因此"中"德优于"正"德。基于"中"在判断吉凶中的权重，故有："二多誉""五多功"之说。若卦之九五（阳爻居五位）、六二（阴爻居二位），则是既得"中"又得"正"，称为"中正"，就更得美誉了

爻 位	内 涵
承	有承上启下之意。一卦之中阳爻在上，阴爻在下，那么阴爻对上面的阳爻叫承。承也叫从，是顺从的关系，又叫柔从刚。因符合社会行为规范，为吉利之象 承有两种：其一，一卦之中，一个阴爻在下，几个阳爻在上，那么下面的阴爻对上面的几个阳爻都叫承；其二，一卦之中，几个阴爻在下，一个阳爻在上，那么下面几个阴爻对上面的阳爻也叫承
乘	有乘虚而入之意。一卦之中阴爻在上，阳爻在下，那么阴爻对下面的阳爻就叫乘。乘好比臣民欺侮君主，与社会行为规范相背，为不吉之征 乘有两种：其一，一卦中，阴爻在上，阳爻在下，则此阴爻对阳爻为乘；其二，一卦中，几个阴爻在一个阳爻之上，那么这几个阴爻对阳爻来说，都是乘
比	为朋比、亲近之意 相邻两爻，若阳爻遇阳爻，阴爻遇阴爻，则相敌相恶，为"无比"，多凶；相邻两爻，若阳爻遇阴爻、阴爻遇阳爻，阴阳相遇，则相求，为得比，多吉。比中若阴承阳，为亲比，多有利；若阴乘阳，为逆比，多有吝
应	即初爻与四爻应；二爻与五爻应；三爻与上爻应 相应：凡以上配属，一爻是阴，一爻是阳，异性相吸，是应，是和，多吉 无应：在应的关系中，两爻均是阴，或两爻均是阳，同性相斥，为无应，不和，多凶

（十二）爻位吉凶

爻位吉凶是指六爻卦中从初爻到上爻每一爻位的一般吉凶规律。

①初爻朦胧：为事情初起而朦胧难知，物刚萌发而未成气候，多与"潜龙勿用"意近。为尚未入世或涉世未深之位。

②二爻多誉：二爻为偏低之位、贱位、阴位、顺从之位。若能力与地位相般配，只要安于此位，当能尽其力而发挥作用，为名实相符；二爻亦象征事物形态初具、崭露头角，如"见龙在田"，主适当进取；二爻为中位，安居二爻为得中，且与五爻君位意气相投，故多为赞誉之辞。

③三爻多凶：虽为阳位，但居下卦之极，与上卦比，仍处卑贱之位。生活中，处于此位的多是与最高层有一定距离，虽近中层领导，功业有些小成，却属既要干活又易被人打小报告之人，典型代表就是孙悟空。在以中层干部唐僧为首的取经团队中，悟空干的是除妖伏魔的活，功业是有的，但领导的眼光与火眼金睛的悟空常常不同，当悟空认定是妖时，唐僧却常常人妖不分，以致即便是除了妖，还得经常受领导责怪。但凡有些能力的人，一般也都有些性格，因此悟空也常常与领导发生争执，甚至还发生过被开除事件。更郁闷的是，降妖的结果往往是没后台的妖怪都被打死了，而有后台的都被领走了，上面有人（应）的好处这回可看出来了吧？甚至有时还要被那些后台们扔下一句令人气结的话："这是上面对你的考验。"更不用说还有个猪八戒，他的主要工作就是向领导打小报告，而领导还经常听得进去，所以，在这个团队里最累的是悟空，体力的累是小事，关键的是心累。这就是现实中很多职场白领的真实写照。这个爻位的提示是：他们所处的位置虽能建些功业，但行为须谨慎，以防发生对自己不利的事情。因此，乾之九三就发出"君子终日乾乾，夕惕若，厉无咎"的感慨。

④四爻多惧：虽也为阴位，为顺从，但它离五爻尊位近，为近臣之位，所谓的"伴君如伴虎"，迫近至尊则难以自安，故多恐惧；亦象征事物新进高层，主警惕审时，故四爻多惧。

⑤五爻多功：居上卦之中，且居尊位，即人君之位。象征事物圆满成功，所以功绩丰伟，但当处盛戒盈。

⑥上爻多悔：因处于卦的极点，表示该隐退之人，故有"亢龙"之说。所以有悔，象征事物发展终尽，物极必反也。那么，在这种情况下，如何做才算明智？曰：知进退。知进退是人生的一大学问，知进而能进，有赖聪明，当然也是学识、能力与运气的综合体现；知退而能退，则有赖智慧。亢龙则有悔，多少人因知进不知退而悔恨余生啊！正如《桃花扇》所唱："俺曾见金陵王殿莺啼晓，秦淮水榭花开早，谁知道容易冰消。眼看他起朱楼，眼看他宴宾客，眼看他楼塌了。"见好就收吧！做事须留余地，这是《周易》给人们的启示。

就爻辞而言，《周易·系辞下》有"其初难知，其上易知"、"二多誉，四多惧"、"三多凶，五多功"的特征描述，表明在事物发展的运动变化中，不同阶段的现象虽有差别，但究其抽象特性而言，却大多相近。见表7。

表7 爻位与爻辞一般关系规律

初爻朦胧	为起初而朦胧难知，事情刚萌发而未成气候
二爻多誉	二爻为贱位、阴位，为顺从，若能力与地位相般配，自能发挥作用；二爻亦象征事物崭露头角，主适当进取；且二爻为中位，安居二爻为得中，故多赞誉
三爻多凶	虽为阳位，但居下卦之极，处卑贱之位；象征事物功业小成，主慎行防凶
四爻多惧	虽也为阴位，为顺从，但它处在外卦，在远处。象征事物新进高层，主警惕审时，故多惧
五爻多功	居上卦之中，得中而居尊位。象征事物圆满成功
上爻多悔	因处卦之极点而有物极必反之虞

但须注意，以上反映的仅是爻位顺序的一般规律，并非每卦每爻都非如此不可。在具体卦爻中，又各有其复杂变化和含义。《易》讲究的是有常有变，而常中有变更是《易》的特点。

六爻从初到上的顺序，以位移形式反映了事物在时间过程中由始至终，由隐到显，由萌芽到成熟的量变到质变过程的不同阶段，体现着事物从低级向高级的发展变化规律。每爻各会其时，各主其事，依次象征着这个发展过程中所处的上下、贵贱，或适中的身份、地位、条件等因素。《易传·系辞上》曰："天尊地卑，乾坤定矣。卑高以陈，贵贱位矣。"此言就宇宙观，天地有尊卑之序；就社会论，个体有贵贱之别。因此，《易》的思想很明确，宇宙中的万事万物都应该有自己适当的位置，如果位置关系发生错乱，就会出现问题。

张仲景《伤寒论》中六经辨证的三阴三阳方式，所本虽在《黄帝内经》，却也直通易学。六经与六爻数量一致，阴阳结构相似。六爻分三阴位、三阳位，六经分三阴经、三阳经。《易》四阳卦中，乾为父、震为长男、坎为中男、艮为少男；四阴卦中坤为母、巽为长女、离为中女、兑为少女。其中长男寓太阳意，长女寓太阴意；中男寓中阳意，中女寓中阴意；少男寓少阳意，少女寓少阴意。《黄帝内经》的三阴三阳六经之别或导源于此，再稍作变形。

六爻位寓含有少、壮、老三个阶段，细分则有始生、渐盛、旺盛、盛极、始衰、来复等六个位次，呈现出循环往复的周期性，乾卦六爻从"潜龙勿用"到"亢龙有悔"是其典型反映。六经中太阳（三阳）、阳明（二阳）、少阳（一阳）、太阴（三阴）、少阴（二阴）、厥阴（一阴）六个位象，不但与卦象六爻位相似，其三阴三阳变化同样也含少、壮、老三个消长阶段。至《伤寒论》六经辨证，其对经络阴阳量的消长不如《黄帝内经》关注，更着眼于从太阳病到厥阴病的病证演变过程，此过程虽与《易经》六位具体的盛衰次序不尽相同，但思路是一脉相承的。其中太阳病、阳明病、少阳病、太阴病、少阴病、厥阴病有三阴三阳微盛，旺极、渐减、始衰、衰极、来复的变化趋势，体现了邪正盛衰转化的六个位象，归纳了外感病演变的一般规律。不论是《黄帝内经》六经，还是《伤寒论》六经病的先三阳后三阴排布及阴阳转化，均与《周易》泰卦▤的爻位排布与阴阳转化如出一辙，这种观点，在学术界已非一家之言。泰卦从初爻到三爻均为阳爻，为三爻卦之乾☰，对应《黄帝内经》与《伤寒论》的三阳经或三阳病；从四爻到上爻均为阴爻，为三爻卦之坤☷，对应《黄帝内经》与《伤寒论》的三阴经或三阴病。泰卦三阳尽则转三阴，六经传变，三阳病后则传入三阴。

我们具体分析一下六经演变过程，太阳病为疾病发生的初起阶段，相当于泰卦的初九位；阳明病为里实热证，是阳热极盛时期，相当于泰卦的九二位；少阳病寒热往来既显示阳热渐减，亦代表正气不足，已有了从阳传阴的机制，相当于泰卦的九三位；太阴病为脾阳虚，代表阴证中较为轻浅的病证，相当于泰卦的六四位；少阴病寒化证为全身性阳虚，是三阴之最重阶段，相当于泰卦的六五位；厥阴病的特征是寒热错杂、厥热胜复，表示疾病的来复阶段，相当于泰卦的上六位。六爻从初位到上位的顺序，以位移动形式反映了事物在时间过程中由始到终发展的不同阶段，六经病证从太阳到厥阴的实质是反映伤寒病由始到终往复过程的不同阶段性反应。

《周易》对《内经》及《伤寒论》的影响由此可见，六经模式实是《周易》构卦六爻的投视。

六爻与六经的关系，尚属较简单的位属投视启发。其实，爻位吉凶真正教给人们的是如何因应事物发展的不同阶段，或处不同位置的处世方式。要义是审时度势，因势而行。这种因势思维中医有没有呢？有！中医怎会没有承接这种智慧，且看，叶天士《温热论》的："大凡看法，卫之后方言气，营之后方言血。在卫汗之可也，到气才可清气，入营尤可透热转气……入血就恐耗血动血，直须凉血散血……否则前后不循缓急之法，虑其动手便错，反致慌张矣。"这种因时段、因势而治的方式与《易》的因应爻位而处事有区别吗？再看，张景岳在《类经·运气类》中说："凡火所居，其有结聚敛伏者，不宜蔽遏，故当因其势而解之、散之、升之、扬之，如开其窗，如揭其被，皆谓之发，非独止于汗也。"直接点明了治病须"因其势而解之"。其实，体现

《易》这种思维最全面的论述还是中医学的老祖宗。《素问·阴阳应象大论》曰："病之始起也，可刺而已，其盛，可待衰而已。故因其轻而扬之，因其重而减之，因其衰而彰之。形不足者，温之以气；精不足者，补之以味。其高者，因而越之；其下者，引而竭之；中满者，泻之于内；其有邪者，渍形以为汗；其在皮者，汗而发之；其慓悍者，按而收之；其实者，散而泻之。"看到了吧！《易》思维在中医学的折射真可谓无处不见！

《易》之所以以六爻而不是其他形式来表现这种整体与局部关系的结构，是因为"立天之道曰阴与阳，立地之道曰柔与刚，立人之道曰仁与义。兼三才而两之，故易六画而成卦，分阴分阳，迭用柔刚，故易六位而成章"（《周易·说卦》）。而其目的则是："易之为书也，广大悉备，有天道焉，有人道焉，有地道焉"（《周易·系辞下》）。故《易》可视为以卦爻为形式的论道之学。

卦爻立象以尽意

第一节　卦爻构模——大千世界一卦装

（一）设卦以尽情

《周易·系辞上》的"圣人立象以尽意，设卦以尽情伪，系辞焉以尽其言，变而通之以尽利，鼓之舞之以尽神"不但表达出《易》的卦、爻、辞模型，更阐明其目的意义。

"一阴一阳之谓道"，《易》之"道"被归结为"一阴一阳"的逐级逐层变易而生。其具体化生过程是："易有太极，是生两仪，两仪生四象，四象生八卦。"即六十四卦由阴阳两仪逐层演化而来。或疑：既然"一阴一阳之谓道"，阳爻、阴爻为其代表符号，那为何不以单纯的阳爻、阴爻来解释万事万物？因为爻是一画之体，虽象阴阳之气，但以之仿效物象却嫌过简；两画重叠则为四象，也仅能仿效四种元素，未得成卦；三画则成卦（八经卦），而具天、地、雷、风、山、泽、水、火之象，成为万物变化的基元，但其于万物变通之理犹未能尽，故更叠之而有六画（六十四别卦），八个变化基元排列组合，这时，两个经卦叠合后的每一别卦均具新的卦名（乾与乾、坤与坤等三爻卦自身相叠之卦除外），且获得了超过两个经卦本意相加的全新意义，形成了一种有丰富层次的视象效果，显示出一个与两个经卦不同的丰富意象，以效万物之形象，成天下之能事。

此法与汉字造字法——"六书"中的"会意"就如孪生兄弟。《说文解字·序》谓："会意者，比类合谊，以见指㧑，武、信是也。"会意就是把两个或两个以上的象形字组合在一起，以表示一个新的意思。就如"止"、"戈"为"武"，"人"、"言"为"信"，见图51。可惜的是，现在人们的行为方式与古意几乎完全相反，成了"动戈为武"、"人言不可信"，甚至连签字画押也不能完全相信。什么叫人心不古，这下有体会了吧？回归到卦的组合意义上，现代人的创意设计中，常将不同的元素作合理的叠加，而创新出所需的变化效果，实是不经意间用了构卦与会意的方式。

图51 武（小篆，图左）与信（小篆，图右）

《易》就是这样，从爻开始，逐级演进，完成了由简单、初级符号（爻）向复杂、高级符号（六十四别卦）象征模型的发展。此即"圣人立象以尽意，设卦以尽情伪"。

妙处不仅表现在别卦较经卦意象丰富，更体现在每一爻都获得了新的意义。阴、阳、比、应、承、乘、位、时、中、贵、贱等爻位与爻义的变化，揭示着万事万物变化的内在机理及其法则。一芥子纳须弥，每一卦，无异于一个微型的大千世界。

（二）系辞以尽言

设卦之后，《易经》再进一步对每卦每爻均系以说明文字，即"系辞焉以尽其言"。在这个基础上《易传》更逐卦、逐爻地对其中的显义、隐义及可能的多义组合作了精到的阐释，其中的

《系辞传》更进行了较大幅度的创造性发挥，真正的符号象征与语义阐释的结合至此水乳交融。"变而通之以尽其利"强调的是其占筮与警世的实用意义；"鼓之舞之以尽神"则是一个符号化的宇宙模式可包容自然与人事哲理，更具精神义蕴。

第二节　卦爻活看——心有灵犀一点通

（一）爻位分析法

爻位分析是解读六十四卦及动爻所用的重要方法。爻位就是六十四卦各爻所处的位置，其关系有比、应、承、乘、位、时、中、贵、贱、刚、柔等。不同的卦中，又各具复杂变化及义蕴。

现学以致用，以萃卦 ䷬ 为例（见图52），整卦与逐爻分析，对之前学过的知识，作一整合性复习，为免繁难艰涩，这里只解大意，不作逐字逐句拆解，读者宜善加体会。

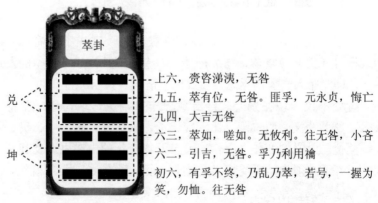

图52　萃卦爻辞

1. 全卦解

萃，下坤 ☷、上兑 ☱，卦义为聚合，兑为泽，兑泽润地，万物繁茂而萃聚，故名为萃。

卦辞："萃，亨。王假有庙，利见大人，亨利贞。用大牲，吉。利有攸往。"

象曰："萃，聚也；顺以说，刚中而应，故聚也。王假有庙，致孝享也。利见大人，亨，聚以正也。用大牲吉，利有攸往，顺天命也。观其所聚，而天地万物之情可见矣。"

注："顺以说"，内卦坤为顺，外卦兑为说；"刚中而应"，九五居外卦之中，下与六二相应，阴阳皆居"中"得"正"，上下相应，故为聚。全卦的吉凶基调是：亨、利、贞、吉。

象曰："泽上于地，萃。君子以除戎器，戒不虞。"

此象为解卦之大象，下文之象均为解爻之小象。

水润于地，草木茂盛而萃聚，此为丰收在望之象，故君子修治兵戎器具，以防备不虞之事发生。

2. 各爻解

萃卦☶六爻与爻辞之配如下：

以下逐爻以释：

初六："有孚不终，乃乱乃萃，若号，一握为笑，勿恤，往无咎。"

象曰："乃乱乃萃，其志乱也。"

分析：我们不必每句求精解，知道大意就可以了。初六，时为聚合之初，阴爻居阳位，失位；相邻两爻均为阴爻，无比；因此诚实的信用有始无终，故"乃乱"。但初六可与九四应，有贵人相助，因此"勿恤，往无咎"。此处"勿恤"是勿忧之意，"往无咎"是前往聚合而不会有过错之意。

若此爻为变爻，则判卦时，在结合全卦聚合之意的基础上，可断此阶段的状态是先乱后平。既然初六与九四应，所持既正，又有贵人相助，则应勿忧人言，一往求聚。

六二："引吉无咎，孚乃利用禴。"

象曰："引吉无咎，中未变也。"

分析：六二以阴爻居阴位，为得位，正位；二爻又为中位，阴爻居中位，与"正位"合看则为居"中"得"正"的"柔中"；又与九五之尊成中正之应，故"引吉"。六二居下卦坤☷中，坤为群阴聚合而争萃，上下两爻均属阴，虽无比，但只要有柔守中道而谦让的态度，就能"无咎"。当此之时，"引"，作为一种手段，本身没有过错。"禴"，夏日祭祀意。

若此爻为变爻。则判卦时，先得全卦聚合之意，再断此阶段的状态为导人吉利而没有灾咎。这是六二柔顺守着中道而不变的缘故。

六三："萃如，嗟如，无攸利，往无咎，小吝。"

象曰："往无咎，上巽也。"

注：这里有些复杂，须用到互卦的知识。因互卦之上卦由三爻至五爻组成，在这里就互出个巽卦☴来，故曰："上巽也。"巽为风，风者，顺也，故为顺象。

分析：六三，阴爻居阳位，失位；三与上应，现三爻与上爻均是阴爻，无应，故"嗟如，无攸利"，即一方面想前往萃聚于众，但失位，无应又难以前往，因而嗟叹。但四爻为阳爻，三爻为阴爻居于下，相邻两爻阴阳相遇，为有"比"，且是承刚顺比，上互之卦为巽，巽为顺，因此"往无咎"。但四爻本身是阳爻居阴位，其位不正，三与四聚，是不正之聚，故曰"小吝"。

总的意思是想前往萃聚于众，但有一定的困难，且所聚不正，若勉强前往的话，虽没有大的灾咎，却有小小的吝穷，去与不去，自己定夺吧！

九四："大吉无咎。"

象曰："大吉无咎，位不当也。"

分析：九四与初六应，与六三比，有初六、六二、六三共三阴相承，如众星拱月，故"大吉"。但阳爻居阴位，失位，以"无咎"论，"无咎"并非吉词，仅仅是因为前有大吉，因此，即使失位，也不会有大的错失。

宋代项安世注："无尊位而得众心，故必大吉而后可以无咎。"不是九五之位，是为"无尊位"，其下之坤☷代表众人，三阴相承即"得众心"。

九五："萃有位，无咎。匪孚，元永贞，悔亡。"

象曰："萃有位，志未光也。"

分析：九五当萃聚之时，以阳爻居阳位、尊位、中位，居中得正，为聚萃中的当权者，犹君王。且与六二阴阳相应，所以说萃聚有位，这是没有什么过失的，故"无咎"。"匪孚"是不能孚信于人，原因在于其下的九四居众阴☷之上，犹如权臣，已越俎代庖，行其职权了。其与上六阴阳相遇，有比，可惜的是阳在阴下，被乘，为逆比，下有权臣而上有垂帘，此君也做得窝囊，故"志未光也"。如何补救？若能修仁守正，久必悔消。

学《易》需灵变之心于此爻可见。九五以阳爻居阳位、尊位、中位，居中得正，且与六二阴阳相应，以纯粹的条件论应是所有爻中最好的一个，但其辞却非最吉。反常之处必有潜在之理。垂帘之乘是其一；九四权臣下统群阴而得众心，自身被架空是其二。其一为"乘"，技术上较易看出；其二却非技术性判断，而属社会常识性判别。可见，学《易》之难，很多时候不是难在技术上，而是难在由于社会阅历不够而对卦爻之隐意吃不透上。

上六："赍咨涕洟，无咎。"

象曰："赍咨涕洟，未安上也。"

分析：上六，时为聚合之终，与六三均为阴爻，无应；与九五虽有比，却是阴居阳上的逆比，故"赍咨涕洟"，此句为涕泪交集地嗟叹意。但阴居阴位，得位，故"无咎"。即虽处上独立，远近无助，但若能知危之至，不忘忧患思虑，嗟叹流泪而不敢自安，亦众所不能害，不会有实质性灾咎，故能无咎。

从萃卦的卦爻分析可见，爻位的分析一是重视数，二是重视关系。九五、六三等爻数就是爻位的另一表达；每爻之意除本爻所处之位外，更多的是体现在与它爻间的关系上，在比、应、承、乘、位、时、中、贵、贱、刚、柔诸参照系中，难得有一爻是全吉全凶的，总是吉中打折，凶中有救，吉凶比重不同而已。且时刻不忘与卦意呼应，因为每爻均是以全卦中所处地位来说明其吉凶，在卦意的背景下作解。人生不就这样吗？想想我们经历的每一件事，不都牵扯到好好坏坏的方方面面，又被方方面面所牵扯吗？此外，一爻之变．常可影响全卦，形成变卦。所以人们常感叹"世事无常"，可见《易》实为人生写照，是一门人生大学问。

（二）取象会意法

《周易·系辞下》有："古者包牺氏之王天下也，仰则观象于天，俯则观法于地，观鸟兽之文与地之宜，近取诸身，远取诸物，于是始作八卦，以通神明之德，以类万物之情。"说明卦象实为仰观、俯察、近取、远取而创。通过这种内蕴丰富方法学及规律的符号模型，把宇宙间纷繁复杂的物象简约化、逻辑化、规范化，使人们能够从一般到个别、从简单到复杂地进行思维演绎。

取象法，就是将卦、爻所象征的各种现象、事物或引申之象找出来，然后用这些象来解释卦、爻辞，以此串联起卦、爻象与卦、爻辞之间的联系。在大多数情况下，卦爻符号（象）与卦爻辞之间有着明确的逻辑关系，即据象而设辞。于是就有了"圣人设卦观象，系辞焉而明吉凶"（《周易·系辞上》）之说。故而因象明理，因象推辞，因象明吉凶、知进退就成了学《易》的基本功。这就要求学《易》者首先要有《易》的基本知识，即之前所学的八卦各自代表的事物及卦爻内容，这是所有推理的出发点。识见愈博则愈能锦上添花，这是据象思考，触类旁通的资本；丰富而合乎逻辑的联想方式更可如虎添翼，因为"引而伸之，触类而长之，天下之能事毕矣"（《周易·系辞上》）。

1. 卦象

我们先复习一下八卦所取之大象：《周易·说卦》的"天地定位，山泽通气，雷风相薄，水火不相射"就是八卦本象的说明：乾象天，其象为☰；兑象泽，其象为☱；离象火，其象为☲；震象雷，其象为☳；巽象风，其象为☴；坎象水，其象为☵；艮象山，其象为☶；坤象地，其象为☷。这是八卦的根本象，也是"易"的基础。而八卦取象歌：乾三连、坤六断、震仰盂、艮覆碗、离中虚、坎中满、兑上缺、巽下断则是对八卦之象的简明文字描述。《说卦传》不但归纳了八卦的大象，而且收集了以八卦为统的属性之象、方位之象、物象、身象、社会象、家庭象等一百多种象。因此，八卦模式主要以象类模拟天地万物的生成和分类。

六十四卦模式则以八卦为基础，在更丰富的层面上模拟天地万物在运动中的变化。对其象的体悟可回顾上文出现过的几个卦：

萃卦☵，萃，下坤☷、上兑☱，卦义为聚合，兑为泽，兑泽润地，万物繁茂而萃聚，故名为萃。

蒙卦☶，蒙，下坎☵、上艮☶，艮为山而坎为水（泉）。象曰："山下出泉，蒙。"由于坎为水，为陷、为险，因此，山下出泉，意为出而遇险，若人蒙稚。

咸卦☱，咸，下艮☶、上兑☱，兑为泽，为阴卦、少女卦，柔而居于上；艮为山，为阳卦、少男卦，刚而居于下。居于上的阴顺其自性而降，居于下之阳顺其自性而升，于是阴阳二气相交而感应，类比于自然界，则山气自下而上，泽气自上而下，此为"山泽通气"，二气相感相应，以生万物。更进一步以微妙的少男少女间的感觉来类比人类感情的感应。这样一个卦就可体现上下感、升降感、山泽感、男女感、刚柔感、阴阳感等丰沛的交感意象。

可见八卦相错，刚柔相推，重之为六十四卦，则变化由生，而六十四卦之象变，各因时位而异，但终不离八卦大象。

且看古医家又如何以卦象拟病象，《类经附翼·医易义》云："以疾病言之，则泰为上下之交通，否是乾坤之隔绝。既济为心肾相谐，未济为阴阳各别。大过、小过，入则阴寒渐深，而出为癥瘕之象；中孚、颐卦，中如土藏不足，而颐为膨胀之形，剥、复如隔阳脱阳，夬、姤如隔阴脱阴。观是阳衰之渐，遯藏阴长之因。"

上文多以一对一对卦的对比来释病象，简析其意于下。

泰卦☷☰与否卦☰☷为对比的一组：泰☷，下乾天☰、上坤地☷，天属阳主升，地属阴主降，就理而言，天地之形体是不可能相交的，但其气却可交。今乾在下，则阳气升而与坤交；坤在上，则阴气降而与乾交。《素问·阴阳应象大论》曰："地气上为云。"故坤为地气升之后的结果，是以坤在上；地气升后复变为雨，则"天气下为雨"，故乾为天气下降后的结果，是以乾在下。坤上乾下后再各顺自身的阴阳本性循环升降，天地之气由是上下往复交感。故"泰为上下之交通"说的是天地之气交感而通应。泰☷之象，乾☰阳在下、坤☷阴在上，于人体就若阳在下，而阴在上。而阳在下的位置是有利于其自身功能的发挥，因为阳主升，升则能温五脏、煦六腑，蒸津于上；同理，阴在上，也利于自身功能的发挥，阴主降，降则甘霖遍洒于身。这样，阴阳两者不但能发挥自身最大的功用，又可相互为用，阴阳上下之气交则为泰，泰则通，通则安。因此，养生之道，无它，一言以蔽之，保持阳在下，阴在上，使阴阳交通而和则一生安泰。

否☰☷，下坤地☷、上乾天☰，其象与泰卦相反。天在上，地在下在很多人看来应该是天经地义的，但此处"天"已转意为阳气，"地"已转意为阴气。天在上，位至高，阳气又升，其上已无物与之交；地在下，位至低，阴气主降，其下已无物能与之交，故为天地不交，"乾坤隔绝"。在人体就是气失其升降交通，血水亦难流通，故塞而为痞，中医学中"痞"之一字实从"否"字转注而来。

既济卦☲☵与未济卦☵☲为对比的一组：既济，下离火☲、上坎水☵，水在火上，则上水能制约下火，下火能蒸腾上水，相互为用。置于人体，离火配心，坎水配肾。水在火上，则喻肾阳蒸腾肾水上济以制约心火，心火受水之引则下降以助肾阳温肾水，如是则水火既济，心肾相交而相谐。未济，下坎水☵、上离火☲，火在水上，犹如七楼着火却在六楼倒水，则下水不能制约上火，上火更不能蒸腾下水，水火不能相互为用。于人，则喻肾水不能被上蒸以制约心火；心火自亢于上而不能下降以温肾水，如是则火水未济，心肾不交而"阴阳各别"。

　　既然讲到"既济"、"未济"这是一个大家都熟悉的话题，在这里就顺便作多一些发挥：

　　如图53示，人体自然之水火位置是心（火）在上而肾（水）在下，恍若一个自然的未济卦☵，然生理上又要求水升火降，而成水上火下的既济卦☵，这是如何做到的？一些人学中医是不太过脑子的，一说肾水上升以制约心火；心火下降而温肾水，是为心肾相交，就好像这是不需条件，自然而然就会形成的一种关系。其实，只要用心想一下就不难发现，火性炎上、水曰润下才是它们的本性，两者易分不易合，以人体心上肾下的位置，"未济"倒易形成，而水升火降这种违反水火本性而行的"既济"反需条件。

离（心）

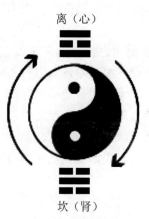

坎（肾）

图53　水升火降既济图

　　我们看看，既济需要什么条件？答曰：水升需上升的动力，火降亦需下行之动力。那么，动力在哪？答曰：动力在卦中之主！

　　《医理真传》云："故子时一阳发动，起真水上交于心，午时一阴初生，降心火下交于肾。一升一降，往来不穷，性命于是乎立。"即真水之上交于心，赖坎☵中一阳（卦主）发动以蒸；

心火下交于肾，依离 ☲ 中一阴（卦主）之生以引。

我们再换个角度看，心本火脏而以离中之阴为卦主，肾本水脏而以坎中之阳为卦主，故肾阴与在上之离阴"同气相求"，就易被离阴所引而上承；而心阳与在下的坎阳"同气相求"，则易被坎阳所引而下交。

如此，则水火既济可得。

然坎阳与离阴的作用却要分清主次。既济如何实现，关键还在坎中之阳，这是心肾相交的原动力。命火性升，又处水中，其升主要表现为蒸水化气而上，呈"地气上为云"态势。清代罗东逸在《内经博议·足少阴肾藏病论》就说道："人身之肾，其坚滑者水之体，其流动者火之用。得水火两具，而藏命门真火于至阴之中，坎之象也。夫阳气生于阴中，静极而动，能升阴精以上奉离宅。所谓升坎填离之妙，乃先天之大本大源也。以其火藏水中，水升天上。"

水既上腾，即补离中之阴，离阴充足，其性降，则"天气下为雨"，带动离火而下温坎阳，坎阳得离火之助，其力更充，蒸水化气之功愈强，更助离阴带动离火之降……如此不断"地气上为云"、"天气下为雨"，坎离互转，水上火下，则上水能制约下火，下火能蒸腾上水。这就是刘河间在《素问病机气宜保命集》所说的："坎中藏真火，升真水而为雨露也；离中藏真水，降真火而为利气也。"

如此，则心阳能下温肾阳，使肾水不寒，肾阴可上济心阴，使心阳不亢，而呈水火既济，功能相协的良性循环。即朱丹溪《格致余论》所云："人之有生，心为之火居上，肾为之水居下，水能升而火能降，一升一降，无有穷矣，故生意存也。"

水火既济不但表现在太极升降互用，亦显示在阴阳互补上。心为阳中之太阳，配离卦，两阳一阴，呈阳多阴少之局，则心火易旺；肾为阴中之太阴，配坎卦，两阴一阳，此阴多阳少，故其气寒洌，龙火难藏，两者阴阳均不平衡。

但既济 ䷾ 一成，两者的阴阳就可互借互用，全卦呈三个阳爻、三个阴爻的总体平衡协调状态，则心火平而肾水暖。心肾阴阳量的平衡，体现的就是《易》的"得中"。

我们再将 ䷜ 与 ䷝ 的爻位横着比：初爻，坎阴、离阳；二爻，坎阳、离阴；上爻，坎阴、离阳。一者为阳，对方必为阴，反之亦然，就是说，你所缺者恰是我所有，我所缺者正是你所有，两者相交，可成不同质的阴阳互补。即《傅青主女科》所说："心必得肾水以滋润，肾必得心火以温暖。"这是心肾互协的"得和"。

"既济"䷾妙在阳爻均居初、三、五阳位；阴爻均居二、四、上阴位，非常难得的爻与位完全相应。故其象曰："刚柔正而位当也。"位当即"得正"。

更妙的是此卦之爻，初爻（阳）与四爻（阴）应，二爻（阴）与五爻（阳）应，三爻（阳）与上爻（阴）应。是为"有应"。

如此阴阳互根，互补互用，心火平而肾水暖，心肾阴阳始能"得正"、"得中"、"得和"、"有应"而得大协调。

不少未习《易》者对以太极及卦象解说中医很不以为然，常谓，不以太极与卦解，用文字解一样可以说得清楚。真的吗？用文字解能把升降的内在动因，原始动力，量的互补平衡，质的互补互用，微观（爻）间的既济，以及中、正、应、和也说得那么透彻吗？

再谈心肾不交，这是命火不能蒸肾水上腾以制约心火，心火不能下降以温肾水之谓。《易》云"火水未济"䷿是也。此卦虽然总合也是三个阳爻、三个阴爻，但由于火在水上，下水不能制约上火，上火更不能蒸腾下水，不能相互为用，因此谈不上什么叠加、互补。

更麻烦的是阳爻均居二、四、上阴位；阴爻均初、三、五阳位，这是一个爻与位完全不相应的卦。

未济在病虽属不利，但明其理则有法可参。其象曰："火在水上，未济；君子以慎辨物居方。"治之之法"辨物居方"各复其位而已。

欲复其位，先别病机，其常见之机不外以下几方面：

其一，《素问·天元纪大论》曰："君火以明，相火以位。"即心神清明，不引下火，坎阳（龙火）自然潜藏守位（注：因坎阳为水中之火，龙性躁动，属阳，常潜渊中，故常以龙火以喻肾火、命火、坎阳）。但心为阳脏，其火易亢，其中识神（其解见《象之篇》）更是七情六欲生于兹，火性飞扬，易动难静、难收、难制。离火阳本多，若再诸欲丛生，其火更炽，同气相求，会对龙火形成巨大的引力，龙火则腾而上僭，两火并于上则心火旺上加旺；龙火一离位则肾火更衰，心火一旺，其性炎上，势不能下达温肾阳，肾火衰上加衰，愈见寒洌。形成了心火亢于上，肾阳亏于下的心肾不交模式。当然，先有肾阳虚，不能蒸腾肾水上而制约心火，导致心火亢盛也可致此。这就是《傅青主女科》所说的"肾无心火则水寒，心无肾水则火炙"也。

临床每见：心中烦热，多梦，不寐，心悸不安，或舌疮，面部烘热，腰膝酸困发凉，夜尿多，脉左寸浮，两尺沉，重按无力。

常用交泰丸加味，交泰丸由生川连、肉桂心两味组成，此方出《韩氏医通·卷下》，原书中无方名，《四科简效方·甲集》补其名。

药方取黄连苦寒，入心以清心降火，不使其炎上，心火不炽则心阳自能下降；取肉桂辛甘热，引火归源，入肾以暖水脏，肾阳得助则肾水上济自有动力；寒热并用，水火既济，交泰之象遂成。就如《中藏经》所云："火来坎户，水到离扃，阴阳相应，方乃和平。"

其二，若热病伤阴，或久病耗液，肾阴先亏于下，力不足以济心阴，心阴失助则心阳易亢，更兼水浅则龙升上僭，与心火并则心火更旺，形成了心火亢于上，肾阴亏于下的另一种心肾不交模式。而欲念无穷，心火先亢，心阴被灼，须引肾阴以救济，则肾阴被耗，亦可致此。

临床常见：心中烦热，多梦，心悸不安，头晕，耳鸣，腰膝酸软，遗精，口燥咽干，潮热，五心烦热，盗汗，舌红，脉细数。

此证若方便计，多以天王补心丹为治；若处方则以仲景的黄连阿胶汤，如果能加上中成药磁朱丸应有更佳效果。

在《删补名医方论》黄连阿胶汤集注中，柯琴谓："用芩连以直折心火，用阿胶以补肾阴，鸡子黄佐芩连，于泻心中补心血，芍药佐阿胶，于补阴中敛阴气，斯则心肾交合，水升火降，是以扶阴泻阳之方，变而为滋阴和阳之剂也，是则少阴之火各归其部，心中之烦不得卧可除矣。经曰：阴平阳秘，精神乃治，斯方之谓欤。"

磁朱丸组成：神曲、磁石、朱砂。《古今名医方论》引柯琴语："朱砂禀南方之赤色，入通于心，能降无根之火而安神明；磁石禀北方之黑色，入通于肾，吸肺金之气以生精，坠炎上之火以定志，二石体重而主降，性寒而滋阴，志同道合，奏功可立俟矣；神曲推陈致新，上交心神，下达肾志，以生意智，且食入于阴，长气于阳，夺其食则已……炼蜜和丸，又甘以缓之矣。"

其三，久病肾阴阳两虚，肾阴虚不足以济心阴，肾阳虚又不能蒸阴上济，心失所济而火旺于上，反过来又不能下降温肾以升津，形成了心火亢于上，肾阴阳同亏于下的心肾不交模式。

临床常见：心中烦热，多梦，不寐，心悸不安，或舌疮，头晕，耳鸣，遗精，口燥咽干，潮热，五心烦热，盗汗，腰膝酸困发凉，夜尿多，脉左寸浮，两尺沉细，重按无力。

可以黄连阿胶汤合交泰丸加减。

清代唐大列《吴医汇讲》言："水不升为病者，调肾之阳，阳气足，水气随之而升；火不降为病者，滋心之阴，阴气足，火气随之而降。则知水本阳、火本阴，坎中阳能升，离中阴能降故也。"这里要注意，"水本阳"，指的是坎之本在其卦主阳爻上，而"火本阴"则指离之本在其卦主阴爻上，意思是，调水之升需赖坎阳，调火之降需依离阴。

或问心肾阳虚、心肾气虚是否算心肾不交？应该说广义可算，狭义不算。因为狭义的心肾不交指的心肾水火阴阳间不能相互交济，均如未济卦之上（心）盛、下（肾）虚，如以上详论的三种类型。而心肾阳虚、心肾气虚则属心肾间同类的阳或气相互不为奥援之证，不是阴阳间的问题。且上下均虚，不是经典意义的火水未济，但由于病位同在心肾，故广义上勉强可算，在此不作深探。

好了，言归正传，我们该看下一组卦了。

大过卦䷡、小过卦䷽为对比的一组：这两个卦须先后比较来看，以阳爻代表阳气，整卦视之，大过卦中间是四个阳爻，若发展到小过卦，中间仅剩两个阳爻，前后比较，则有阳气渐减之象，故云"入则阴寒渐深"；换个意象，阳爻在视觉上也可代表中实，若先见小过卦，其中间是两个阳爻，而后见的大过卦，中间是四个阳爻，则大过卦中实阻塞之象就较小过卦更为明显，可类比癥痞，故"出为癥痞之象"。

中孚卦䷼与颐卦䷚为对比的一组：中孚卦居中的三、四爻均为阴爻，整个卦视觉上构成中空的感觉，中为脾位，中空的意象即为脾虚，故如"土藏不足"；颐卦居中的二、三、四、五爻均为阴爻，其视觉中空的感觉较之中孚卦更明显，病理上，也只有"臌胀之形"可差堪比拟。

剥卦䷖与复卦䷗为对比的一组：这两个卦的共同点是一个阳爻被阻隔于上或下，故"如隔阳脱阳"。

夬卦䷪与姤卦䷫为对比的一组：两卦的共同点是一个阴爻被阻隔于上或下，故"如隔阴脱阴"。

观卦䷓与遯卦䷠不属对比，却是顺序中的两个卦：

观、遯两卦的情况有点复杂，必须与相关的一组卦排在一起才能看明白：姤䷫、遯䷠、否䷋、观䷓、剥䷖、坤䷁，这一组卦按顺序排列，呈现出一个规律，就是从下往上渐次增多一个阴爻，减少一个阳爻，从姤卦的一个阴爻开始，经遯、否、观、剥，演变至坤卦的六爻全阴，呈现出阴长阳消的过程，从姤卦䷫的下只有一个阴爻到遯卦䷠下两个阴爻，已见阴之渐长，故"遯藏阴长之因"，而经否卦䷋三个阴爻再到观卦䷓，阴爻已增至四个，阳爻只剩下两个，阳衰已显，故"观是阳衰之渐"。

这一组卦，是排在十二消息卦图右半圆的卦，关于十二消息卦，在《道之篇》将会详细讨论。

以上七组卦，其中的泰、否，既济、未济两组，用的是天地、水火八经卦之象，只因上下位置不同，就产生了截然相反的意象。其余五组则以纯粹的六爻卦本象，像什么就比拟什么。当然，这种比拟需要语境，如剥、复一组，在比拟病象时代表的是"隔阳脱阳"。但若用于模拟阳气的消长，则剥卦䷖确为残阳将脱，而复卦䷗却是一阳来复，其意象随境而变。

2. 爻象

卦为大象，而爻则为小象。爻不象卦，卦有三个爻或六个爻的形象，近乎图像，可供想象。爻的本象只有━、－－，可供想象的空间不多，因此，爻象之解必须与比、应、承、乘、位、时、中、贵、贱、刚、柔等内容结合，才能丰满而完整。

仍以熟悉的萃卦䷬为例，象曰："泽上于地，萃。君子以除戎器，戒不虞。"此为解卦之大象。

初六，象曰："乃乱乃萃，其志乱也。"六二，象曰："引吉无咎，中未变也。"六三，象曰："往无咎，上巽也。"九四，象曰："大吉无咎，位不当也。"九五，象曰："萃有位，志未光也。"上六，象曰："赍咨涕洟，未安上也。"这六个爻的"象曰"就是解爻的"小象"。具体解释见前文。可见"小象"不一定是从物象、事象、形象的角度来解，更多的是从爻位、义理来阐释。因此，对爻来说，爻位也是爻象的有机组成部分。

3. 卦序象

除了卦象、爻象外，卦的先后排序又是另一种象，卦序有先天八卦序、后天八卦序、十二消息卦序以及六十四卦序。如前述十二消息卦序中的姤䷫、遯䷠、否䷋、观䷓、剥䷖、坤䷁，这一组卦的顺序排列，呈现出阴长阳消的过程规律，但若单独拿一个卦出来说其代表了阴长或阳消的某一阶段，不作前后卦比较，这种象就很难完全显现。因此，卦序之象往往要前后卦或相关卦相参而看。先天八卦序在"相摩相荡卦示医"内容中已出现，而后天八卦序及十二消息卦序，将会在《道之篇》出现，这里仅略谈一下六十四卦序。

唐代孔颖达提出《易经》六十四卦排列次序的法则为："二二相耦，非覆即变。覆者，表里视之，遂成两卦，屯、蒙、需、讼、师、比之类是也。变者，反覆唯成一卦，则变以对之，乾坤、坎离、颐大过、中孚小过之类是也。"

"二二相耦" 指六十四卦的排列，是以前后两卦为一对，互相参照来看；"非覆即变"，指其配合方式，一为"覆"一为"变"。这里"覆"指"覆卦"，我们较熟悉的名称叫"综卦"，即一对卦的六爻呈180°颠覆反转之象。如屯卦☳与蒙卦☶、需卦☵与讼卦☰、师卦☷与比卦☵，这种卦象颠倒的"覆卦"在六十四卦排序中共有二十八对。文中的"变卦"并非前面所学的"变卦"，实指"错卦"。即前后一对卦，将本卦的阴爻变阳爻，阳爻变阴爻之"错卦"。错卦的阴阳爻与本卦全部相反，阴阳交错之意。如乾卦☰与坤卦☷、坎卦☵与离卦☲、颐卦☶与大过卦☱、中孚卦☱与小过卦☶。这种卦象阴阳交错的"错卦"在六十四卦排序中共有四对。见图54。

因为六十四卦是模仿宇宙的模型，所以卦之有序就显示出了天行有常，万物有序。观察自然就不难发现：春夏秋冬、昼夜晨昏、日之升降、月之盈亏、斗转星移莫不有序。

既然天地有序，则在天地之气交感中的人也应与之同序同构。《灵枢·邪客》云："天圆地方，人头圆足方以应之。天有日月，人有两目；地有九州，人有九窍；天有风雨，人有喜怒；天有雷电，人有音声；天有四时，人有四肢；天有五音，人有五藏；天有六律，人有六府；天有冬夏，人有寒热；天有十日，人有手十指；辰有十二，人有足十趾，茎垂以应之，女子不足二节，以抱人形；天有阴阳，人有夫妻；岁有三百六十五日，人有三百六十五节；地有高山，人有肩膝；地有深谷，人有腋腘；地有十二经水，人有十二经脉；地有泉脉，人有卫气；地有草蓂，人有毫毛；天有昼夜，人有卧起；天有列星，人有牙齿；地有小

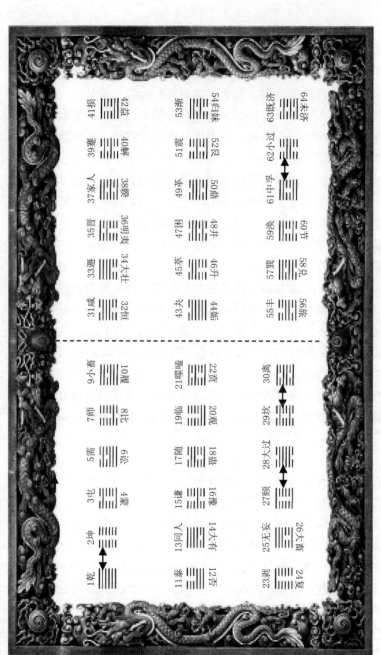

图54 六十四卦卦序图

（图中↔处前后两卦互为错卦，其余卦反转则互为综卦）

山，人有小节；地有山石，人有高骨；地有林木，人有募筋；地有聚邑，人有䐃肉；岁有十二月，人有十二节；地有四时不生草，人有无子。此人与天地相应者也。"这是在"天人一体"同序同构思想影响下，古人对于人体自身结构的一些认识与思考。应该说"天人同序"的思想是值得肯定的，这是"道法自然"的观念基础；而"天人同构"的类比，则未够圆通，既有合理处，也存可商点。

《易》以天道推人道，既然天地之气与人气以类相从相应，而脏腑肢节与天地也存在同构的可能性，则人体机能就应与天地的运行变化保持着同样的节奏。因而就有了："东方青色，入通于肝，开窍于目，藏精于肝。其病发惊骇，其味酸，其类草木，其畜鸡，其谷麦，其应四时，上为岁星，是以春气在头也。其音角，其数八，是以知病之在筋也，其臭臊。南方赤色入通于心，开窍于耳，藏精于心，故病在五藏。其味苦，其类火，其畜羊，其谷黍，其应四时，上为荧惑星。是以知病之在脉也。其音徵，其数七，其臭焦……"之说（《素问·金匮真言论》）。

除天人同序同构外，机体本身的功能也应是一种相互协调的秩序运作。五脏系统内有自己的调节秩序，系统间有生克秩序，脏腑升降有秩序，气血运行有秩序，津液代谢有秩序。得其序则为生理，失其序则为病理。

序还有次序与时序之意。六气经天、五运临地有其序，十二经脉流注有其序，六经、卫气营血、三焦传变有其序，因时制宜有其序，春夏养阳、秋冬养阴有其序……因此中医诊断、治疗、养生，都要参考时序。《素问·六元正纪大论》就告诫人们"先立其年，以明其气，金木水火土运行之数，寒暑燥湿风火临御之化，则天道可见，民气可调，阴阳卷舒，近而无惑"。

非其时而有其气，为六气失序，则不称六气而称六淫；太阳病径传三阴是六经传变失序；上焦肺卫证逆传心包是三焦传变失序。失序，好比六月飘雪而正月流火，结果是"物将不物"、"人将不人"！因此，顺其序、得其序多顺，逆其序、失其序则逆。

细玩之，六十四卦序尚含隐蔽的信息，即卦与卦的关联与辐射远比我们想象的复杂。无论是综卦也好，错卦也好，在六十四卦的排列顺序中，每一对卦总是处在相邻的位置，表面似乎是构成了一个封闭的符号系统，但这只是在"非综即错"的排序中。若我们略略展开为"既综又错"，就可排成一个方阵，这就精彩多了。

这里以师卦为本卦，用"既综又错"的方式展开为例，见图55。

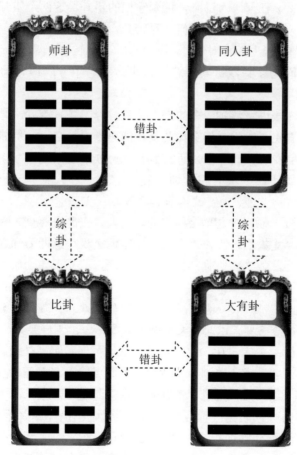

图55 错综共参

先从上到下纵向看：师卦☷之综卦为比卦☵，两卦卦象呈180°反转。

将师卦与比卦同时横向看：则师卦☷之错卦为同人卦☰；比卦☵之错卦是大有卦☰，均是两卦同位的阴爻与阳爻相反、交错。

再分别将师卦与比卦各自的错卦——同人卦☰与大有卦☰纵向比较，两者卦象呈180°反转，相互为综卦。

可见，任何一对综卦，再画它们的错卦，这两个错卦互看，就是另一对综卦；或者任何一对错卦，再画它们的综卦，这两个综卦互看，就是另一对错卦，这就形成了一个方阵。

我们先逐卦浅析其大意，再来参详整个方阵所含的关联性意蕴。

这一段因牵涉到较多的卦、爻辞解释，略有难度，嫌复杂者略过不看也无大碍，毕竟如此复杂的思维不算常用，但如果试玩一下而能看懂，或许也会产生小小的成功感吧。

①师卦☷，坎下☵、坤上☷。

卦辞："师，贞，丈人吉，无咎。"

简析：师，古之军旅称作师。丈人，庄严受尊重之人；另有一说，"丈人"，应作"大人"，字近之误。意即为师之正，乃堂堂之师，故吉。监临师旅，当以威严，就易于建功而不会有什么过失。

象曰："师，众也。贞，正也。能以众正，可以王矣。刚中而应，行险而顺，以此毒天下而民从之，吉，又何咎矣？"

简析：军旅即众，能够以正道率领军旅，便可以统御天下。"刚中而应"者，"刚中"谓九二，而"应"谓六五，两者阴阳相应。"行险而顺"者，"行险"谓下卦坎有险意，而"顺"谓上卦坤为顺。若刚中而无应，或有应而不刚中，或行险而不柔顺，皆不可行师而得吉。"以此毒天下而民从之，吉，又何咎矣"一句中，"毒"的意思是"使役"，则全句的意思就是：如果能用这样的正道来使役天下民众，每个人都不会不顺从，则其吉自得，又怎会无功而有过呢？

象曰："地中有水，师。君子以容民畜众。"

简析：此卦上坤地、下坎水，"地中有水"，即地可容水，水又众大，民为众，因此是容民畜众之象。土地湿润，以生万物，可喻君子率师，如地之能容民畜众。

②比卦䷇，坤下☷、坎上☵。

卦辞："比，吉，原筮，元永贞，无咎。不宁方来，后夫凶。"

简析：坤与坎分别位于先天八卦与后天八卦的北方同一位置（先天八卦图与后天八卦图见《道之篇》），此卦坤与坎合居故成比。注意：这里的"比"是卦与卦之间的"比"，而不是爻与爻之间的"比"。此外，地可含水，地与水可相互比附。"比吉"者，谓能相亲比则吉。"原筮，元永贞，无咎"者，说的是欲相亲比，须原其情，筮其意，唯有元大永长贞正，才能无错失。"不宁方"者，不安定、不愿臣服的邦国。所以，这些不宁的邦国后来才到，对他们来讲，迟来就是未比附，无比则失助，失助则凶。

象曰："比，吉也。比，辅也，下顺从也。原筮，元永贞，无咎，以刚中也。"

简析："下顺从"者，在下之人，顺从于上，是相辅助也，说的是下坤有三个阴爻，众阴顺从九五也。所以得如此者，以九五刚而处中，故使"比"者皆得"原筮，元永贞，无咎"也。

象曰："地上有水，比。先王以建万国，亲诸侯。"

简析：言万国以"比"建，诸侯以"比"亲。地上有水，可流通相润而及物，犹域中有万国，使之各相亲比。

比卦的旨意为比附相从则吉或无咎；不相比附则凶。

③同人卦䷌，离下☲、乾上☰。

卦辞："同人于野，亨，利涉大川，利君子贞。"

简析："同人"，谓和同于人。"于野"，借"野"之名，来喻其广远，说的是和同于人，必须用心无私，无所不同，宽广无界，乃得亨进，故曰"利涉大川，利君子贞"也。

象曰："同人，柔得位得中而应乎乾，曰同人。同人曰：同人于野，亨，利涉大川。乾行也。文明以健，中正而应，君子正也。唯君子为能通天下之志。"

简析："柔得位得中"者，谓六二也，六二为同人之主，上应九五，是"应于乾也，上下同心"。乾，健行的意思。所以能"同人于野，亨，利涉大川"。而"文明以健，中正而应"，说的是六二、九五，皆居中得正，而又相应，是君子之正道也。王弼注："君子以文明为德"，故云"君子正"。这是正人君子可以施其道德的象征。也只有正人君子才能真正使天下人志同道合。

象曰："天与火，同人。君子以类族辨物。"

简析：天体在上，而火炎于上，天与离火，丽日蓝天，光照万物，其类相同，其用相近，故曰同人。"辨物"，物以群分，群分则同中有别。君子当法同人，以类而聚，以辨明万物的同异及根理。

④大有卦䷍，乾下☰、离上☲。

卦辞："大有，元亨。"

象曰："大有，柔得尊位大中，而上下应之，曰大有。其德刚健而文明，应乎天而时行，是以元亨。"

简析："柔得尊位大中"者，谓六五处大而中。柔处尊位，是其大也；居上卦之内，是其中也。"上下应之"，一谓六五与九二应；二谓大有卦仅六五一个阴爻，与其余五个阳爻应。应者众，故曰大有。"其德刚健而文明"言乾之卦德为健，离之卦德为文明，德应于天，则行以文明而不失时，"是以元亨"。朱熹的《周易本义》注："大有，所有之大也，离居乾上，火在天上，无所不照。又，六五一阴居尊得中，而五阳应之，故为大有，乾健离明，居尊应天而有亨之道。"

象曰："火在天上，大有；君子以遏恶扬善，顺天休命。"

简析："大有"、"火在天上"者，丽日高悬，光明之甚，无所不照，故君子效法其象，当遏阻恶行，褒扬善举，顺奉天道美善的德性。

四卦合析：此四卦有同有异。

同者，皆有"比"之同心协力意，其中师卦☷☵与比卦☵☷这一对综卦均由坤坎两卦组成，分别只是上下位置不同，均含水与地相比之意，因为地可含水，相互为用；又先天八卦的坤与后天八卦的坎，均位北方之位，坤坎合居故成比。另一对综卦同人☰☲与大有☲☰，均由乾离两卦组成，分别只是上下位置不同，均含火与天之意，因为丽日悬天，光照万物，故相互为用；又先天八卦的乾与后天八卦的离，均位南方之位，乾离合居故成比。

异者，先比较纵向的两对综卦：

师卦☷☵与比卦☵☷这一对综卦相较：师卦虽有"比"之意，但却非平等之"比"，而是有着明显的上下关系，卦的重心在"刚中而应"，即"刚中"的九二，"应"六五，两者阴阳相应。"刚中"的九二，对柔顺的坤卦，类似于上对下的统帅，是以王道、正道监临师旅，当以威严。再引申为如君子率师，如地之能容民畜众。比卦之意为地可含水，地与水可相互比附。虽有众阴顺从九五之说，但更强调的是相互关系，并暗藏利益关系，相互比附，互惠互利则吉，无比则凶，颇有合则两利，不合则凶的意思。关系较为平等。

同人卦☰☲与大有卦☲☰这一对综卦相较：同人卦注重的是和同于人，有"心底无私天地宽"的意思，虽有上下之说，但等级感并不分明，强调的是上下同心，志同道合，才是君子之正道。大有卦以六五柔处尊位，是其大也。居上卦之内，是其中也。"上下应之"，仅六五一个阴爻，与其余五个阳爻应，而应者众，故曰大有。众应尊就意味着这种应并不完全平等。在此基础上再引申为君子当遏阻恶行，褒扬善举，顺奉天道美善的德性。

再比较横向的两对错卦：

师卦☷☵与同人卦☰☲：师卦讲的是统率之道，是上下关系；同人是志同道合，齐心协力，关系更平等。

比卦☷☵与大有卦☲☰：比卦为相互比附，承认利益关系，关系较平等；大有卦则为众应尊，隐有尊卑之感，乾健离明，居尊应天而有亨之道。

我们回到卦阵的原点，本例是以师卦为本卦展开的，因此，判卦时实际就是以师卦为中心，再参考其余三卦，那又是什么意象呢？

师者，将兵之法。师出有名，以正道率领军旅，则为堂堂之师，再以"威"监临，则又为战之能胜的铁血之师。但天生喜欢打仗的人毕竟不多，当兵吃粮立军功是个人目的。因此，能将国家利益、军队利益与个人利益结合，承认共同的目的、愿望与利益，官与兵、官与官、兵与兵利益一致，目的一致，相互依赖，团结一致，比邻相助，这是"恩"，也是"比"，而友军间、兵种间的配合协调更是"比"。以威监临，再济之以恩，恩威并济，才是真正的统兵之道。既然上下目的、利益一致，就是志同道合，故能上下一心、同心协力，此为"同人"。这样的军队将是战无不胜，攻无不克的。若堂堂之师，尊"君子以文明为德"，辅之以文明教化，能以"其德刚健而文明，应乎天而时行"，如丽日高悬，光明之甚，无所不照，无所不包容，则能不战而屈人之兵，天下归心，而曰"大有"，这已不仅仅是统兵之道，而是上升为统天下、治天下之道了。

通过"师"、"比"、"同人"、"大有"这个卦的方阵我们看到什么呢？由本卦与错卦及综卦的关系，产生出的成语——错综复杂，就可知卦阵比单一的卦蕴含更丰富的信息，相关卦的解读对本卦的理解有不少补充、启发、提升、扩展，可见序卦象的本质是象的比较。而不同的卦阵有不同的意蕴，它们亦可呈现为发展、变化、正反、矛盾等。

譬如肝气郁结之治，直线式的治法就是纯粹的疏肝解郁。但若扩展思考，肝之疏泄方向为升，肝气郁结即肝气不升，故能升少阳气的柴胡之用就较一般的行气药为常。肝为刚脏，郁遏则易化火，应对之法，一为略养阴血以柔之，如白芍之用；二是清舒结合，使无火郁之虞，如丹皮之用，《神农本草经百种录》曰："牡丹为花中之王，乃木气之最荣泽者，故能舒养肝气，和通经脉。"又气所郁者，有余者居多，有余之气则需寻发泄之处，郁而不能升，则易横逆而犯脾犯胃，治之之法，敛其横逆，仍选白芍。该书又谓："芍药花大而荣，得春气为盛，而居百花之殿，故能收拾肝气，使归根返本，不至以有余肆暴，犯肺伤脾，乃养肝之圣药也。"当然亦可如《金匮要略》所云："见肝之病，知肝传脾，当先实脾。"以一两味健补脾胃之品先充实之。若然犯胃而见反酸，则宜以瓦楞子、牡蛎等一以制胃酸，二以制白芍之微酸。肝气郁结尚有成痰、成瘀等其他演变，需要的不过就是如析卦阵般顺其理的比较、启发、补充、变化、发展、提升等眼光，再据所得而行罢了。

卦序的始终也值一说：六十四卦始于乾坤两卦，这容易理解，言万物产生于天地。而六十四卦终于既济、未济两卦则更具深意。既济者，言事已成；未济者，言事未竟。反映的是任何成功，若从历史的眼光看本质上都是阶段性的成功，每次成功后总有未竟之事要去做，一个过程完成了，接下来是另一个过程，过程接着过程，生生不已，无有止境。正是世间事了犹未了，包含着"物不可穷也"的辩证观点。

归纳起来，卦爻大象的基本内涵不外以下几种：

一是"拟诸其形容，象其物宜，是故谓之象"（《周易·系辞上》）。即卦象就像需类比的事物。如八经卦的乾☰像天、兑☱像泽、离☲像火、震☳像雷、巽☴像风、坎☵像水、艮☶像山、坤☷像地；六十四别卦中的鼎卦䷱像鼎上有火；中孚卦䷼之形像脾虚，颐卦䷚之形像脏胀等。

二是以卦爻之象类事物性情。如泰卦䷊，乾在下，则阳气升而与坤交；坤在上，则阴气降而与乾交。故"泰为上下之交通"。而否卦䷋，乾天在上，位至高，阳气又升，其上已无物与之交；坤地在下，位至低，阴气主降，其下已无物能与之交，故为天地不交，"乾坤隔绝"。再如咸卦䷞，艮☶在下，兑☱在上，兑为泽、为阴卦、为少女卦，柔而居于上；艮为山、为阳卦、为少男卦，刚而居于下。这样一个具上下感、升降感、山泽感、男女感、刚柔感义蕴的卦，给人阴阳互感的感觉不可谓不丰富。不难看出，泰、否、咸卦均类事物的阴阳性情。

三是以动态之象显示变化趋势。如前述十二消息卦序中的姤☰、遁☰、否☰、观☰、剥☰、坤☰ 的顺序排列，呈现出阴长阳消的过程规律，这不是以单一一个卦所能尽显的内容。

四是以爻象来主察当下情形、动态变化及详细机理。

而卦的错、综、交、互、变等则是常见的参卦方式。

以上诸象往往相因而成，相互为用，以归类万事万物形貌性情，再演绎其变化之理。

占筮而来的卦象，是抽象的符号模式，人们可通过卦象的相似性进行类比思考，用自己的经验、学识再结合所需解决的问题，来解释卦象及爻象。

学《易》可以诱发人们的想象力，使之发挥得充沛淋漓而不又失规矩。朱熹所言的"惟其'言不尽意'，故立象以尽之。学者于言上会得者浅，于象上会得者深"（《朱子语类·易二》）实为研易妙诀。

（三）德行义理法

与取象法有别，不以具体的物象、事象为主要参考，而是从较抽象的德行、性能、意义出发来解释卦爻，就是取义法。

《周易·说卦》以取义的方法，将八卦的德行、性情作了归纳："乾，健也；坤，顺也；震，动也；巽，入也：坎，陷也：离，丽也；艮，止也；兑，说也。"

以乾为例，乾为天，象曰："天行健，君子以自强不息。"喻乾卦像天道一样永恒的运行不息。故"乾，健也"。非直接取象，但亦可见由象引申或传注出的义理痕迹。

《说卦传》说明的是八卦的卦德，或谓之卦情。卦德是八卦的一个重要特征。《周易·系辞上》谓："八卦而小成，引而伸之，触类而长之，天下之能事毕矣。"卦德在"引而伸之，触类而长之"中起着重要作用。卦德就是"乾，健也；坤，顺也……"等几句，学者宜熟记。

《象传》解释卦辞，大多数时候是使用卦德，即取义法。如乾卦之象曰："大哉乾元，万物资此，乃统天。云行雨施，品物流行。"坤卦之象曰："至哉坤元，万物资生，乃顺承天。坤厚载物，德合无疆，含宏光大，品物咸亨。"乾为"元始"，坤主"资生"；乾统坤顺。两卦均是卦德、卦义之解。

取义法在《象传》、《文言传》中也时见运用。如《文言传》释乾之初九："潜龙勿用，何谓也？子曰：龙，德而隐者也。不易乎世，不成乎名，遁世无闷，不见是而无闷。乐则行之，忧则违之，确乎其不可拔，潜龙也。"这是《易传》作者借用乾初九的爻辞，象征潜龙的德性，以示学者应该自立立人，修养德业。

在实际解释卦爻象与卦爻辞时，爻位、取象与取义并不能截然分开。爻位本含象，象与爻位又蕴义，三者多错杂兼用，仅是重心所落不同。且看同人卦☰之象曰："同人，柔得位得中而应乎乾，曰同人。同人曰：同人于野，亨，利涉大川。乾行也。文明以健，中正而应，君子正也。唯君子为能通天下之志。"句中"柔得位得中而应乎乾"、"中正而应"是爻位与乾象应；"乾，行也。文明以健……君子正也"是取义法。这里，三法共显。

我们可从损、益两卦对中医学补泻观念的影响来加深体会取象、取义及爻位法的运用。

损卦☶，兑下☱、艮上☶。"损"者，减损之名。

象曰："损下益上，其道上行……损刚益柔有时。损益盈虚，与时偕行。"这里，损之说从何而来？我们只要把泰卦与损卦的卦象并列比较就可知其中奥秘了。泰卦☷—损卦☶（见图56），仔细看两卦之形，只要将泰卦的下爻抽离，再往上放到上爻位，即成损卦，此即"其道上行"。而"损下"是损泰卦之下，"益上"是益于损卦之上。泰之下卦为乾，上卦为坤。乾为刚，刚有盈意；坤为柔，柔有虚意，"损下益上"损的是乾（初爻被损），益的是坤（上爻受益）。因此为"损刚益柔"、"损盈益虚"。再以本卦之象看，损，兑下艮上，下泽上山，泽深而山高，损下益上即损其深以增益其高，犹诸侯损其国之富，以贡献于天子，这是下自减损以奉于上，剥下以奉上之象，故曰"损"。

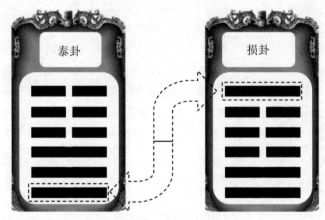

图56 损泰卦之下，益损卦之上

再看益卦䷩，巽上☴、震下☳。

象曰："益，损上益下，民说无疆。自上下下，其道大光。"

益卦与损卦相反，是损上益下而来。刚才损益的对象的泰卦，那这次其损益的对象又是谁呢？聪明如你，或能猜出，这次损益的对象是泰之综卦—否卦。我们还是把否卦与益卦并列而看。否卦䷋—益卦䷩（见图57），此为否卦上爻下移为益卦初爻之变，否卦下坤上乾，"损上益下"即损乾天益坤地，仍是"损刚益柔"、"损盈益虚"。只不过否卦乾坤之位与泰卦相反。损上益下，象征君主为民众服务，减损了自己的享受，而增益他的下属，故为"益"。

益卦与损卦均靠它卦的爻位移动而显出本身的卦意，这是爻位法；爻在乾坤两卦间的上下移位，就形成了损、益之象；而损、益之象又进一步彰显出为君之道的大义所在。爻位、取象与取义于此浑然无间。

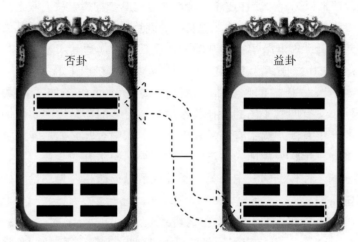

图57 损否卦之上，益益卦之下

在损、益两卦中，尤其强调刚柔二字。刚者，强也，有余也；柔者，弱也，不足也。《道德经·第七十七章》曰："天之道，其犹张弓欤？高者抑之，下者举之；有余者损之，不足者补之。天之道，损有余而补不足。人之道，则不然，损不足以奉有余。孰能有余以奉天下，唯有道者。"这与《易》之损益卦意如出一辙，而其"故物或损之而益，或益之而损"（《道德经·第四十二章》）似乎反映出其思路受过损益两卦的影响。老子这一命题对社会现实有着重要影响。明代沈一贯《老子通》指出："人之道则不然。哀聚穷贱之财，以媚尊贵者之心；下则箠楚流血，取之尽锱铢；上则多藏而不尽用，或用之如泥沙。损不足以奉有余，与天道异矣。"批判了当时社会的损下益上，损百姓而肥权贵，损不足以奉有余的不平等现象。天之道，可敬！人之道呢？

《周易》"损刚益柔"、"损盈益虚"以及老子"天之道损有余而补不足"的观念折射到中医，就有了"泻其有余，补其不足"、"实则泻之，虚则补之"的治则。以及"因其重而减之，因其衰而彰之，形不足者，温之以气；精不足者，补之以味。其高者，因而越之；其下者，引而竭之；中满者，泻之于内；其有邪者，渍形以为汗；其在皮者，汗而发之；其慓悍者，按而收之；其实者，散而泻之"的治法。更具体的则有："损其肺者，益其气；损其心者，调其营卫；损其脾者，调其饮食，适其寒温；损其肝者，缓其中；损其肾者，益其精。"（《难经·十四难》）

中医按损益的原则制方配药，既有大承气汤的"泻其有余"，又有四君子汤的"补其不足"。更多的却是按虚实比例不同的补中有泻、泻中有补，开中有阖、阖中有开。如六味地黄汤的三补三泻，白虎加人参汤的泻中有补，枳术丸的一补一泻、一开一阖，桂枝汤的开中有阖，都体现了以损益相彰为立论基础的配伍原则。

各家学说中，朱丹溪在《格致余论·阳有余阴不足论》中提出："天之阳气为气，地之阴气为血，故气常有余，血常不足。"倡"阳常有余，阴常不足"观念。似有将《周易》损刚益柔、损乾益坤转为损阳益阴的痕迹。

在《老子校释》中清代易佩绅云："道在天下均而已，均而后适于用。此有余则彼不足，此不足而彼有余，皆不可用矣。抑其高者，损有余也；举其下者，补不足也。天之道如是，故其用不穷也。"中医治疗的总法则就是"以平为期"，平即均也，均者，合道也。

医学心鉴《易》中藏

　　本章所论，主要是蕴于《易》中一些对医学有较大启示作用的观念或命题，顺便也融入笔者对这些观念的思考。

　　《易》的观念与命题，多隐于《易经》而显于《易传》，其中与医学关系较密切的主要有："一阴一阳之谓道"、"形而上者谓之道，形而下者谓之器"、"立象以尽意"、"位、时、中"、"穷理尽性以致于命"、"生生之谓易"、"易穷则变，变则通，通则久"等。

　　由于"一阴一阳之谓道"、"形而上者谓之道，形而下者谓之器"、"穷理尽性以致于命"等内容在《道之篇》续有展开；"立象以尽意"将在《象之篇》详述；"位、时、中"已在本篇爻位内容有所讨论，其中"时"之义在中医应用甚广，故拓《时之篇》以专论；"中"的意蕴可落实在《和之篇》中，这些内容，将详论于后续各篇，在此仅作点睛之介。

　　本章着重讨论的是"生生之谓易"与"易穷则变，变则通，通则久"两个命题，特别是后者，对中医学的启示尤大。

第一节 "生生之谓易"——全生之谓医

（一）生生之道

《周易·系辞》提出："日新之谓盛德，生生之谓易。"并进一步指出"天地之大德曰生"。把生生不已视为自然界最根本的法则。"日新"是指不断有新的发展，"生生"是指不断有新的变化，以及引起变化的方式。

"生"不是凭空而来的，泰卦之象曰："天地交而万物通。""生生"的动力源于阴阳二气的相互交感。正所谓："天地缂缊，万物化醇，男女构精，万物化生。"（《周易·系辞下》）对立的阴阳二气，因交感而统一，交互不停，相互作用，一消一息，阳生阴，阴生阳，生而又生，转化流变，新旧交替，万事恒变，万物恒生，变化无穷，生生不息，形成连续不断，没有停息的生成演化过程，此即"刚柔相推而生变化"（《周易·系辞上》）。孔颖达《周易正义》云："生生，不绝之辞……万物恒生，谓之易也。"《周易·序卦》云："有天地，然后万物生焉。盈天地之间唯万物。"故天地即以"生生"为存在方式。

"生生"即宇宙自然一直处于无限的运动变化之中，没有停息，是一个生生日新的过程。万物的新陈代谢，生生不已。"野火烧不尽，春风吹又生"，万物永远有兴衰，生命永远在流转，"日新"则日日有明天，永远有未来，这宇宙万有和人生呈现出何等的勃勃生气！

"生生"浅白地说就是事物在不断的变化中，时时有新的东西产生。《周易正义》谓："变易者，谓生生之道，变而相续。"体现的是"易穷则变，变则通，通则久"（《周易·系辞传下》）的"变易"观。这种宇宙的本性是变化发展的思想，是中国哲学中一个带根本性的、主流的、亮色的思想倾向。对中国文化的影响之大难以估量。

不妨看看，四大古文明中，古埃及文明、古巴比伦文明、古印度文明均已没落，而中华文明在数千年的发展中一直自我更新，生生不息，是四大古老文明中唯一没有中断而历久弥坚的文明。我们的民族在历史上经历了多少外患内乱？在重重危难中仍显其顽强的生命延续力。我们的文明经历过多少次文化入侵或渗透，仍以海纳百川的容涵与气度兼容并蓄，并再次发出耀眼的光芒。其原因就在于从古至今一直贯穿着的这种不屈不挠、承前启后、继往开来的"生生之谓易"精神。

"生生"之学亦能在"天人合一"的观念得到很好体现，《周易·序卦》云："有天地然后有万物，有万物然后有男女，有男女然后有夫妇，有夫妇然后有父子。"体现了人与万物同源一体的观念，不但指出人与自然在衍生上的同一，而且其"一阴一阳之谓道"的"化生"方式也同一，这可视作是"天人合一"理论的根基之一。人与天地万物一体，天道人道相通。因此，以天道推人道也就顺理成章了。

（二）生生之医

中医探讨的是生命之道，而生命之道本质上就是"生生"的一阴一阳之道，"生生"其实不过是对一阴一阳的生命现象的展现。离开了"生生之道"就很难对生命现象和生命本质予以正确的理解和全面把握。多年前曾听过国医大师陆广莘的一个讲座，印象最深的是以下几句话："循生生之道，助生生之气，用生生之具，谋生生之效。"深受启发。现以陆老之见为凭，结合一己发挥而陈之于下：

中医以一阴一阳的天道为根本理，天人合一，人理、医理，也就是天地万物自然而然之理，万物流变，人也以时而变，循阴阳变化之道以察天、地、人之变即为"循生生之道"，道通则理达。

"生生之道"尚可理解为人与天地万物的和谐共生。陆老认为中医是以追求生态共演的"天人合一"，探索与万物沉浮于生长之门的"生生之道"，致力于发展《中庸》所说的"万物并育而不相害"的多元互补共演性世界的"生态智慧学"。可惜的是当今愈演愈烈的对自然环境的人为破坏，使天与人越来越难和谐合一；而天地自然则通过灾变、疾病等对人类作出各种报复，这反映出"生生之道"的日渐被戕。于此，强调人与天地万物和谐共生的中医之道于现实中的医学与人文的积极意义就愈加突显。

《汉书·艺文志》所说的"方技者，皆生生之具"可视为对中医养生治病的方法、技术、工具的功能本质概括。中医治病、疗疾、养生多以天然动植物入药，而动植物均属生命体，动物为血肉有情之品，植物有欣欣向荣之意，均具"生生之气"，与人的"生生之体"相通、相融性无疑大于化学合成药。动植物药的药效绝不仅限于化学成分，如《神农本草经百种录》解桃仁谓："桃得三月春和之气以生，而花色最鲜明似血，故凡血郁血结之疾，不能调和畅达者，此能入于其中而和之、散之。"这"三月春和之气"又岂是化学成分所能全解。此即"生生之具"。

"生生之气"即人体的抗病、适应环境、自调和、自康复之正气。人体之气，旺则健，衰则虚，偏则病。助之之法，如徐灵胎《神农本草经百种录》说："盖人者得天地之和气以生，其气血之性，肖乎天地，故以物性之偏者投之，而亦无不应也。""凡物之生于天地间，气性如何，则入于人身，其奏效亦如之。"此以天地孕育的"生生之具"——天然药物来协调人的"生生之气"。而针灸更以激发、调动人体自身的"生生之气"以疗病为能事。中医治病的着眼点不一定在局部病灶，也不一定在于杀灭病原体，其更关注的是整个人体之气出现了什么偏差？再通过"生生之具"来补偏救弊，使人体的正气发挥出抗病、自适应、自调和、自康复效应。当气得"生生"谓之"和"，"和"则病自愈，体自建。此即"助生生之气，谋生生之效"。

陆老谓之："生其自生、助其自组、助其自制、扶其正祛邪之势，因势而利导而已。""医药只有成为服务于人的生生之气的生生之具，才能避免产生损害健康和制造疾病的反目的医疗效果。"

谋"生生之效"则又为何？予谓达"生生之境。"

然"生生之境"却有层次的不同：

人体阴阳交感，自和平衡，健康无病，这是平人之境。

"其知道者，法于阴阳，和于术数，食饮有节，起居有常，不妄作劳，故能形与神俱，而尽终其天年，度百岁乃去"为知"道"之境。然知"道"仍有高低之别。

"法则天地，象似日月，辨列星辰，逆从阴阳，分别四时，将从上古，合同于道，亦可使益寿而有极时"为贤人之境。

"处天地之和，从八风之理，适嗜欲于世俗之间。无恚嗔之心，行不欲离于世，被服章，举不欲观于俗，外不劳形于事，内无思想之患，以恬愉为务，以自得为功，形体不敝，精神不散，亦可以百数"为圣人之境。

"淳德全道，和于阴阳，调于四时，去世离俗，积精全神，游行天地之间，视听八达之外，此盖益其寿命而强者也"为至人之境。

"提挈天地，把握阴阳，呼吸精气，独立守神，肌肉若一，故能寿敝天地，无有终时，此其道生"为真人之境。

从平人之境渐次到《素问·上古天真论》论述的贤人之境、圣人之境、至人之境、真人之境均属"生生之境"，能达那一境，关键在于对"生生之道"的感悟与实践去到了那一层次。

"循生生之道，用生生之具，助生生之气，谋生生之效"以达"生生之境"的中医从理论到实践，从目的到手段，从养生到治病，无不意含"生生"，中华医道的是名符其实的"生生之道"。

第二节 "易穷则变，变则通，通则久"
——变而能通得医真

一部《周易》是以阴阳关系为基石，以变易为核心来展开的。《周易·系辞》里"《易》之为书也不可远，为道也屡迁，变动不居，周流六虚，上下无常，刚柔相易，不可为典要，唯变所适"、"变化者，进退之象也"、"道有变动故曰爻"等，都说明了变化、变通是《易》的思想基调。《易》认为事物总是处于往来不穷、变动不居的运变状态之中，这是宇宙的基本特性与基本状态。

而"易穷则变，变则通，通则久"、"往来不穷谓之通"则指出宇宙演进，万物生化流变的过程，其势在"通"。势穷则变，变则通，通则复能恒久演变。

郑玄在《易赞》和《易论》中，将易概括为易简、变易、不易三义。

《易》是论道之学，大道至简，大化流衍的宇宙，无限层面的大千世界，均可以六十四卦三百八十六个爻来解释，将复杂性简化为规律性，此为易简或简易。

天下无一物不变，无一事不变，唯一不变者，就是"变化"本身。"动而不息"的"变易"之理弥纶于万事万物中，变易之理由此成为宇宙的普遍法则。普遍法则即为"简"，此变中显简。

宇宙演变，流动不居，日升月落，寒来暑往，在这种至动的变之中又显示出秩序不乱的规律性存在，此为"不易"。变中有常，常而又变，二者显隐互用，昭显出一个生生不息、气象万千的流变世界。

易变之理反映在医，主要有以下形式：

（一）天人气变

《素问·六微旨大论》曰："成败倚伏生乎动，动而不已，则变作矣。"把"动而不已"视作自然界和生命的基本规律，体现出了中医学的恒动观。这既是《易学》"唯变所适"变易观在医学中的体现，也是气一元论哲学观念在医学的折射。

《庄子·知北游》中"通天下一气耳"这句话常成为气一元论大意的简括。气一元论认为，气是宇宙的本原或本体，万物皆由气化生，因气为万物之原，而"原"通"元"，故又称此气为"元气"，气一元论又可称为元气一元论。那么，气的具体所指又是什么呢？它是指在宇宙中不断运动且无形可见（仅指肉眼看不见形质）的极细微物质。换成现代语言表达，大概就是构成宇宙万物的最基本或最微观的物质单位。其存在形式分为"无形"与"有形"：即散则为气（无形），这是气的本原态；气聚则成形，即有形之物均由不同的气以不同的方式聚结而成。更妙的是由于有形之物与无形之气的本原均是气，因此，有形与有形间、有形与无形间、无形与无形间均可以交流潜通，相互影响，更可以相互转化。中医学"天人一体"整体观的深层次哲学背景实源于此。

由于气的最大特点就是"运动"，试想，若构成世界最本原、最微观的物质单位一直在不停息地运动，这个世界还有什么不在"动"？是以有形之物与无形之气无不在"动"，动则有"化"、有"变"。"化"者，量变也；"变"者，质变也。由微观之气的动与变带来宇宙中无形之气与有形之物的所有变化就称为"气化"。

而气最常见的运动形式是：升、降、聚、散。气的运动称为"气机"，机者，动也；机者，理也。

气一元论实则是从微观角度解释了天下无一物不变，无一事不变，"动而不息"的宇宙普遍法则。当气一元论与阴阳学说结合，基于万事万物均可分阴阳的法则，气自然也可分为阴阳二气，此时，对宇宙变化的解释就去到了易理"一阴一阳之谓道"，阴阳相推而生变化上来。"气"与"阴阳"分而言之是从不同的角度解释了世界的本质是变化这个本理，合而论之则使这种解释更为丰满与自洽。

再从以气一元论为哲学背景的"天人合一"观念细看，《道德经·二十五章》说："人法地，地法天，天法道，道法自然。"则在此"天人合一"的主从关系中，人是效法地的，地是效法天的，则以天为主导。而天的特性是"天行健"，天道是运行不息的。坤文言曰："坤道其顺乎！承天而时行。"即地要承天而行，则地也在不断变动。而生于天地气交中的人，要效法天地，也肯定时时处在变化之中。

因此，气变，就是中医学范畴所有变化的根本基础。

气在中医的研究中，除开人体之气外，最具代表性的当属运气学说。在回归传统中医的浪潮中，有这么一种倾向，似乎不以运气为论，其功底就不深，见解就不透，谈话就端不上桌面。然一谈运气，却又胶着于其推演方式与刻板之用，这就难说已得运气之真了。运气的重要性，于持"天人相应"观之中医，当无疑义，《素问·六节藏象论》就说："不知年之所加。气之盛衰。虚实之所起。不可以为工矣。"然运气之用，并非如表面所见的公式化那么简单，"玄蕴难窥"是其公认特点，为何难窥？无它，一个"变"字在起主导作用。

中医治病强调"必先岁气，毋伐天和"（《素问·五常政大论》）。古人发现，天地自然存在着的节律性周期变化主要表现为五运周期和六气周期，在"天人相参"思想指导下，探讨这种自然变化的周期性规律及其对人体生理、病理影响的学问就是五运六气。

重视运气学说从大方向来说是对的。问题是一碰运气学说，不少人又产生迷茫，往往以所欲求的年天干地支直接查表或代入运算法则，但所得的应验率却未必尽如人意。究其原因，一是运气学说本身尚存不少难点、疑点仍未完全解决。二是误将运气学说当作纯粹的医学气象学，以气象数据为单一参数来检验运气理论。其实运气学说关注的是各运气因子间的排列或组合序位及相互关系，预测某时段内含气候、灾变或疾病等要素在内的气变规律，并非纯粹的气象学。三是天干地支推算出的一般是五运六气的常位，但运气并不都按常位走，往往是常中有变而有至而未至、未至而至、至而太过、至而不及、胜复郁发、正化对化、迁正退位、刚柔失守、升降失常等。《素问·至真要大论》就有"时有常位而气无必也"之说，而近几十年自然环境被人类破坏得如此严重，这种变数就更多了，故以五运六气的"常位"作参照则可，胶于定法则未免不通。以现代科技连短期的天气预报准确率都不敢恭维，你若寄望于一查表，一套公式，这种中长期的气变预测就能有多准，那就真是以常代变，或知常而不知变了。

《脉诀汇辨·运气论》谓："尝读《内经》，至《天元纪论》七篇，推申运气，玄蕴难窥，未尝不废书三叹也。夫是天地之纲纪，变化之渊源，非通于大易洪范、历元律法之说者，其敢横心以解，矢口而谈哉！无惑乎当今之人置而弗讲久矣！先哲有言曰：'不明五运六气，简遍方书何济？'……故经之所载天时地化人事，至详至备，盖以明其理之有合也。即如周易三百八十四爻，乃开明易道之微妙而教人。因易以求理，因象以知变。故孔子曰：'书不尽言，言不尽意。'此其大义，正与本经相同。夫天道玄微，本不易测。及其至也，圣人有所不知。故凡读易者，当知易道有此变，不当曰变止于此也。读运气者，当知天道有是应，不当曰应尽于是也……然运气亦有不可泥者，如肝木素虚，脾气太盛，而运值太角，肝气稍实，脾气方平。五脏类然。又内外两因，随时感触，虽当太过之运，亦有不足之时；不及之运，亦多有余之患。倘执而不通，能无损不足而益有余乎？况岁气之在天地，亦有反常之时。故冬有非时之温，夏有非时之寒，春有非时之燥，秋有非时之暖，犯之者病。又如春气西行，秋气东行，夏气北行，冬气南行；卑下之地，春气常存；高阜之境，冬气常在；天不足西北而多风，地不满东南而多湿。又况百里之内，晴雨不同；千里之外，寒暄各别；则方土不同而病亦因之，此皆法外之道也。若不知常变之道，盛衰之理，主客承制之位，每每凿经文以害经意，徒欲以有限之年辰，概无穷之天道，隐微幽显，诚非易见，管测求全，诚亦陋矣。"

如何才算得上知常达变，下举两例，以飨读者：

宋代沈括在《梦溪笔谈·象数》记载了他应用的事例，今摘录于下：医家有五运六气之术，大则候天地之变，寒暑风雨，水旱瞑蝗，率皆有法；小则人之众疾，亦随气运盛衰。今人不知所用，而胶于定法，故其术皆不验。假令厥阴用事，其气多风，民病湿泄。岂溥天之下皆多风，溥天之民皆病湿泄邪？至于一邑之间，而旸雨有不同者，此气运安在？欲无一谬，不可得也。大凡物理有常、有变：运气所主者，常也；异夫所主者，皆变也。常则如本气，变则无所不至，而各有所占。故其候有从、逆、淫、郁、胜、复、太过、不足之变，其法皆不同。若厥阴用事，多风，而草木荣茂，是之谓从；天气明絜，燥而无风，此之谓逆；太虚埃昏，流水不冰，此谓之淫；大风折木，云物浊扰，此之谓郁；山泽焦枯，草木凋落，此之谓胜；大暑燔燎，螟蝗为灾，此之谓复；山崩地震，埃昏时作，此谓之太过；阴森无时，重云昼昏，此之谓不足。随其所变，疾疠应之。皆视当时当处之候。虽数里之间，但气候不同，而所应全异，岂可胶于一证。熙宁中，京师久旱，祈祷备至，连日重阴，人谓必雨。一日骤晴。炎日赫然。余时因事入对，上问雨期，余对曰："雨候已见，期在明日。"众以谓频日晦溽，尚且不雨，如此旸燥，岂复有望？次日，果大雨。是时湿土用事，连日阴者，从气已效，但为厥阴所胜，未能成雨。后日骤晴者，燥金入候，厥有当折，则太阴得伸，明日运气皆顺，以是知其必雨。此亦当处所占也。若他处候别，所占迹异。其造微之妙，间不容发。推此而求，自臻至理。

再看《中国中医药报》2009年12月21日常宇文章《顾植山和中医运气疫病预测》节选：2003年，可怕的SARS给我们留下的印象太深刻了。顾植山说，按照运气理论，SARS居然与三年前的运气有关！《素问遗篇·刺法论》："假令庚辰，刚柔失守……如此则天运化易，三年变大疫。"《素问遗篇·本病论》："假令庚辰阳年太过……虽交得庚辰年也，阳明犹尚治天……火胜热化，水复寒刑。此乙庚失守，其后三年化成金疫也，速至壬午，徐至癸未，金疫至也。"也就是说，假若庚辰年先是比较燥，又比较热，然后下半年出现"水复寒刑"（气温偏低），这样的气候叫做"刚柔失守"，此后快到第二年，慢到第三年，很容易流行金疫—肺系烈性传染病。2000年（庚辰年）的气候恰好如此……追查历史，顾植山又发现，历史上许多重大疫情都和三年化疫有关。但三年时间很长，60年的周期更长，不容易让人持续联想和观察。方法决定学术的成败，运气预测疫病更是如此。顾植山之所以能预测得较为准确，就是因为他对《黄帝内经》五运六气疫病预测的精神和方法有更深入的研究和了解，而且重视观察气象，同时综合了天象、历史疫情、物候等各方面因素来判断。

由此可见，运气不是仅凭六十干支就可完全推算预测的固定、机械的气象循环周期。常位推算方法的掌握仅是起步，在知其常的基础上还要达其变。

《周易·系辞下》曰："易之为书也不可远，为道也屡迁。变动不居，周流六虚，上下无常，刚柔相易，不可为典要，唯变所适。"大意就是《易经》这部书不可不读，皆因它讲的是客观规律，而宇宙规律的表现形式就是不断变化，上下易位而无常态，刚柔相推而生变化，对这些变化，都不可视为一成不变的定准，只有根据不同的变化条件，因变而应变，才算把握住了《易经》的真髓。

时见一些现代人所写以《周易》的方法预测事件、体质或疾病的书，居然是列成表格让人自查，似乎很方便，也很有噱头，但也仅仅是噱头而已。有常没变，且这个"常"的来龙去脉、验证人数与概率也不得而知。这种从根本上违反《周易》变易原则的东西还能算《易》吗？这是把活生生的《易》硬整成了死板板的《易》，刻舟欲求剑，却罔顾江流舟动，能求得回失剑吗？

变，是《易》的真意所在。《易》如是，运气学说亦当如是。《类经附翼·医易义》云："用易者所用在变，用医者所用在宜。宜中有变，变即宜也。变中有宜，宜即变也。"故"知常达变"这四个字就是五运六气学说的运用真言。

现在的运气之用却时见执两端而未持中：一者，挟运气以自高，漠视辨证，几乎纯以运气为凭来处方，反客为主，自许得了真意。景岳在《类经·运气类》谓之："复有不明气化，如马宗素之流，假仲景之名，而为《伤寒钤法》等书，用气运之更迁，拟主病之方治，拘滞不通，斯为大谬。"二者，不信运气，认为有"辨证论治"足矣。景岳又谓之："然又有一等偏执己见不信运气者，每谓运气之学，何益于医？且云疾病相加，岂可依运气以施治乎？非切要也。"中医是最讲究因宜而治的医学，而因宜之中的因时制宜是最为常见而实用的操作。于因时制宜言，则运气活参当较通常的按季常变而治更为精准。

然运气学说又当如何用？运气学既云"天人相应"之学，则人气与运气相参自属必然。人气者，人看病当下体内失衡之气，说得更明白点就是"辨证论治"所得的证。证即人气之偏的外显，不同的证，其对同一运气的反映自当不同。景岳再云："夫人殊禀赋，令易寒暄，利害不侔，气交使然。故凡以太阳之人，而遇流衍之气；以太阴之人，而逢赫曦之纪。强者有制，弱者遇扶，气得其平，何病之有？或以强阳遇火，则炎烈生矣；阴寒遇水，则冰霜及矣。天有天符，岁有岁会，人得无人和乎？"可见以运气代人气，或以人气全涵运气都是不通，人气与运气相参方为正道。

然人气与运气孰轻孰重？"天人相应"体系从来都是以人为中心，则人气是主气，运气是客气，客随主便在此同样通行。因此，一般情况下，当以所辨之证（人气之偏）为主，因为证之产生，已部分包含了对自然环境变化的反应，运气因素已部分掺杂其中，若再兼参运气，则其影响就几无遗漏了；当然，外感病受运气因素影响更直接些，则其所参的运气权重就可大些。

本段仍以景岳之语作结："能先觉预防者，上智也；能因几办理者，明医也；既不能知而且云乌有者，下愚也。然则运气之要与不要，固不必辨，独慨夫知运气者之难其人耳。由此言之，则凿执者本非智士，而不谕者又岂良材，二者病则一般。彼达人之见，自所不然，故善察运气者，必当顺天以察运，因变以求气。"

（二）医象各变

医学的研究对象是人与自然，人与自然均由气构成，均可分阴阳，均受宇宙规律的制约，既然天地万物无不蕴变，则以易理和气一元论为道基的中医学每个领域、每个部分、每个细节亦无不显出变化的特征。

①生长壮老之变："女子七岁肾气盛，齿更发长；二七而天癸至，任脉通，太冲脉盛，月事以时下，故有子；三七肾气平均，故真牙生而长极；四七筋骨坚，发长极，身体盛壮；五七阳明脉衰，面始焦，发始堕；六七三阳脉衰于上，面皆焦，发始白；七七任脉虚，太冲脉衰少，天癸竭，地道不通，故形坏而无子也。丈夫八岁肾气实，发长齿更；二八肾气盛，天癸至，精气溢泻，阴阳和，故能有子；三八肾气平均，筋骨劲强，故真牙生而长极；四八筋骨隆盛，肌肉满壮；五八肾气衰，发堕齿槁；六八阳气衰竭于上，面焦，发鬓斑白；七八肝气衰，筋不能动，天癸竭，精少，肾脏衰，形体皆极；八八则齿发去。肾者主水，受五藏六府之精而藏之，故五脏盛，乃能泻；今五脏皆衰，筋骨解堕，天癸尽矣，故发鬓白，身体重，行步不正，而无子耳。"（《素问·上古天真论》）这是医者们非常熟悉的一段话，本质上讲的是什么呢？就一个字——变。即人体随着内在肾中精气的盛衰亦在外部同步呈现出生理上相应的盛衰变化，而变化的具体标志则是齿、骨、发的生长状态以及生殖功能的强弱等。

②色脉之变：《素问·移精变气论》说："变化相移，以观其妙，以知其要，欲知其要，则色脉是矣。"既然"欲知其要，则色脉是矣"，这里就以色脉论之。

色象：黄种人的正常面色是红黄隐隐，明润含蓄。在此基调上，随五季变化而稍有微调。季节正色是春青、夏赤、秋白、冬黑，长夏（或季月）黄。人的面色应之亦当为春稍偏青、夏稍偏赤、秋稍偏白、冬稍偏黑，长夏（或季月）稍偏黄。一年之中，色随季变，这也是"天人相应"之验。

脉象：正常脉是三部有脉，一息四至（闰以太息五至），不浮不沉，不大不小，从容和缓，柔和有力，节律一致，尺脉沉取有一定力量，随生理活动与气候环境不同而有相应变化。脉象也类色象，一年之中，脉随季变，表现为在常脉的基调上，春稍偏弦、夏稍偏洪、秋稍偏浮、冬稍偏沉，长夏（或季月）稍偏缓。一年之中，脉随季变。

这色、脉随季之变，本质上是"天人相应"验于诊象。

③"证"之变：认识"证"变，对为医者尤其重要。或曰：但凡学中医的有谁不知道"证"是可变的，还需要在这里饶舌？但您只要看看"证"内涵的演变，教科书中"证"的应用，"证"的现代研究，就不难发现，越新、越时髦、表面感觉越先进的"证"内涵，其变动的可能性就越小，伴随这种变化空间的缩窄是否会造成"证"内蕴的失真实可一议。

辨"证"之"证"最早的含义并不太确定，似带证据、证候之意。如果你用"指疾病发展过程中，某一阶段的病理概括。它包括病的原因、病的部位、病的性质及邪正关系"[1]来印证，或存些许真意；但若按"一般由一组相对固定的、有内在联系的、能揭示疾病某一阶段或某一类型病变本质的症状和特征构成"[2]来套，则更像是为迎合标准化、规范化而渐向"证型"，甚至规范"证型"演变的定义。

对于"证"，教材虽时用"证候"，时用"证型"来表达，但导向上却似更欣赏"证型"。原因就在于：其一，"证型"更

[1] 吴敦序. 中医基础理论［M］. 上海：上海科学技术出版社，1995：7.
[2] 孙广仁. 中医基础理论［M］. 北京：中国中医药出版社，2007：19.

符合西医教科书的格式，也更符合现代人从小接受的纯西方式思维方式教育。证的某一型与一法一方可简单地直接对应，线性思维，便于学习、记忆、掌握。其二，"证"要"科学化"，就要使之规范化、系统化、精确化。而规范化、系统化、精确化的前提是先要将"证"定型；规范化、系统化、精确化的结果则是将"证"进一步定型。其三，说"证型"似乎能使中医产生更"有型"，更见得人的感觉，于是肝气郁结证、心血瘀阻证就慢慢变成了肝气郁结型、心血瘀阻型。

或有中医初学者问，这不是很好吗？既易操作，也易与现代科学接轨。确实很好，如果临床病人是按教材的"证型"来病的话，那就真是好得很！但事情最怕的就是"如果"这两个字。当学生学会了教科书的套路，信心满满地一进入临床，却犯晕了。因为他们发现，大多数病人并不按教科书的"证型"来病，想按图索骥时，可惜这头"骥"却不像图中之"骥"，而是头"四不像"，一型一法一方的对应法在临床几乎完全找不着北。

而教科书的所谓"证型"又是从何而来的呢？以脾阳虚证为例，在古代不同的医书上对脾阳虚（包括太阴病）或与脾阳虚相近的病证有着相类的症状组合描述，把这些症状以现代中医的眼光先甄别，将认为描述得与脾阳虚病机相符的症状保留下来，以成为该证组成的基元，脾阳虚证就是这些基元按一定规则的排列组合。应该说，走到这一步还是对的。再往下走，教科书的脾阳虚证就以既定的症状组合模型形式出现。"证"以模型的形式出现确实有一个便利之处，让初学者感觉容易掌握，因此在基础或桥梁课如《中医基础理论》、《中医诊断学》、《中药学》、《方剂学》中让学生们以这种形式掌握"证"还是可以理解的，到这里还不能说有大谬。但再往下到临床各科教科书时，问题就出来了。

中医临床各科的教科书编写模式大致如是：概念、病因病机、类证鉴别、辨证论治、结语。部分好一点的教科书或附少量病案分析。而中心内容——辨证论治的基本格式是：证名（可理解为证型名）、症状（或称临床表现）、证候分析、治法、方药（含方解）。本质上是《中医基础理论》、《中医诊断学》、《中药学》、《方剂学》这四科的组合。

各科的证名，几乎无出《中医诊断学》所列证名范围，症状组合也无大的变化，仅仅是某病以某主症的表现为主。这种各科重复出现的是规范证、纯证、单一证，或如心脾两虚、肝气犯脾这种教科书规范好了的兼证。尽管有着症状上的加减微调，但还是容易让学习者产生了这样的错觉，临床上病人基本上是按照教科书的"证型"来病的，最多有点兼证。然后按"证"立法，按法寻方，按方用药就好了。

果真如此的话，那做一个好的中医师就太容易了。但病人一定会按教科书来病吗？不妨分析下例：患者证见心情抑郁，闷闷不乐，喜叹息，少腹两胁胀闷，脉弦。大概谁都知道这是"肝气郁结证"。但若再见腹胀，纳呆，便溏呢？那就是"肝气犯脾证"了；如果再见反酸，嗳气，呃逆，则"肝气又犯胃"了；再见经色紫暗、夹血块，痛经，则"（肝）气滞血瘀"了；再见乳癖，梅核气，则"气滞痰凝"了；再见烦躁，易怒，则"肝郁又化火"了；如果再见心烦，失眠，多梦，则为"肝火引动心火"了；再见遗精，则肝郁化火，下劫肾阴，相火妄动，迫精妄行了。如果这些证都同时出现，又如何辨其型？

或问，这么多的可能性，有没有可能同时出现啊？上述所有症状同时出现的可能性的确不大，但同时出现两三型或三四型则常见得很。注意！这里并不是一个主证加一些兼夹症状，而是货真价实的几证相兼或混杂。笔者这样写其实已经在刻意迁就教科书而把它典型化、纯粹化，局限在以"肝气郁结"为中心的变化描述上了。实际情况是不少病人还有其他基础病作为背景，如糖尿病、冠心病、慢性胃炎、慢性结肠炎等同时出现在一个老年人身上并不罕见。或曰：你这是故意把几个病放在一起，刻意把问题复杂化了。对不起，别忘了"证"源于多个症状的组合，古人并没有规定在不同病背景下同时出现的症状不能组合。而糖尿病、冠心病、慢性胃炎、慢性结肠炎这些现代医学的名称古人是不知道的，所以，如果四病同时有各自的症状群（或称证候群，下同），则辨证时症状群与病的对应关系是能分则分，难以分清则合而辨之。即使您换成了中医的消渴、胸痹、胃脘痛、泄泻病还是一样，"证"里面的症状组合有些可以以"病"为边界来自动区分，有些则不能。不妨再从现代城市白领常见的不适症来看：精神紧张，闷闷不乐，时有抑郁、挫折感，易疲倦，精神不振，心烦，失眠，多梦，食欲不振，大便或溏或干结，颈项不舒或有僵直感，时眩晕，易感冒，易上火，脉弦等，请问，这是教科书的哪一个"证"？哪一个型？这里，如果不用组合"证"的观念，根本无法辨证。活"证"岂是死"型"所能套的？

理想与现实永远存在距离，这道理很多人都懂。但距离如此之大，就让人迷糊与郁闷了。于是，就有了中医理论与临床脱节的说法。中医理论有没有缺陷？有！不存在没有缺点的学科，但所谓的中医理论与临床脱节，主要原因其实不在中医理论本身，而在于我们没有用活中医理论，或者有意无意地拿一些自以为先进、科学的框框将中医理论框得生气全无，灵气大减。大家想一想，我们现在学的、用的中医理论是原汁原味的吗？这之中有多少是为了迎合时髦观念，或为了现代人能看懂而作了委曲求全的变形？当然，笔者不能说凡现代科学知识、方法都对中医造成干扰，现代观念中确存不少对中医有启发且相容的东西，但不可否认，其中与中医理论与实践不相洽者也不在少数，难道只要带现代标签，就可以不问东西南北、青红皂白、合适与否而一概兼收并蓄吗？

关于"证型"，还引出一个中医诊断标准问题。现在的一些标准，大概是这样做的：先把该证有可能出现的所有症状列出，然后定出主症与次症，再进一步定出几个主症加几个次症的几种组合。这种做法从现代科学方法学的角度看，显然比教科书单列出某证的症状群要合理。因为仅有症状群并不能构成诊断标准，而几主几次的组合则更像标准。但效果如何呢？除了科研要有证观察地纳入标准而不得不采用这些标准外，临床上几乎没有医生把它们当一回事。为什么呢？第一，每个证的症状群本就复杂，现在还要记几主几次的排列组合，谁记得住？但这还不是主要的，因为如确是合理的东西，还是应该推广。关键是，不太实用，与真正的中医临床确实脱节了。我们举个例子：假如病人的表现是时有抑郁感，易疲倦，时眩晕，脉弦无力，余无明显不适。按照临床医生处理，一点都不犯难，大概走的会是疏肝加上补气血的路子，因为他的潜在思路可能是肝郁兼气血虚。但假如您与每个您能找到的中医证型诊断标准一核对，这下可好玩了。因为，就这几个症状，不构成或达不到任何一个或多个证的标准诊断。比如此例中的"时有抑郁感，脉弦"两个症状，是多数医生用以诊断肝气郁结的依据，但对不起，仅两个症状达不到肝气郁结证诊断标准。同理"易疲倦，时眩晕，脉无力"，也达不到气血虚的诊断标准。换言之，按照诊断标准，此例的标准说法应该是"不构成证型"，说得明白点就是没有诊断，或不能下诊断。这就如同法律上的犯罪事实不清，"不构成犯罪"一样。这就麻烦了，没有诊断，却有治法方药，如同没有判决，就有法律执行一样，这是什么行为？

但凡有过临床经验的医生都有体会，病人来看病，经常就是一两个主要症状，加一两个伴随症，而这几个症状却不一定按某证型来排列，而是较散的症状。作为医生，一般不难分析处理。但作为诊断标准，就尴尬了。一个证的诊断，当然有倾向性的症状组合越多就越容易、越客观，但病人是没有义务按照教科书或诊断标准来病的。而真正的临床事实是，证的诊断并不完全依赖症状的多寡。《伤寒论》原文103条有："伤寒中风，有柴胡证，但见一证便是，不必悉具"之说。此处"一证"当为现代所说的"一症"。即言若"一症"具典型诊断意义，则不必相关的诸症均备。易言之，典型的"一症"就具中医"证"的诊断意义。如病人主诉头痛两天，这是一个症状，若然只有头痛两个字，的确不能辨证。但若进一步细问，知道此痛发生在头后与颈项，且遇寒加重，这时，"证"就成立了。痛发生在头后与颈项，说明病位在太阳经，此为病位；遇寒加重说明病性是寒，发病两天说明病为初起的、临时性的，当以外感居多，所以病因是外感风寒；邪正方面，因起病短，多为实证。则此阶段病人可用太阳经伤寒证作病理概括。我们再回顾前述证的概念："疾病发展过程中，某一阶段的病理概括，包括病的原因、病的部位、病的性质和邪正关系。"此例缺了哪一点？哪一点都没缺，全符合！既如此，则症状与证有时并没有明确的界线，只要将某一症状的特点细化，"证"就可能成立了。当然，此例若同时伴有外感风寒的其他症状，诊断将会更趋明晰与肯定。

此外，还有一些特异性症状，如"五更泄泻"或"下利清谷"，一症就可定乾坤，直接就可诊断为脾肾阳虚或脾阳虚证。

可见，以几主加几次试图将"证"定型，在实际操作中肯定会碰到尴尬。或者有人会说，这好办，只要将几主加几次的标准放宽就行了。这也会产生新的问题：一是近似证如脾气虚与脾阳虚、心气虚与心阳虚等容易混淆；二是本来某些需要较严格准入标准的"证"，原来诊断不成立者，现在却可能诊断成立了，这就相近于法律上本来犯罪事实不清者，现在可以判"罪名成立"了。

请注意，刚才用的还是一种以静态的视野看问题的方式。事实上，中医的"证"比西医的病有着更显而易见的变异性，呈现出明显的动态过程。比如流行性感冒，只要病未痊愈，在整个疾病过程，其病名均不变。西医是按病论治，因此，其治疗原则也基本不会变。中医的病名也叫感冒，但中医关注的重心是辨证论治，换言之，证不变，则治不变；证变，则治变。在整个感冒周期中，证不变的可能性不能说没有，但概率应该不会太大，病人可能感冒之初是恶寒重，发热轻，无汗，头痛，咳嗽，痰白，鼻塞，流清涕，苔薄白，脉浮紧，此为外感风寒。当此之期，应予麻黄汤类方药。若任疾病自然演变，则一两天后，在原感冒症状的基础上，常见痰开始微黄，涕变稠，口微渴，苔微黄，此风寒开始化热，或外寒未解，里热已生，当以大青龙汤类方药。若再任其演变，很可能就成了发热，咳嗽，痰黄，涕黄，口渴，汗出，舌红，苔黄，脉数或脉洪大的肺实热证，当以白虎汤、麻杏石甘汤、泻白散类方药治之。可见，中医是治随证变。如果此处将"证"喻为"卦"，症状喻为"爻"，我们会发现感冒之初的卦名叫外感风寒；一两天后，在原感冒症状的基础上，痰开始变微黄，涕变稠，口微渴，苔微黄，可将有变动的症状视为变爻，爻变则卦变，则本卦——外感风寒就变成了变卦之风寒化热，或外寒里热。若症状（爻）再变为发热，咳嗽，痰黄，涕黄，口渴，汗出，舌红，苔黄，脉数或脉洪大，则卦跟着再变为肺实热。

这里就带出了一个疾病传变的问题。所谓的"变"指的是病性的改变，如上例，病位在肺，一直没变，但病性则由寒而渐变为热。

"传"，则是指病位的传移。"传"的例子就更丰富了。《素问·缪刺论》总结出外感疾病由表入里、由浅入深的传移规律："夫邪之客于形也，必先舍于皮毛；留而不去，入舍于孙脉；留而不去，入舍于络脉；留而不去，入舍于经脉，内连五藏，散于肠胃，阴阳俱感，五藏乃伤。此邪之从皮毛而入，极于五藏之次也。"《素问·热论》提出外感疾病的发展过程一般经历太阳、阳明、少阳、太阴、少阴、厥阴六个变化阶段。张仲景在《伤寒论》中对此作了实操性的验证与进一步的发挥，即六经病不局限在顺经传，还有越经传、表里传、直中、合病、并病等多种变化。清代叶天士总结归纳出温病发展变化规律，大致可分为卫、气、营、血四个阶段，初期多先侵犯肺卫，继而可传到气分、营分，甚至血分，之中还可以有卫气同病、气营两燔、气营血三燔等变化。吴鞠通在此基础上将温热病传变概括为上、中、下焦传变。其中还有顺传、逆传之分。内伤病的传变则按及子、犯母、相乘、相侮来传，肝阴虚致肾阴虚是犯母，肝火导致心火是及子，肝气犯脾是"乘"，肝火犯肺是"侮"。无论病证是传还是变，无非是强调证以某一定点（患者看病的当下）看是静态的，但本质却是动态的，处在随时可变的过程之中的。

徐灵胎在《医学源流论·出奇制病论》曾感慨道："病有经有纬，有常有变，有纯有杂，有正有反，有整有乱，并有从古医书所无之病。历来无治法者，而其病又实可愈。既无陈法可守，是必熟寻《黄帝内经》、《难经》等书，审其经络藏府受病之处，及七情六气相感之因。与夫内外分合，气血聚散之形，必有凿凿可征者，而后立为治法。或先或后，或并或分，或上或下，或前或后，取药极当，立方极正。而寓以巧思奇法，深入病机，不使扞格。如庖丁之解牛，虽筋骨关节之间，亦游刃有余。然天下之病，千绪万端，而我之设法，亦千变万化，全在平时于极难极险之处，参悟通澈，而后能临事不眩。否则一遇疑难，即束手无策，冒昧施治，动辄得咎，误人不少矣。"什么是真知灼见？这就是了。

如果要将证作一个比喻，则证如流水，如同将一盆水倒在凹凸不平的斜坡上，您可以说它像圆形、方形、椭圆形等，但它出现整齐的圆形、方形、椭圆形的可能性却较少，就如同临床很少出现没有兼夹证的纯证一样。此水不但难以完全出现整齐之形，更值得关注的是其一直处在流淌过程中，随所处地势而赋形、变形。

急性病的证变常是以天甚至时辰为时间计量单位，慢性病虽然变化较慢，但如果以病与证的变化相较，始终还是证的变化远大于病。因此将"证"定"型"实在不是一种聪明的做法。当然，对于初学中医者，为求方便易学，先以"证型"为过渡，属权宜之计，这是可以接受的。对于科研，在从属于现代科研观念及规则的大前提下，因为存在规范诊断纳入病例及统计的问题，在没有找到更好的办法前，暂以"证型"为据，也是可以理解的。但中医临床若还以既定的"证型"为据、为限，就未免凿执了。

既然"证型"不是"证"的最佳代表，那什么才是呢？回答是"证候"。请注意，这里说的"证候"与教科书里的"证候"并不完全是一回事，教科书里的"证候"与"证型"在大多数著者眼中几乎是同一内涵的相互表达，就看著者喜欢或者习惯用哪一个而已。因为此时的"证候"表达的无非就是该证当时的病理表现，也就是症状群的罗列与组合。而笔者所言的"证候"，内涵却更丰。首先，证候有总候与分候之分：其中外显的分候即症状，是以症状群在教科书多表达为证候群；而总候则是与证相关的诸候之合。总候又有显候与隐候之别；内候与外候之分。

某证的症状群罗列与组合，我们称其为病理候，充其量只是人体之显候，并不是"证候"内涵的全部。那么，什么是人体的隐候呢？答：体质、性别、年龄、特殊的生理状态等。

体质候：体质候是为常候，因为每个人都有体质倾向，体质与疾病的关系就如同照片中背景与前显人物的关系，同样表情姿态的一个人，置于不同的背景色调中，出来的整体效果就有区别。比如，广东气候炎热，人体的阳气需外散而易趋于体表及上部，因此广东人的体质多是上热下寒，外热里寒。就外感而言，起病常见外感风热或湿热，咽肿痛，咳嗽，痰黄是其常见症。按理，疏散风热、止咳化痰如桑菊饮、银翘散，或清利湿热、利咽止咳的甘露消毒丹之类的方当为正选，但当您提笔处方时，冷不丁病人就会说，且慢，我是胃寒底，不能耐受寒凉药。这时，您不得不佩服由凉茶与煲汤文化熏陶出来的广东人的中医药知识的不一般，他们中的不少人是约略懂些药性的。作为体质底子，是客观存在，但作为明显的病理表现，看病的当下只有外感症状，胃寒的症状并无显现，但一旦寒凉药下去，肺卫的症状可能减轻了，但胃的症状就可能会凸显出来，您能说这体质候不是"候"吗？当体质候与病理候（也就是常说的证候）叠加时，会有两者相近或相反的情况出现：当两者相同，如热性体质得热性病变时，这好处理，清热就是了，而且清热的药力还要略大于通常仅处理单纯病理候时。但当体质候与病理候存在矛盾时，又当如何处理呢？如上例，道理上应是疏散风热与温胃同时进行，但假如疏散风热与温胃药物同时用，未免会出现药物寒热矛盾，或药力分散的问题。笔者的处理方法是：一，以疏散风热、止咳化痰之品治肺，再教病人自己艾灸中脘以治胃；二，如果胃寒不算严重，则尽量选金银花、竹叶、桑叶、菊花等非花即叶的轻浮之品同时加入粳米，尽量做到清肺而不伤胃。体质候与病理候相反又有另一种情况，如阳虚本底（平素对季节的适应以及饮食喜恶均是喜热畏寒）而外感风热，当时显证确然只有风热表证，如要方证合拍，显然也应是桑菊饮、银翘散之类。但你心里十分明白，如果以治疗常人一样的药量与疗程来疏散风热，病情很快就会往寒的方向转化，此时或以减药量、缩疗程的疏散风热法以治之，或疏散风热的同时略加扶正气之品方为正确之治。中医辨证论治的目的是让整体处在平衡状态，而不是让显证不显而隐证显。因此，论治时，体质候不可不察。

性别候：仍以外感风热为例，性别不同，治法大同之中，亦时有小异。如女性患者当行经及胎孕之时，即处特殊的生理状态中，有些药物是忌用或慎用的。如外感风热常有咽肿痛，除以牛蒡子、玄参之类的清热解毒、消肿散结药外，很多医生也喜欢用牛膝以引火下行，牛膝有活血下行之功，是怀孕禁忌药，孕者当不能用；若经量较多者，在经期也当慎。同时经期往往也忌过用寒凉，则牛蒡子、玄参之类的药物就算是病情必用，亦当减量。此性别候、特殊的生理状态候对治疗的影响。

年龄候：还是以外感风热为例，年龄不同，需注意点就有不同。儿童号纯阳之体，体质之势易助病势，故小儿外感，发热的比例往往高于成人。但也当注意，小儿虽号纯阳，毕竟是在稚阴稚阳背景下之说，因此清散不宜太过；更兼脏气清灵，随拨随应，因此，成人须三帖解决的问题，小儿可能两帖即安，故小儿之治，中病即止，切勿药过病所，诛伐太过。青壮年一般体质较壮，对清散法的耐受力较好，药力可略强。老年人或多或少有些虚态，治当视其所虚，清散与扶正兼用。

之前所论均为人体内候，真正的辨证（候）论治还须注意外候。

常见的外候，首先是气候（含时候），如同一湿病见于长夏与见于秋季，虽同须祛湿，但力度显然应该不同，长夏当重而秋季当轻，更细致的考量则是参五运六气之候。当然，须注重活用而不是死搬。

其次是地候，若同为外感风寒，南北不同的人虽疏风散寒治法无异，但南人腠理疏松，阳气敷布于体表，获汗较易，故常以荆芥、防风之类发汗轻剂取代麻桂；北人腠理致密，阳气内藏，取汗较难，非用麻桂不能建其功。

再有是物候，见草木萌动当为春候，见枝繁叶茂当为夏候，见落叶飘飘当为秋候，当枯枝萧瑟当为冬候。

气候物候都有常有变，常者循规而来，易显；变者，如当至未至，或至而太过，易被医者忽略，可视作外候中之隐候。如春见风萧而叶落，从物候而测，则为春有秋意，则近日当以秋做参考。是以为医者虽不必临风洒泪，感物伤怀，但也不能对气候、地候、物候之变熟视无睹，毫无感觉。

以一卦作比喻。疾病时表现出来的病理显候就类似于卦中的变（动）爻，若仅以病理显候为据，相当于简单看一下动爻之辞，也有所得，也可作大体之凭，不出大错。但若要辨析精细，就须以位、时、中、比、承、乘、应等作综合分析。而体质候、年龄候、性别候、特殊生理状态候、气候、地候、物候等就近似于分析一卦动爻时的位、时、中、比、承、乘、应等的关系与作用。设定的参考系越多，您的分析就越到位，处理就越合理。《素问·疏五过论》的"圣人之治病也，必知天地阴阳，四时经纪，五藏六府，雌雄表里，刺灸砭石、毒药所主，从容人事，以明经道，贵贱贫富，各异品理，问年少长，勇怯之理，审于分部，知病本始，八正九候，诊必副矣"亦是此意。

到这里，您可以作出自己的判断了，"证候"与"证型"，哪个更合理？

如果说诸候合参的"证候"才更接近辨证论治的"证"本质，诸君以为然否？

（三）圆机活变

我们常说中医学的基本特点是整体观念与辨证论治。这很容易让人产生一种"辨证论治"已是中医诊病与治疗最高准则的感觉，加上刚才一番说辞，您可能会说，我以后临床不以"证型"为据，而以诸候合参的"证候"为凭难道还不算是？

予谓：若仅以"证候"为凭，以为这就是析病的最高水准，仍是小视乎中医了。

那么中医真正要辨的是什么呢？答曰："机。"就这一个字。换言之，辨证论治之上还有一个辨"机"论治。

为什么要辨"机"？因为"机"比"证"更全面、周详、精到，更能反映患者当时所处的状态。

那么，言下之意是否"辨证"还不够全面或周详？对！或许这样的表达会伤了一些人的心，尤其是那些认为中医精华中的精华就是"辨证论治"者。且慢！先别伤心！换个角度思考一下，如果中医本就有高于"辨证论治"之处，难道不更值得高兴吗？

因此，在讨论辨"机"论治之前，我们得先检讨一下"辨证论治"是否确存不周之处？

首先，疾病有病、证、症三个层面的内容。

病指的疾病的完整过程，带有普遍性意义。

证则是疾病发展过程中某一阶段的个体反应状态，带有个体差异性，或曰特殊性。

症则是一个个的症状或体征，有的教科书将其看作个别的、孤立的现象。

如果以点、线、面来比喻症、证、病。则症为点、证为线、病为面，刚好一一对应。多个点可以串成线，多条线可以组成面。那么，辨证就是以"证"这条线为关注重心，串起构成线的多个相关点；然后多个证共同形成"病"这个面。表面上看似乎是点、线、面都关照到了，实则由于重心落在了"证"上，"病"与"症"就被有意无意地轻忽了。所以我们看到的一些临床学科的病名如咳嗽、水肿、心悸、泄泻等，本质上并不是具普遍性意义的病，而是疾病的主症，这种病、症概念难分的尴尬在临床学科中出现的频率不在少数。

这里，我们先察"病"。临床上，病的背景是不容忽略的，笔者在前面谈筮法的时候举过例："临床出现肝大，中医辨证一般多为肝血瘀阻或痰瘀结聚于肝。这个证放在不同的疾病背景下其预后是不同的，如出现在甲型肝炎，此证多易治；如出现在慢性乙型肝炎，治疗会较前一种情况麻烦；如出现在肝硬化，治疗就更困难了；如出现在肝癌又兼转移者身上，治疗效果如何，也就不用说了。"

接着，我们再论"症"。看看以下两组症状组合：其一，心情抑郁，闷闷不乐，喜叹息，脉弦；其二，少腹、两胁，或乳房胀闷，脉弦。由这两组症状各自构成的证无疑都是"肝气郁结证"。临床多以四逆散或柴胡疏肝散之类方加减处理。但细究之，同为"肝气郁结证"，其机制一样吗？前者以情志郁为主，后者以气机郁为要。如果用上述方治疗，估计后者疗效会更好；而前者似乎更适合于"心病还需心药治"的心理疗法。因此，在"证"的构成中，不同症状的排列组合，不是没有意义的。更何况每个独立的症还有本身的意义。

再细思，人的病证时时在变，错综复杂，甚至真假难测，如寒热真假、虚实真假，如果不能透过表象（证候）辨识本质（病机），则易被假象所惑，以致贻误病情。因此，"谨守病机"，方能透过假象知实质，拨开云雾见真伪。

可见，从临床实用角度，"证"并不能完全涵盖病的背景以及所串之症的内容，即使同一证名，其症状组合不同，意义也不尽相同，更不用说还有时见假象的陷阱。

说完了实用性，我们再看理论性：从理论的视角看，"辨证"的层次并不太高。如果从《周易》"立象以尽意"这个命题出发，以《易》的观点视之，则"辨证"的本质就是"辨象"，还未完全达到"尽意"。

我们先了解一下象之所括，常见的象包括形象、征象、意象与法象。

再重温教科书"证"的概念："一般由一组相对固定的、有内在联系的、能揭示疾病某一阶段或某一类型病变本质的症状和体征构成。"这里症状和体征就是形象、征象。所谓的"证型"不就是由症状和体征组成的病理外候吗？因此，病理外候的本质就是病理外象了。再以前面讨论过的"证候"内涵为据，则体质候不就是体质象吗？同理，年龄候、性别候、特殊生理状态候、气候、地候、物候等，通通可以对译成年龄象、性别象、特殊生理状态象、气象、地象、物象等。

或问：若"辨证"的本质就是"辨象"，不就符合《周易》的象思维了吗？有何不妥？有！首先，《周易》"立象"的目的不是为了"立象"本身，而是为了"尽意"，"立象"仅仅是手段。如萃卦☷，萃，下坤☷、上兑☱为其象。而兑为泽，兑泽润地，万物繁茂而萃聚，故名为萃，说明卦意为聚合。再复习中孚☲与颐卦☶，以整卦之形象观之，中孚卦居中的三、四爻均为阴爻，整个卦视觉上构成了中空的感觉，这是象；类比到人，则中为脾之位，中空的意象即为脾虚，这就是意。颐卦居中的二、三、四、五爻均为阴爻，其视觉上中空的感觉较之中孚卦更明显，此为象；因此病理上，也只有"臌胀之形"差堪比拟了，此亦为意。再说得白一点，"项庄舞剑"是表象，"意在沛公"则是意之所在。可见，"辨象"的目的是为了"寻意"，继而"尽意"。

如果说"辨证"只是"辨象"，则其意何在？答曰：意在其"机"，即证的本意不在证（症状群的组合）本身，而在指向性结论与形成结论之理。我们经常说："透过现象看本质。"在这里构成证的症状群表现，是现象；而"证"发生、发展与变化的机理才是本质。仍以熟悉之例来说明：心情抑郁，闷闷不乐，喜叹息，脉弦；少腹、两胁，或乳房胀闷，脉弦。这两组症状所构成的证名均叫"肝气郁结证"，表面上看从症状组合之象推导出的意向性结论为"肝气郁结证"，则"意"似已尽。但细究之，同为"肝气郁结证"，其机制不一，前者以情志郁为主，后者则以气机郁为主，此即为"机"。可见"肝气郁结证"的结论仅尽了半"意"或简"意"。而全"意"或深"意"则只有"证之机"才能做到。

为免孤例，我们再以肝阳上亢证为例。当肝阳上亢的症状群出现时，我们据"象"而得其"意"为"肝阳上亢证"，但这仍是简"意"，其"机"何在？可能不少人会不以为然，这有多难，其机不就是肝肾阴虚，水不涵木，导致肝阳上亢吗？还是先别按套路下结论！首先，肝肾阴虚，水不涵木既可导致所属的形体官窍失养，也可导致肝阳上亢，为何在此例是肝阳上亢而不是所属的形体官窍失养？难道不值得一问吗？再有，也是最重要的，肝阳上亢的本底一定是肝肾阴虚吗？它就不能是肾阳虚亏，水寒则龙起，龙火借肝之升性而上窜吗？肝阳上亢与肝火上炎的鉴别要点就是前者为上盛下虚证，后者为实热证。肝阳上亢的表现一般为头晕头胀痛，耳鸣，面红目赤，烦躁易怒，失眠多梦，头重足飘，腰膝酸软，舌红，脉弦有力或弦细数。我们可以分析一下：头晕头胀痛，耳鸣，面红目赤，烦躁易怒，失眠多梦，头重，舌红，脉弦有力这组上盛表现，用阳亢或阳浮均可解释，并不能据此判断其下虚的本底就一定是阴虚还是阳虚；而足飘、腰膝酸软的下虚症状在这里也没有明显的阴阳分别。尽管教科书的写法是先入为主地定下肝阳上亢的本底就是肝肾阴虚的基调，尽量往典型阴虚方向写，即便如此，其症状描述仍不能完全排除阳虚阳浮的可能。在"火神派"未大兴时，阳虚阳浮的提法不为教科书的编者所知，不把它当作一种可能而写进教科书实不足为奇。但证诸临床，肝阳上亢证多见的老年人是属阳虚底子多，还是阴虚底子多？凡有经验的临床医生自是心知肚明。而肝阳上亢证以补下阳、潜上阳而建功的报道日见增多，则肝阳上亢证确存下阳虚之可能，并不是以"肝肾阴虚"就可一言以蔽之，可见，证之名称并不一定能全面反映其深层次机理。

中医论治的对象，并非构成某证的症状群，而是形成症状群的内在机理。只有这样，才谈得上治病求本。我们可以比对一下西医，我们常说西医治病，中医治证。但西医也不是按病象如症状、指标来治疗，而是据引起这些病的症状、指标的病理机制来治疗的。表面上看某药能控制某指标，但实质是其作用在与该指标相关的某些机制或环节上，虽然这些环节有时不一定是终极或最上游环节，但还原分析方法在主观上还是希望能找到终极机制或最上游环节以求治病求本的。所以民众所常说的西医治标不治本实是有些冤了西医，西医的主观企图其实也是寻本以治本，只是面对一些复杂多因素、多环节的病有时不容易还原出真正的"本"，客观上难以达致目标，心有余而力不足而已，并非仅将目光盯在"标"上。做人要厚道，医学评价持论也要公允。

鉴于操作上的"辨证"易，"辨机"难，"辨证"已成习惯，"辨机"或显陌生。若"证"与"机"的差别仅是"意"之简与全或深与浅的问题，而"辨机"又没有更多优点的话，则"辨机"之说不提也罢，易言之，"辨机"应该还有更多的优点。

前已言及从实用角度，"证"并不能完全涵盖病与症的所有内容，隐带缺陷。而"机"能否解决这些问题呢？当然可以！

因为"机"可分"病机"、"证机"与"症机"。

我们先复习一下教科书病机的概念："疾病发生、发展与变化的机理。"[1]这个概念所论的并非从病、证、症定义各别上而得的狭义"病"之机，而是包括病、证、症在内的与疾病发生、发展与变化相关的概括性机理。而以下所论的"病机"、"证机"、"症机"则是在病、证、症定义各别基础上的分析。

①病机：这里所论的"病机"不属泛义之"机"，而是指相对独立于"证机"与"症机"外，反映如麻疹、感冒、肺痈等较规范病名的疾病发生、发展与变化的机理。其反映的是疾病全过程的总体属性、特征与规律。因此，每病均应有概括性病机。如

---

[1] 孙广仁. 中医基础理论 ［M］. 北京：中国中医药出版社，2007：254.

在筮法内容所举消渴病之例的"阴虚为本，燥热为标"，就是教科书编者试图对该病作一总的病机概括以便执简驭繁。虽然笔者对"阴虚为本，燥热为标"的概括不以为然，但编者将整个病的机制作一概括的意图是对的，因为任何证均是在或中或西的疾病背景中发生。既然是背景因素，就不容忽略。而单纯的"辨证"本身显然做不到这一点。当然，我们可以说："辨证"与"辨病"相结合不就可以弥补这一不足了吗？但别忘了，"辨病"的实质不就是辨出病的普遍性、概括性机理吗？"病机"、"证机"都是"机"，本来一个"机"字就能涵盖的内容，还要强调辨病与辨证相结合，不嫌麻烦吗？

顺便一提，以主症作病名者，大多难以概括出总的病机。如"心悸"病，"心悸的形成，常与心虚胆怯、心血不足、心阳衰弱、水饮内停、瘀血阻络等因素有关。"[1]这是病之机的总概括吗？明眼人一眼就能看出，这是以"证之机"的集合来代替"病之机"，并非真正的"病机"。我们对比一下以研究病为目标的西医，以可引起"心悸"的风湿性心瓣膜病为例，其西医机理是：风湿病引起的慢性瓣膜损害，形成瓣膜口的狭窄或关闭不全，或两者同时存在，导致血流动力学的改变，最后心功能代偿不全，形成充血性心力衰竭。假如以风湿性心瓣膜病为目标，能否概括出中医的总病机呢？应该说难度并不高。心脉不畅、心血瘀阻应为其总特征，总病机。至于在其发展过程中由于个体差异不同而有气血亏虚、心肾阳虚等则属"证机"。因此，中医以主症作病名者，不妨参考一下具体病人有否西医的疾病背景，如有，以之为目标来提炼中医的"病机"就容易得多，也更具临床参考价值。现在中医病历书写的临床诊断是中医病名、西医病名与中医证名俱全，这是一种很好的做法，多一个参照系，并没有弱化中医。《周易》就是教会人如何寻找有意义的参照系，只要合适，取长补短，能为我所用就好。

---

[1] 张伯史. 中医内科学［M］. 上海：上海科学技术出版社，1985：103.

②证机:"证机",就是证发生、发展与变化的机理。我们在之前的"肝气郁结证"与"肝阳上亢证"之论中已有初窥,但还可进一步展开。从证的发生来看,如"肝阳上亢"之下虚,若阳虚与阴虚均有可能,那么具体到某一病人,知道其阳虚或阴虚是如何产生的,就不纯粹是补阳或补阴的问题了,还有可能截其病源;从证的发展与变化看,肝阳上亢最可能的演化方向是"化风",则既平肝又熄风就可能成为下一步或者预见性治疗之选。

③症机:"症机"所涉者,自然就是症状或体征发生、发展与变化的机理。读者或疑,既然有"病机",有"证机",现在再弄一个"症机"出来,是否有吹毛求疵之嫌?

理论不能脱离临床,先举两个例子,您再判断"症机"之设是否有必要。

比如笔者常问学生:"颧红这个症状产生的机理是什么?"

学生答:"阴虚",这是十有八九的回答。有没有答错呢?如果以教科书为准,可说基本正确,但如果以临床实际为准,则不能排除阳虚阳浮。由于学生多半没有接触过阳虚阳浮的观念,所以在此暂且撇开不论,仅以阴虚这种可能性来讨论。

笔者再问:"如此症是主症,如何治疗才能减轻或消除它呢?"

学生再答:"滋阴或滋阴清热"这也是十有七八的回答。有错吗?似乎还是没错,以此操作有效吗?有!但效果慢,为什么?因为不精确。

学生问:"那么精确答案是什么呢?"

笔者答:"颧红这个症状产生的机理应是虚火上炎。"

学生问:"这与阴虚有区别吗?"

笔者答:"有!阴虚回答的实际是证机而非症机,以证机代症机的结果是对治疗思路的引导性不强。因为,针对阴虚的必然治法是滋阴或滋阴清热,而针对'虚火上炎'的治法当是滋阴降火。其中'滋阴'治本,不论哪个答案均属必须;而清热与降火在应用上是不同的,清热对应的是虚热,热多弥散,多表现为低热、潮热、五心烦热等，药物多用青蒿、地骨皮、白薇等清虚热药；降火对应的是虚火，虚火多上炎于局部，多表现为咽痛、牙痛、颧红等，药物多用玄参、牛膝等降火之品。一为清、一为降，哪个针对性更强，一目了然。"

再比如，临床"眩晕"一症，非常常见，用得最多的药，应是天麻与川芎，这两味药在不少医生眼中就是止眩晕的药，但真有不论其"机"就能止晕的药吗？先看几种最常见的眩晕的可能机制：头晕眼花或眼黑，多为气血虚；眩晕而头胀痛，多为肝火上炎或肝阳上亢；眩晕而脑空，多为肾精虚；头晕而昏沉，非痰即湿；晕而有旋转感，或遇风加剧者，则为头风。我们再看天麻与川芎的功效：天麻于眩晕之效主要是平抑肝阳与熄风，李时珍虽力主其有补益作用，但现代药书多不以为然。因此肝阳上亢与头风为其主要适应证，其余的眩晕用天麻似乎意义不大，至少它不是最佳选择。川芎于眩晕之效当是活血、祛风及上行，因此气血虚、肾精虚、痰湿或头风眩晕者均可为其适应证；而肝火上炎或肝阳上亢则当慎用；对头风中的遇风加剧者或有效，但以天旋地转为主者，则非最佳选择。此例也再次证明，即便是单个症状，只有细节了解清楚，一样可知其原因、部位、性质以及邪正关系而与"证"的意义相近。因此，证，"一般由一组相对固定的、有内在联系的、能揭示疾病某一阶段或某一类型病变本质的症状和体征构成"这一表述似有商榷余地，有一组症状当然辨证的把握较大，但没有一组症状，也未必不能辨证，见微知著方显医者水准。

您看，"症机"没有意义吗？病人来看病，尤其是慢性病，本来就没打算几帖药就能完全治好，但至少让他们最感痛苦的主症要减轻，这样他们才能对你产生信心，才会有下一步治疗的机会。细节决定功效，细节有时甚至决定成败。

因此，就诊病而言，据患者临床表现辨出风寒犯肺、脾阳虚、肾气虚这些名词仍未算完，还必须诊出疾病背景、总特点、证的发生、演变机理以及每个症状产生的机制，诊断才算完成。

也只有这样，临床的指导才会真正到位。现在临床相当比例的病证疗效不理想，并非源于中医理论的指导性不足，也不是有效的药物不多，而是源于诊断思维上的粗糙，仅满足于证名的诊出，其内在及相关机制几乎是不假思索，或不知还有思索余地，以此论治，欲求佳效，偶得、时得或有，但必不能常。

除"病机"、"证机"、"症机"外，"机"尚有"时机"之意。艮卦之象曰："时止则止，时行则行，动静不失其时。"即言人的行止动静应与最佳时机相合，要善于把握和利用对客观事物发展具有促进作用的时机。这种对时机的认识和把握，《易传》称为"时义"。中医治疗学中对时机的把握，亦不乏精彩之处。《伤寒论》有"太阳病欲解时，从巳至未上"、"阳明病欲解时，从申至戌上"、"少阳病欲解时，从寅至辰上"、"太阴病欲解时，从亥至丑上"、"少阴病欲解时，从子至寅上"、"厥阴病欲解时，从丑至卯上"。六经病欲解时正是六经病当治时，当此之时，借助欲解之势（时机）而施治，当有事半功倍之效，此为顺时而动。而《灵枢·逆顺》的"兵法曰：'无迎逢逢之气，无击堂堂之阵。'刺法曰：无刺熇熇之热，无刺漉漉之汗"则是治疗上的避时，是以刺法类比兵法。正如张景岳所注："逢逢之气盛，堂堂之阵整，无迎无击，避其锐也。"（《类经·针刺类》）

治疗上的顺时、避时、审时度势，本质上都是知时、知拍、知势、知机。知时而动，知时而变，正是《易》的主旨。王弼在《周易略例》中说："夫卦者，时也；爻者，适时之变者也。"常言道："机不可失，时不再来。"此之谓也。

"机"又通"几"，"几"有幽深细微之意。因此，知"机"亦包括见微知著，防微杜渐以及见解深刻之意。《周易·系辞上》说："夫易，圣人之所以极深而研几也。唯深也，故能通天下之志。唯几也，故能成天下之务。"此"机"见诸中医，一是指病情已有先兆或隐候，但显证还未完全出现时，能据先兆或隐候有所判断，审时度势，捕捉战机，阻止疾病的发展，或截断疾病的传变途径。如《金匮要略》的"见肝之病，知肝传脾，当先实脾"即是。二可证"辨机"较之"辨证"更能穷极幽深，研覈几微。

"机"含病、证、症、时等多层次、多因素、多变化的特性，决定了"机"在方法学上的综合性、整体性、变化性、通透性与全面性均高于"证"。

若以现代人的视角回溯中医诊疗疾病发展历程，大致有这么几个阶段：辨机论治→辨证（候）论治→辨证（型）论治→证的客观化、标准化研究（尚未及论治）。

辨机论治，是《黄帝内经》的提法，《素问·至真要大论》云："谨守病机，各司其属。有者求之，无者求之。盛者责之，虚者责之。必先五胜，疏其血气，令其调达，而致和平。"在《黄帝内经》年代，病、证、症概念及内涵均未细分，因此，句中"病机"一词，实含病、证、症三者的发生机制。这里的"有者"，是指临床所见病、证、症的发生机制，见之于十九条范围内者；所谓"求之"，则是本着"谨守病机，各司其属"的精神，参照病机十九条，以对比符合那一条所括。比如筋脉拘挛的病证，十九条中与此有关的便有"诸风掉眩，皆属于肝"、"诸寒收引，皆属于肾"、"诸热瞀瘛，皆属于火"、"诸痉项强，皆属于湿"、"诸暴强直，皆属于风"、"诸转反戾，水液浑浊，皆属于热"等。临床辨"机"时，就应该根据筋脉拘挛的具体表现和兼证，与以上诸条相比较，以求得其病因病机所属。《大论》作者亦深知，百病有百机，病机十九条不可能把所有病证的复杂机制尽括。因此，"无者"是指临床所见病、证、症的发生机制，为十九条中所未载者；而"求之"，则提示我们仍要根据"谨守病机"的原则，在十九条的范围之外去以理相推求。

辨证（候）论治，教科书多认为是始于仲景的《伤寒杂病论》。客观地说仲景并不是脱离内经辨机的纯粹辨证，而是形式上辨证，本质上辨机。

且看：太阳病证，若仅知病证名，其对论治的指导意义实在有限，若明营卫不和、正邪相争为其病机特点，并进一步分清是太阳伤寒还是太阳中风才有麻黄汤与桂枝汤之分治。

同理，少阳病证之治，并非针对病证名，而是针对病邪侵入少阳，正邪交争于半表半里，以致枢机不利，胆火上炎，上扰空窍，胃失和降的病机特点而有枢转少阳气机的小柴胡汤之设。

阳明病之治也是针对胃肠之燥、热、实为特点的"胃家实"之机。再进一步细分，若其机为燥热亢盛，但肠中无燥屎内结，仅是无形邪热弥漫，则为阳明经证，治以清热泻火的白虎汤；若其机为燥热之邪与肠中糟粕搏结而成燥屎，腑气不得通降，则为阳明腑证，治以通下热结的承气汤类。

太阴病的基本病机是脾胃虚寒，于是而有补脾阳的理中辈。

少阴经内连心肾，生理状态则为心肾相交，水火既济，阴阳相通。病理下，少阴病证主要以心肾虚衰为特点，若寒化而出现心肾阳气虚衰，以回阳救逆的四逆辈为治；若热化而出现心肾不交者则选泻南补北的黄连阿胶汤。

厥阴病证为六经病的最后阶段，由于正气衰竭，阴阳紊乱，故以寒热错杂和厥热胜复为病机特点，以寒热并用的乌梅丸为代表方。

可见，贯串始终的实为辨证审机，而非仅仅的"辨证论治"。同时，辨证与辨机，两者孰轻孰重，对论治的指导，哪个更具操作性，也可一目了然。试想，若桂枝汤之用，仅是依条文所列的证候而治，何来后世那么多的精彩运用与发挥？谁都清楚后世对桂枝汤的发挥从小处着眼是本着营卫不和病机，从大处着眼则是冲着阴阳失调的病机而发挥。再以乌梅丸为例，乌梅丸出自《伤寒论》338条："伤寒，脉微而厥，至七八日肤冷，其人躁无暂安时者，此为脏厥，非蛔厥也。蛔厥者，其人当吐蛔，今病者静，而复时烦者，此为脏寒，蛔上入其膈，故须臾复止，得食而呕又烦者，蛔闻食臭出，其人常自吐蛔。蛔厥者，乌梅丸主之。又主久利。"若以"有是证则用是方"论，则为医一辈子，能碰上几个蛔厥证？但若以"机"而论，则具厥阴病证寒热错杂、厥热胜复病机特点者便是其所治。不难看出，"有是机则用是方"比"有是证则用是方"更见活泛，更显变易真谛。

可能有读者会疑虑，提出"辨机论治"可能会造成对熟悉或习惯了的"辨证论治"观念的冲击，是否好事？我们且看"辨证论治"的提法来源。据许建阳等学者考证[1]：张仲景序《伤寒杂病论》最先提到"平脉辨证"，成为后来"辨证论治"中"辨证"的辞源……然而辨证论治作为一个完整的词组，最早见于清代医家章虚谷所著的《医门棒喝·论景岳书》，该书涉及辨证、论治、审证、辨治、证治、施治等词组。但"辨证论治"在全书中仅出现1次，并未成为稳定的固定词组……辨证论治，作为现代中医学固定术语的真正出现是在1955年。任应秋先生在《中医杂志》上发表了名为《中医的辨证论治体系》一文，以五苓散证治为例，而把中医临床证治称为辨证论治体系。作为辨证论治现代用法的首倡者，任氏认为《伤寒论》、《金匮要略》两书都以"辨××病脉证并治"标题，讨论各种病证，辨证论治一词便由此而来。任氏对于辨证论治的认识一经提出，立刻得到了秦伯未等医家的呼应，这样"辨证论治"作为一个纲领性口号已经基本形成。

可见，"辨证论治"的提法不是自古便有，这种提法的存在仅仅五十多年，是任应秋先生对古代诊治疾病方法的一种个人概括。这种提法，从浅层次看并无大谬，也较易操作，较易理解，况且在当时的历史背景下中医也需要一个与西医不同的诊疗方法概括，因此，能得到呼应与认同也不足为奇。我们现在仅是因习惯了"辨证论治"的提法而以为自古皆然。而"谨守病机，各司其属。有者求之，无者求之……而致和平"本质上是"辨机论治"，其存在自《黄帝内经》始。若以"名正则言顺"论，"辨机论治"与"辨证论治"相较，前者当居上风。

顺便一提，"辨机论治"并非本书首倡，许建阳[2]等学者应是较早的提出者，笔者以自身的感悟，从不同的角度论证，可视

[1][2] 许建阳，梁立武，郝晋东，等. 辨证论治与辨机论治的思考 [J]. 中国中医基础医学杂志，2006，12（9）：646-649.

为呼应。时至今日，若还以较浅层次的"辨证论治"为中医的最精髓而不求发展，则中医自失上升空间矣！

中医诊疗疾病的方法从辨机论治→辨证（候）论治→辨证（型）论治→证的客观化、标准化研究。似乎走的是一个怪圈，形式上每前进一步，表面上好像越来越规范，但与临床实际却似乎越行越远，内涵越来越萎缩，生机越来越消减，尴尬越来越明显。张伯礼院士在全国高等院校中医药类专业，卫生部"十二五"规划教材主编会议上就说："现在的中医教材，越编越规范，却越来越僵化。"的确为切中时弊之语。

证的客观化、标准化研究目前仅适于纯科研，有时确能找出与证相关的一些数理关系及依据，符合现代统计学的要求，但离临床实际运用仍有较遥远距离；辨证（型）论治是理想化的产物，其潜在逻辑是病人会按证型来病，可惜，理想的阳光并不总照进现实，现在的学生或部分行医者总是把握不好"辨证论治"，恐怕"证型"就是他们脑中的樊笼，碰不到符合典型"证型"的病人，就束手无策；辨证（候）论治，又有层次之分，若仅辨"显候"（病理候）而治，仍未得"辨证"之真，只有内候、外候、显候、潜候、病理候、体质候、年龄候、性别候、气候、地候、物候等诸候相参，方为所辨之"真候"；但"证候"仅为"象"，"立象"的目的是为了"尽意"，于中医，辨"证"的目的是为了知"机"，是以知机而治才是最终目的。但"机"并非凭空而来的，而是据"证"而推。因此"辨证论治"与"辨机论治"并不存在谁代替谁的问题，两者是表与里、象与意、明与暗、浅与深的关系，两者结合，"辨证知机"，所辨方能精准通透。就如景岳所言："知机之道者，机触于目，神应于心，无能见有，实能见虚，前知所向，后知所居。故可以易危为安，易乱为治，易亡为存，易祸为福。致心于玄境，致身于寿域，气数可以挽回，天地可以反复。"（《类经附翼·医易义》）

本文对"辨机"之论，目的是让学医与为医者明白"证"之背后还有"玄机"。辨证知机方能做到相机而动、随机应变、机圆法活、机变百出，从而掌握活活泼泼的真中医。

（四）治随机变

主导中医治疗一以贯之的基本观念是治病求本。治病求本，是指在治疗疾病时，必须寻找出疾病的内在病机（因其涵盖了病因、病性、病位、邪正关系、机体体质及机体反应性等，因而是疾病的本质概括）并针对疾病的本质（病机）进行治疗。故《素问·阴阳应象大论》说："治病必求于本。"

既然病机就是病本，则治病求本的另一个表达就应该是"辨机论治"，而机是可以随时、随地、随人、随治、随养而变的，则治疗的相机而动、随机应变就既是活法，也是常法。

叶天士《外感温热篇》中的"大凡看法，卫之后方言气，营之后方言血。在卫汗之可也，到气才可清气，入营犹可透热转气，如犀角、玄参、羚羊角等物，入血就恐耗血动血，直须凉血散血，如生地、丹皮、阿胶、赤芍等物。否则前后不循缓急之法，虑其动手便错，反致慌张矣"就是针对温热病卫、气、营、血病机浅深变化的不同层次，给出因变而应的治疗方法，正是治随机变的典范。

治随机变，常显于以下几种形式：

①标本之治：病证的变化，有轻重缓急、先后主次之不同，因而，标本的治法运用也就有先后与缓急，单用或兼用的区别。缓则治其本是缓变则缓图其机；急则治其标是标急则权变先予应急；标本兼治是病本与病象关系的权衡结果。标本之治体现的是中医治疗既有原则性，又有灵活应变性的特点。

②正治与反治：正治，是采用与疾病的证候性质相反的药物而对治的一种治疗原则。针对的是疾病本质与现象一致的病患。"寒者热之"是以热药以应机体寒之变；"热者寒之"是以寒药以应机体热之变；"虚则补之"是以补益法以应机体不足之变；"实则泻之"是以泻法以应机体有余之变。

反治，是采用的方药性质与病证中假象的性质相同，顺从病证的外在假象而治的一种治疗法则。针对的是疾病本质与现象不一致的病患。"热因热用"是用热性药物来应对机体真寒假热之变;"寒因寒用"是用寒性药物来应对机体真热寒假之变;"塞因塞用",是用补益药物来应对具闭塞不通症状的真虚假实之变;"通因通用",是用通利的药物来应对具有通泻症状的真实假虚之变。

③扶正与祛邪:单用,应对的是单纯的虚证或实证;合用或先后用,应对的是虚实错杂之证,要义是分清主次之别及轻重缓急先后而变通应对。

④调整阴阳:泻其阳盛,即"热者寒之";损其阴盛即"寒者热之"。"壮水之主,以制阳光"应对的是阴虚之变;"益火之源,以消阴翳"应对的是阳虚之变。"阳中求阴"、"阴中求阳"更是利用阴阳互根互藏原理以应对阴虚、阳虚的精巧之变。

⑤调理气血:气虚之变以补气应之;气机失调之变如气滞、气逆、气陷、气闭、气脱则分别应之以行气、降气、补气升气、顺气开窍通闭、益气固脱等法。

血虚之变应之以补血;血运失常之变如血瘀、出血、血寒而凝、血热加速等,分别应之以活血化瘀、据机止血、温经散寒行血、清热凉血止血等法。

⑥三因制宜:"人以天地之气生",人的生理、病理变化必然受着时令气候节律、地域环境等因素的影响,同时患者的性别、年龄、体质等个体差异,也对疾病的发生、发展与转归产生一定的影响。

根据时令气候特点以及年、月、日的时间变化规律来制定适宜的治疗原则,即"因时制宜";根据不同的地域环境特点,来制定适宜的治疗原则,即"因地制宜";根据病人的年龄、性别、体质等不同特点,来制定适宜的治疗原则,即"因人制宜"。

治疗疾病时,根据上述具体因素作出分析,因变而变,从而制定出适宜的治法与方药,实质上是一种知常达变的观念与操作。制宜者,因宜而灵活权变也。

除治疗原则可因变而变外，中医的理、法、方、药无不可以变通。《怡堂散记·又病制方》云："医者，意也，临症要会意，制方要有法，法从理生，意随时变，用古而不为古泥，是真能用古者。"尤其是现代社会因人类急功近利或与天斗而造成的自然环境之变，以及无时不在的竞争而衍生出的种种复杂社会问题，都会直接、间接地作用于人体，产生古时未见之新病，或罕见病变常见病。古方未必尽合今病，在没有成法可循时，当随机应变，悟医理、参古方而随病证化裁变通，甚或法外求法以达机圆法活之境。《孙子兵法·虚实》就说："兵无常势，水无常形，能因敌变化而取胜者，谓之神。"

因机而变，因宜而调实际是中医临证活的灵魂。既如此，就带出以下一问：现代中医的临床科研方式是否存有可商之处？

现时常见的中医临床科研模式是怎样的呢？可以说大抵如下：

以西医临床科研模式为参照，先定下需观察的方药（或针、穴）及对治的某病，或某病的某证，再以某中医效方或西医效药作对照组，定出中西医的诊断、纳入标准、排除标准及疗效标准。按一定的样本量纳入各组病人，各组病人最好在年龄、性别、病程、分期、轻重等方面都具可比性。然后开始进入临床治疗观察，观察期间各组方药（或针、穴）不变，观察周期长短不一，（非急性病通常是数周到三个月）。最后作出统计分析，形成结论，完成论文。当然还可以继续走下一步的鉴定与申报成果。

以上设计有问题吗？应该说是基本符合时下的临床科研模式，大部分内容对中医科研确能起到规范与启示作用。那么可商之处又在哪？问题之一就出在"观察期间各组方药（或针、穴）不变"。从现代科研设计角度来看，这是对的，惟其如此，才能保证各组疗效的可比性。但西医可以或应该这样做，中医就未必可以或应该这样做。

为什么西医可以或应该这样做呢？因为西医是以病为观察单位。病指的疾病的完整过程，带有普遍性意义。病，尤其是慢性病，与中医之证比较，其变化小得多，因此一次辨病，三个月内有效大抵是没问题的。比如高血压病、冠心病、糖尿病，再怎么治疗，这些病的帽子还是难摘掉，因为带有普遍性，所以大多可采用模式化治疗，是以观察期间各组药物不变的方式基本可行。

为什么中医就未必可以或应该这样做呢？因为中医主要是以证为观察单位。证是疾病发展过程中某一阶段的个体反应状态，带有个体差异性，或曰特殊性。别忘了，还有一个阶段性。量体裁衣式的阶段性个体化治疗才是其精髓。

为医者不妨想想，在自己的行医生涯中有没有过面对一个病人在数周甚至三个月中处方是一成不变的？辨证论治的要点不是一次辨证就三个月内有效，三个月都按此证来治；而是不管几个月，均应证变则治变，治随证变。

证由症状与体征组合而成。换言之，任何的症征的增减，或轻重的改变都有可能造成证的变化。当然这其中有小变、有大变。如果在三个月的治疗期内，患者的症征减少了，正常的操作是原方减去针对这些症征的药物，或药物减量，甚至改为另一个更精致的方；若患者的症征增加了，则在原方基础上加上针对这些症征的药物，但更常见的做法是视作无效而更方，如果无效还守方不变，这在中医临床是不可思议的。

规范的科研模式可好，一次辨证，数周至三个月内有效。症征的增减，或轻重的改变可能造成证之变当作没变，以不变之一方来应证之万变，这还是辨证论治吗？

问题之二是这种模式还有一个潜在排除标准——排除了兼证。如以某方治疗肝气犯胃证的疗效为观察目的，则在纳入标准内凡符合肝气犯胃诊断者均可纳入观察，再以同一个方治之。表面看来好像很合理，但从真正的辨证论治角度看却并不完全合理。因为这完全没有顾及所纳病人除肝气犯胃证外的各种兼证。各人之兼，有的兼多，有的兼少，有的兼此，有的兼彼，有的甚至是几证相合。前已述及"如果要将证作一个比喻，则证如流水，如同将一盆水倒在凹凸不平的斜坡上，您可以说它像圆形、方形、椭圆形等，但它出现整齐的圆形、方形、椭圆形的可能性却较少。就如同临床很少出现没有兼夹证的纯证一样。此水不但难以完全出现整齐之形，更值得关注是其一直处在流淌过程中，随所处地势而赋形、变形"。现在的科研处理是把各种不同的形状硬以就相似的方式人为地格式化为纯粹的圆形、方形或椭圆形来治疗观察。真正的辨证论治却是随证加减，随兼加减，即所纳病人在临床上不可能一方通治。差之毫厘，尚可谬以千里。何况对不少患者来说，所差并非毫厘。

或问，很多中医科研不也按此模式做出了阳性结果，甚至不少效率也不低吗？这里的原因可能是：

纳入时的辨证还是在一定程度上辨出了该患者在该病下的个体反应状态的主基调，沿此基调而治，可能不会有大错，是以有效。但有一点几乎可以断言，这种治法肯定比不上中医生们日常的治随证变之效。因此，即便观察到某方治疗某病某证得出一个有效率的百分比，也先别高兴，这是以损失了中医常态治疗疗效为前提的，因为治随证变的疗效才是中医的真正疗效。以不变应万变之法即便有效，也是中医阶段性个体化治疗屈从于西式全程模式化治疗的削足适履之效。笔者一直在纳闷，为什么在按西医模式设立治疗组及对照组时，很少见到有人去专门设立一个治随证变之组？这其实不难，其起始辨证与处方都可以与治疗组一样（在时机未至时，暂且屈从于纯证模式），之后就按照证变治则变的路子走，三个月后同样统计疗效，这一组不为肯定某一方某一法之功，只为证实真正的辨证论治之效。当然，其弊病是不利于某一法某一方的申报成果，因为可能会"功高震主"，效果优于想推广或证实的方药。

这就引出了又一问：既然因机而变，因宜而调是中医临证活的灵魂，则中医研究难道就不应该或不能因中医之宜来制方略，定方法吗？

受益于现代科学教育下的笔者对现代科学一直充满敬意，对西医学的不少领域也非常欣赏。还原分析、实验方法在现代科学与西医学的发展过程中一直起着重要作用，且硕果累累。至于这些方法现时对西方科学还有多大的推动作用，需不需要在方法学上提升或更改，那是它们科学体系内部的事，这里不予置评。但在西医领域的成功，是否就等同于可以在另一文化领域，另一范畴的学科中完全复制是需要思考的。

应适而变是中医发展的基本准则。如果当年红军继续采用的是国际苏维埃派来的苏联顾问的战略战术，如果中国共产党不是采用农村包围城市的战略而是照搬苏联的城市暴动方法，还有今天的中国吗？

明明是步兵，却去学蒙古骑兵的战法，因为人家曾经横扫欧亚大陆，所向无敌；明明是骑兵，却去学德国战车的打法，因为人家曾逞强一时；明明是鱼雷舰，却去学核潜舰，因为那代表海上的未来；明明有航母，却去学赛艇，因为那快速机动。所学的战法能说不先进吗？但为何没人问最该问的一句，合适吗？一说战争就是西方的"兵家圣典"，克劳塞维茨的《战争论》，怎就没人提影响时间更久，影响范围更大的《孙子兵法》呢？扬长避短是聪明，那么扬短避长又算什么？

为变而强变是否不适兼且不智？

任何事物唯有动态以应，因适而变，方能趋时合宜，生生不息，中医的发展亦当因己之适而变。

子曰："化而裁之谓之变，推而行之谓之通。"（《周易·系辞上》）

第三节　后续篇将要展开的话题

（一）"一阴一阳之谓道"——妙通阴阳之谓医

《易传》以阳阳变易之理释《易经》，并概括为"一阴一阳之谓道"。点明了阴阳两个方面的对立统一与相互作用是宇宙的根本法则。"一阴一阳"的作用方式是"刚柔相推而生变化"。由于阳阳二气的刚柔相推而顺次衍化出四象、八卦、六十四卦，纷繁复杂的大千世界由此而生，由此而演。可以说，没有阴阳对立变化，就没有《周易》。

汉代许慎的《说文解字》有"日月为易，象阴阳也"之说。《易》以阴阳来载道、推道、演道、明道、阐道、悟道。所以《周易·系辞上》说："阴阳不测之谓神。"在这里，"神"指的是客观事物不断变化的神奇奥妙原理及难以言传的内在规律，其意与"道"通，从道的角度确认了阴阳二气是宇宙运动的根本规律，其特质表现为宇宙万事万物均循阴阳法则而生变化。

道虽然神奇奥妙，难以言状，但"神而明之，存乎其人"（《周易·系辞上》）。人们可以通过主体之神来把握客体之神（规律），领会其中奥秘，从而悟道，而学《易》就是捷径之一。作为医者，"明于阴阳，如惑之解，如醉之醒"（《灵枢·病传》）。阴阳学说在中医学中的运用可说无所不在，《素问·阴阳应象大论》就有"阴阳者，天地之道也，万物之纲纪，变化之父母，生杀之本始"之说。但相较于《易》之阴阳，其实际所论仍嫌浅、窄。正如景岳所言："易者，易也，具阴阳动静之妙；医者，意也，合阴阳消长之机。虽阴阳已备于《内经》，而变化莫大乎《周易》。"因此，以《易》之阴阳拓展医之阴阳，使医之阴阳更具"道"的特性就成为必须。这正是《道之篇》中"阴阳之道"所要讨论的主要内容。

（二）"形而上者谓之道，形而下者谓之器"——道器合一谓中医

标目的命题，得先从《周易》原意求之。

简捷的理解是："形而上"指无形，易道无形，为形而上；"形而下"指有形，筮占而来的卦象有形，为形而下。就事物现象来说，具形则成器，即有可见形态的称为"器"，其内在的无形规律或法则称为"道"。

从现代人的观念来看，"形而上"的范畴与哲学相近；"形而下"的学问类似于自然科学领域。

从认知方法看，"形而上"多指从抽象到具体，以思辨方式为主的研探思路；"形而下"多指从具体到抽象，以实证分析为主的研究方法。

从古人"从无生有"的观念出发，这句话还藏另一义蕴：形由道而立，是道在形之上，形在道之下。这上下之别，是因为道为器物之本源及内涵，器却是道的存显形式。道有深浅显隐之分；器有大小粗细之别。道以无为本，无形，无象，无定。因此，它能无所阻碍，通透一切有形之物，从而形成器以载道，道以器显，两者相依共存的格局。

从医学比较角度看，现代医学采用的是实验、实证分析为主的研究方法，主要关注结构、元素、具体器物，较接近"器"的学问；中医学上采用的则是以天道推人事的思辨与医疗实践相结合的研究路子，更看重规律、行为、功能，为以道驭医，道以医显，"道器合一"的学问，甚至有"重道轻器"的倾向。所以中医就有医道、医学、医术、医技等不同层次之分，中医的学、术、技均以"道"为本，并在用中体"道"。因此中医的特色多彰显在"道"而不在"器"。

而现时的中医在各种"化"的过程中又是如何开展研究的呢？基本上是先寻找一个中医命题，如"肾主纳气"，再研究与其功能相关的结构、元素，或曰物质基础、物质机制。走的基本上是"器"研究的路子。而中医的"道"呢？由于暂时无法以当今水平的自然科学实证方法求取，于是就对之采取难得糊涂的态度，说得好听点是束之高阁，说得不那么顺耳就是弃之如履。若把"道器合一"的中医，活剥去"道"的内涵，那么中医的特色几近荡然无存应是一种最可能的结局。而以擅长从结构出发研究功能（西方科学）的还原分析方法用于从功能出发研究结构（中医的"各种化"研究）是否一种为"化"而"化"的功利性"生吞"？这是颇值思疑的。因为，从边界清晰的结构去研究功能确有可能得出精确的结论。但若反过来试图从边界模糊的中医各种功能去找寻清晰的对应结构，能否成功？这应是一个并不复杂的逻辑问题。被生吞活剥后的中医还可能是那个"道器合一"、完整鲜活、体系自洽、能济世活人的中医吗？

一样的模型，如果倒铸的材料一样，倒铸方法一样，那么铸出来的器具就应该一样，这是常识。同理，人体不分中西，都是一样的结构，如果用同样的方法研究，得出的结果也应该一样。因此，在撤除中医"道"的内涵后，再以西式之"器"为模型，用同样的方法去熔铸"中医"的人体材料，最后得出的结果是什么呢？最大可能应该还是西医，或是仅与西医相融，与中医不甚相洽的一些零散内容吧？别忘了，这是谁提供的铸模与标准？这个推论在逻辑上应该没太大的谬误吧？这就是我们想要的中医"××化"吗？中医的各种"化"，除了"器"这条路就别无他路可走了吗？弃"道"就"器"的方法还原出来的中医，就真的强于原来"道器合一"的中医吗？不能无疑！

这是一个大问题，在后续篇中我们还会有不断的思考与讨论，希望在研讨中能逐渐逼近真相。

"形而上"之道如何能落到医学实处？《道》之篇将为您提供参考。

（三）"立象以尽意"——援象以说医

"古者包牺氏之王天下也，仰则观象于天，俯则观法于地。观鸟兽之文，与地之宜，近取诸身，远取诸物，于是始作八卦，以通神明之德，以类万物之情"（《周易·系辞下》）说明了《周易》之所以能"通神明之德"，是因为"观象"而得。而"见天下之动，而观其会通"（《周易·系辞上》）更说明了《周易》的宇宙是以天地为本源的，通过取象天地而认识万物。

体现在操作上，《易》的作者先仰观、俯察、近取、远取大千世界，将纷繁复杂的世界以卦画符号建立起解释模仿模式，这就是"立象"，再以这个符号模式去观察和解释世界，这就是

"尽意"。为古代认识自然万物万事提供了一种切合当时认知能力的方法，即格物致知，取象比类法。而中医常见的阴阳、五行等取象方式或源于此，或类与此。

象，为形象、征象、意象与法象。取象比类即将相同、相近、相通或相感的"象"归为同类。中国文字与卦画符号相类，亦从象形、会意起步，走的也是取象造境寓意的路子。中医同样也循此以仰观、俯察、近取、远取为法，走以天下之大象来推人象之路。如藏象，经络之象，病因之象，方药之象等，多通过这种天地人相参方式，以"立象以尽意"的形式反映出来。

中医学取象比类，立象尽意的内容非常丰富，在《象之篇》中我们将充分展现这么一个援象以说医的神妙有趣的大世界。

（四）"穷理尽性以至于命"——明理通道医境现

"穷理尽性以至于命"出自《周易·说卦传》。

不同的学科领域对"理"、"性"、"命"的见解虽不尽相同，但大义一般不相违。"穷理"者，是指推究事物的原理，推理若致极处，这个过程就包括尽"性"与"命"。"性"者，有云"心性"；"命"者，一般谓"天命"。但如果从《中庸》"天命之谓性"一语出发，则"性"与"命"似无本质区别；再从"率性之谓道"言，则"性"、"命"、"道"也无太大隔阂，故将"天命"理解为"天道"似亦无不可。

"穷理尽性以至于命"颇有"格物致知"况味。以朱熹《四书集注·大学章句》对"格物致知"之注作此句之解似亦合拍。其简注为："格，至也。物，犹事也。穷推至事物之理，欲其极处无不到也。"而进一步的解释为："所谓致知在格物者，言欲致吾之知，在即物而穷其理也。盖人心之灵，莫不有知，而天下之物，莫不有理。惟于理有未穷，故其知有未尽也。是以《大学》始教，必使学者即凡天下之物，莫不因其已知之理而益穷之，以求至乎其极。至于用力之久，一旦豁然贯通，则众物之表里精粗无不到，吾心之全体大用无不明矣。此谓物格，此谓知之至也。"而"一旦豁然贯通，则众物之表裏精粗无不到，吾心之全体大用无不明矣"。岂非"尽性以至于命"？

在这里，"物"即所需认知的对象；"格"是认识对象的方法或手段；"穷理"是认知的目的；"求至乎其极"，是认知活动的指向及终极目标；而"吾心之全体大用无不明矣"则是认知的最终效果。即从明理而到规律的总结以致悟道，与《易》"穷理尽性以至于命"的内蕴实无二致。

若从中医学出发，则"穷理尽性以至于命"可理解为以自然、人体为研究对象，通过穷究其理，以达到对天人知识及规律的把握。

可惜的是，对"知"的理解，今人仅局限在"知识"范畴。如《现代汉语词典》对"格物致知"的解释是："穷究事物的原理法则而总结为理性知识。"[1]其所言的仅是理。而"知"的本意应是"知性"，包含了智慧与知识，即道与理并举。中医与西医的区别要点就在于：西医本质上没有求道的欲望，故为说理之医学；中医是以理求道，以道统理，道理一体的医学。出是观之，现今中医的各种"化"中的不少操作实际是以西医之理，盲人摸象般地分割中医的道与理，能否求得真知，读者可自思。

关于道与理的关系，在《道之篇》中将会有更彻要的分析。

---

[1] 中国社会科学院语言研究所词典编辑室. 现代汉语词典［M］. 北京：商务印书馆，2002：424.

温故以启新

本篇的技术性内容较多，对初涉《易》者，以下的简要温故或有助于理清思路，强化所学，以达知新或启新之目的。

第一节　《周易》基本知识巩固

（一）经与传

《周易》由《易经》及《易传》两部分组成。

《易经》由六十四卦卦符、卦名、六十四卦卦辞、三百八十六条爻辞组成。

《易传》为解经之作，传文有七种（七翼），即：《彖》、《象》、《系辞》、《文言》、《说卦》、《序卦》、《杂卦》。其中，《彖》、《象》、《系辞》各分上下两篇，共十篇（又可称十翼）。

构成《周易》的《经》与《传》是两个不同时代的产物。分而言之，《易经》是一部占筮书，含有哲学内涵，集占筮易之大成。其形式是符号与文字系统的结合，具有较大的解释空间。《易传》是一部哲学书，突破了《经》卜筮中的巫因素，建立起自己的道-理体系。形式上主要是文字理论，以注释为主。

合而论之，则《周易》具有占筮、哲学、方法学、史学、儒学、伦理学、社会学和科学等多领域的学问，而使其性质复杂化。《经》、《传》的结合使符号系统与文字推演相得益彰，开之后各科推演方式的先河。

（二）卦与爻

1. 卦

卦有八经卦与六十四别卦之分。八经卦是按"易有太极，是生两仪，两仪生四象，四象生八卦"的模式，由阳爻 ▬ 及阴爻 ▬▬ 以不同组合按三重叠的方式叠合演化而成。

六十四卦由八经卦两两相叠为六个爻组成。由于六十四卦是由八卦两两相叠而成，因此八卦两两间就可能形成复杂的关系。

卦位，即两经卦相重之位，常用的有上下之位、前后之位、内外之位、左右之位、远近之位、刚柔之位、象形卦位、旁通卦位（错卦）、反象卦位（综卦）、交对卦位（交卦）、互卦、变卦等，卦位属于卦象的有机组成部分。较复杂而易混淆的后五者，已在前文作过比较，可参看前文表5。

2. 爻

爻分阴阳，其中阳爻 ▬ 代表阳性的事物或现象，阴爻 ▬▬ 代表阴性的事物或现象。

爻位包括爻上下排列、天人地位、阴阳位、同位、贵贱之位、得位与否、承、乘、比、应等内容。爻位分析是《易传》解读六十四卦所采用的重要方法，主要从阴阳爻在卦中的位置，尤其是相互间的关系来理解其所包含的意蕴。简要复习可参看前文表6。

3. 卦爻解读

卦爻解读主要有爻位法、取象法、取义法。

爻位法主要用比、应、承、乘、位、时、中、贵、贱、刚、柔等解读六十四卦及变爻。

取象法，就是将卦、爻所象征的各种现象、事物或引申之象找出来，然后用这些象来解释卦、爻辞，以此串连起卦、爻象与卦、爻辞之间的联系。常用之象有卦象、爻象、卦序象等。

取义法与取象法有别，不以具体的物象、事象为主要参考，而是从较抽象的德行、性能、意义出发来解释卦爻。

在实际解释卦爻象与卦爻辞时，爻位、取象与取义不能截然分开。爻位本含象，象与爻位又蕴义，三者多错杂兼用，仅是重心所落不同。

以上知识，是《易》的基本功，明乎此，不敢说学《周易》就一马平川，毫无碍滞。但至少在研玩时是道通理明，事半功倍。当然，古朴晦涩的卦爻辞还须参看一些文字注解以为助。

第二节　学《易》主要学什么？

我们学《易》主要学的是什么？毫无疑问，学的主要是思维方式与其中哲理。八卦皆有自身意义，六十四卦又由八卦排列组合相叠而成，其中的上下之位、前后之位、内外之位、左右之位、远近之位、刚柔之位、象形卦位等均可构成复杂的关系。前面示范过的小型卦阵全部由错综之卦构成就可见一斑，更不用说还有交卦、互卦、变卦等变化。因此卦与卦间就有种种或明或暗、或隐或显、或宏或微、或横或纵的内部关系网，由此造成了六十四卦每卦的象征意蕴并不单一，而是形成一个潜在的、庞大的联系网，此卦的象征意义可对彼卦象征意义起补充、提示、启发、提升、延展、反证或反拨作用。

对于《易》来说光是卦的关系仍未算全面，更细致、更动态的变化还要看爻。《易》以六位与六爻的关系为基础，以阴、阳、时、位、中、正、比、应、承、乘等为审视原则，提供了一个从时间、空间、条件等全方位、全过程分析与解决问题的方法。

中国人为什么善于搞关系？中医为什么长于研究关系？文化

基因不就在这里了吗？

《易》的思维方式就是中医的思维方式。这种思维方式，不是单一的、线性的、对称的、纯逻辑的、顺向的，而是辐射的、多角度的、多层次的、纵横交错的、立体交叉的、逻辑与形象相合、透彻与混沌相映、宏观与微观相参、动态与静态相衬、形而上与形而下相照、顺向与逆向相激的。这种思维方式及其动态性、开放式的结构可整合我们观察世界的不同视角，故能更整体地把握全局，只有这种思维才称得上"弥纶天地之道"。这是一种"智慧"式的思维。

中医为什么要学《易》？中医与《易》，有着诸如阴阳、变易、简易、中和、整体、象数、趋时、位变、顺势等相通的思维观及知识层面的援《易》以为说。这些内容，在本篇所作的初步探讨的基础上，后续的《道》、《象》、《数》等篇将有更多的展现，那将是在明源知流下的了解与把握。正所谓："予故曰易具医之理，医得易之用。学医不学易，必谓医学无难，如斯而已也，抑孰知目视者有所不见，耳听者有所不闻，终不免一曲之陋；知易不知医，必谓易理深玄，渺茫难用也，又何异畏寒者得裘不衣，畏饥者得羹不食，可惜了错过此生。然则医不可以无易，易不可以无医，设能兼而有之，则易之变化出乎天，医之运用由乎我。运一寻之木，转万斛之舟；拨一寸之机，发千钧之弩。"（《类经附翼·医易义》）

反思现今的中医学习，并没完全体现《易》的思维方式。如病、证、治的关系，教材或教学多以一病而分列数证，而每证又往往是单一纯证，此单一证又对应某一方。美其名曰为：系统化、条理化、客观化，但本质却是线性化与格式化。因为，这才符合西方主流观念的"科学化"。但，这是真正的中医思维吗？中医是按线性思维创造并发展起来的吗？

凡临证者都知道，临床之证多为兼证、合证，甚至是多病多证相合、相兼，如果说世上没有两片树叶是完全一样的，则世上也不应有两个患者的临床表现及整体背景是完全一样的，同中有异，异中有同，千变万化，才是证的本象。可怜的求学者们，却在按几乎不变的纯证来学习如何按图索骥，甚至是刻舟求剑。一到临床才发现，所学与实际大多货不对版。

什么原因？说白了，就是学术上的自我矮化，自我从属，漠视自身学科特点，盲目照搬西方的科研与教科书模式。把西方思维当作唯一科学或唯一成熟的思维。不错，西方的思维方法，尤其在形式逻辑上确有可取、可借鉴之处，三段论的逻辑推导的确严密。但西方思维在科学上也是有其适用点的，前提就是这门学科是严格在西方思维指导下产生并发展起来的。可惜中医并不符合这一点。我们不能说西方思维不含"智慧"因素，但它似乎更像是"知识"型思维。因此，借鉴西方思维无妨，但以此来全面取代东方思维是否行得通？实在不难想象，因为中医不是纯粹的知识之学，它更接近智慧之学。

或者反过来问，西方思维是否具备与中医有源流关系的《易》思维的所有特点？如果不是，则《易》思维仍有很大的应用价值。《易》的"一阴一阳之谓道"、"形而上者谓之道，形而下者谓之器"、"立象以尽意"、"位、时、中"、"生生之谓易"、"易穷则变，变则通，通则久"等范畴与命题至今仍启发、指导着中医。因此中医之变应是顺应自身发展规律的因适之变。而不是漠视客观规律，以现代化之名，为求变而强变，对中医行"弃道从器"的零割之实。

2009年4月下发的《国务院关于扶持和促进中医药事业发展的若干意见》明确指出："中医药作为中华民族的瑰宝，蕴含着丰富的哲学思想和人文精神，是我国文化软实力的重要体现。"但若中医顺着"弃道从器"之路而行，则几如自动放弃中医的文化内核部分，当它自身都没多少中华文化时还如何能体现中国的文化软实力？日本、韩国与一些伊斯兰国家，在自身文化保留得很好的同时，现代化程度不也很高吗？这直接启示了我们，并不是一个国家或民族要跟自己的古文化过不去才能实现现代化的。

西方著名心理学家荣格曾言："几年以前，当时的不列颠人类学会的会长问我，为什么像中国这样一个如此聪慧的民族却没有能发展出科学。我说，这肯定是一个错觉。因为中国的确有一种'科学'，其'标准著作'就是《易经》，只不过这种科学的原理就如许许多多的中国其他东西一样，与我们的科学原理完全不同。"[1]荣格之言至少包含了三个信息：一，《易经》代表一种科学形态；二，科学不仅仅只有一种形态；三，"科学原理完全不同"可能是指因应研究对象而选择的建立科学理论的思维方式与具体操作不同。

对于《周易》，朱清时院士的看法是："在复杂性科学出现后，人们已经开始知道，中医并不是迷信而是复杂性科学的一个部分。近一时期我还在努力想通过《周易》中的阴阳、八卦、生消来理解中医，我认为阴阳、八卦也是用来描述复杂事物的基本形态以及这些形态是如何转化的……如果将她看成是描述复杂性事物的泼墨山水的一种描述方法，用她来描述这种状态是如何转化的，对此进行研究就成了复杂性科学。"[2]

归纳起来，《周易》有四要素：象、数、理、占。众多学派，形成三种走势：象数易、义理易、象义易。

其中的"象"在中医应用最多，除本篇所涉及的卦象与爻象外，应用的更广的是"图象"。"图象"主要有"太极图"、"先天八卦图"、"后天八卦图"、"十二消息卦图"、"河图"、"洛书"等。

"数"除本篇介绍过的爻数、八卦先天数外，尚有河图数、洛书数等，是《周易》关于事物关系的数理表达，也可视为对"象"的定量或补充研究。

"义理"走的实际就是《易传》的路子，结合象数，从德行、性能、意义出发来解释卦爻所含的义理，提出了不少有意义的命题。

[1] 卫礼贤，荣格. 金华养生密旨与分析心理学［M］. 通山，译. 北京：东方出版社，1993：143.
[2] 毛嘉陵. 哲眼看中医［M］. 北京：北京科学技术出版社，2005：14.

着重从八卦所象征的物象、卦爻象、先天数、阴阳奇偶之数、九六之数、大衍之数及天地之数来解说《周易》的文义，把宇宙万物符号化、数量化，并在各领域加以运用的，称为象数易；而着重从卦名的意义和卦德来解释《周易》，得意忘象，注重阐发其中的哲理内涵或人文意义者，则为义理易。象数与义理的关系，并非势如水火，而是象数为显，义理为隐；象数为《易》之形式，义理为《易》之内涵，《易》的本质就是以象、数来表达义理，此为象义易。

中医所涉，象数易、义理易、象义易三势俱全。

《易》的内容博大精深，本篇尚不能完全涵盖，后续各篇仍会因需而"谨摭易理精义，用资医学变通"。

"义理"在本篇已有发挥，在《道》之篇我们将继续研讨。"太极图"、"先天八卦图"、"后天八卦图"、"十二消息卦图"亦在该篇现身。

"象"在本篇仅为观念性初涉，真正的展开将在《象》之篇，那或许是最实用，也最好玩的一篇。

《数》之篇主要讨论"河图"、"洛书"及其应用，也可能是疑窦最多的一篇。

"二十四节令图"将出现在《时》之篇，那是实用性、启发性较强的一篇。

《和》之篇是容涵性最广的一篇，亦或多或少地会涉及《易》。

此为《易》之篇的结语，亦是后续篇的预告，取《易》"生生"之意也。

道之篇

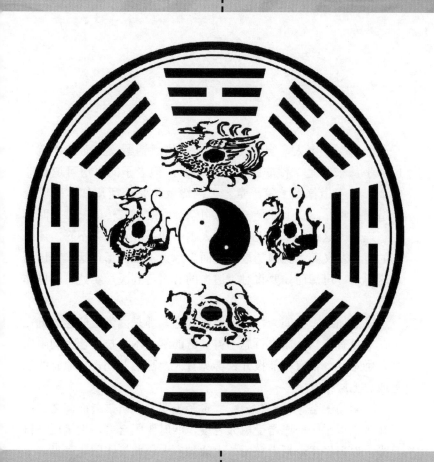

人法地，地法天，天法道，道法自然。

——《道德经·二十五章》

道，真的不可道吗？

　　"道"于国人，自古至今都是个热门话题，坐而论"道"也似乎从来都是一件非常有境界的事，但老子的"道可道，非常道"（《道德经·第一章》）的慨叹也是众所周知。所以论"道"虽雅，感觉上却是一个只可意会，难以言传的玄妙东西，想想连老子这么一个有大智慧的人也不知是故意深藏不露，还是真的言难及义而"犹抱琵琶半遮面"地说了上面那句话，言说尚且这样难，可想而知要将对"道"的心悟落到医学实处，就更非易事了。

　　既然如此，我们为什么还要研究它？那是因为道的魅力就在于，一旦有所悟，原来百思不得其解的学、术、技、艺上的阻碍处、疑难处，都有可能拨开云雾见青天，豁然开朗，使原有的识见或更上层楼。

　　《素问·著至教论》云："黄帝坐明堂，召雷公而问之曰：子知医之道乎……愿得受树天之度，四时阴阳合之，别星辰与日月光，以彰经术，后世益明，上通神农……此皆阴阳、表里、上下、雌雄相输应也，而道上知天文，下知地理，中知人事，可以长久，以教众庶，亦不疑殆，医道论篇，可传后世，可以为宝。"明确提出了医之有道，此道"可以为宝"。但"子知医之道乎？"真是对当代医者的一大问。现时之医，就算听过"医道"二字，也大多仅把它当作古代习惯使用的有名无实之词，或朦胧觉得确应有一个"医道"，但这应是玄之而又玄，只能意会，不能言传，更谈不上操作的东西。

"道"果真是玄之又玄，难以操作吗？非也！只不过是我们习惯了以学、理、术、技来研医贯医，却不知以学、理、术、技研医则可，贯医却不可。真正能贯通医的是"道"，正所谓"吾道一以贯之"（《论语·里仁》）。中医的学、理、术、技均须在"道"的统贯下方能机圆法活，清澈空灵而显其活泼生机。

"道"何以能贯通天、地、人、万物？因为它是先贤们立足宇宙，神涵太虚，原天地之本，达万物之理，而获得的宇宙法则，或曰真知、至知。因此可统天人、可统万物。

"道"之为用以"究天人之际，通古今之变"为目的，具体运作则是"人法地，地法天，天法道，道法自然"。在这里，"天道"是"人道"的根据，就医学而言，"人道"是"天道"在医学领域的展现与应用。现在的问题是即便知医应有"道"者也大多仅把此"道"当作凌空蹈虚的理念，不知如何去"法"。

更有甚者，根本不知中医有"道"，把中医当作纯粹的"理"来研究，若论纯粹的"理"，西方的形式逻辑是专门研究它的。因此当把脱离了"道"所统的中医之"理"拿去与西方成熟模式下的"理"比较，一种学科的自卑感就油然而生，学术心灵因之而失落。这些现象反映了当前中医界存在着的一个问题，即知医而不知"道"久矣！然"道"恰恰是中医理论的核心，是中医的灵魂。

体悟中医之道有何意义？《医述·序》云："夫医之为道大矣哉！体阴阳五行，与《周易》性理诸书通；辨五方风土，与官礼王制诸书通。察寒热虚实脉证，严于辨狱；立攻补和解方阵，重于行军，固难为浅见寡闻道也。"因此，重新解读"道"和"医道"内涵，揭示道与学、理、术、技的关系，思考悟道的思维方式及其与现代科学思维方式的异同，将对中医继承和发展大有裨益。

第一节 可道之道

什么是道？对这一问，大多会望文生义，最直接的反应可能就是道路，比如人行道、铁道等。直觉的反应不一定不靠谱。汉代许慎《说文解字·辵部》说："道，所行道也。从辵首。"见图58。辵，疾走长行也，首，面之所向也。意思是，要达某一目的地，人们都习惯循道路而

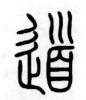

图58 道（小篆）

行，因此道就成了必由之路。《尔雅》训为"一达谓之道"，这个表达就有些层次了，可引申为规律、法则、道理，而清代段玉裁《说文解字注》就说："道者，人所行，故亦谓之行。道之引申为道理，亦为引道。"

道字中有"首"，清代王念孙《读书杂志》谓："道从首声，故与首字通用。"则"道"在古代还有"肇元"、"起始"的意思。因此，哲学内涵的"道"字就具有宇宙本原、万物之始与天地自然规律的基本含义。

先贤立"道"的目的之一是"推天道以明人事"。中医所涉，正是典型的天道与人事，作为宇宙本原、万物法则的"道"，在中医理论体系构建时，自然就成为所效的规律与准则。是以中华医道的本质是"天人之道"，若未明此"道"，仅有医学知识的叠架，就难说已得中医之真。

"道可道，非常道"，虽然用语言来描述精深博大的"道"永远都可能词难尽意。但"道"既然有本原和规律的意思，那么毕竟还是有大致可归纳的部分，我们姑且称为"可道之道"。以下，笔者就不揣浅陋，来道它一道。

（一）本原之道

世界的本原是什么？这是古今中外智慧者们共同思考的问题。

中国哲学史上第一次回答这个问题的是老子。他提出了"道"为万物之宗、为天下母的思想。《道德经·二十五章》说："有物混成，先天地生。寂兮寥兮，独立不改，周行不殆，可以为天地母。吾不知其名，字之曰道。"阐明了道先于天地生，又是化生天地万物的本原。

而其生成的过程，老子简要地归纳为："道生一，一生二，二生三，三生万物。万物负阴而抱阳，冲气以为和。"（《道德经·四十二章》）此处的"道"被老子形容为："视之不见名曰夷，听之不闻名曰希，搏之不得名曰微。此三者不可致诘，故混而为一。其上不皦，其下不昧，绳绳兮不可名，复归于无物，是谓无状之状，无物之象，是谓惚恍。迎之不见其首，随之不见其后。"（《道德经·十四章》）说的是"道"无规定，无界限，以无为本，它无处不在，却看不见、听不到、摸不着，不是具体的存在物，是为虚体。

至于"道生一……"句，不同的领域，有不同的解读，于中医这样的实用领域，"一"，通常被理解为混沌元气或与《易》对应的太极，而"二"则是阴阳二气，因此，"一生二"既可理解为气分阴阳，由元气产生出阴阳二气，也可解读为"太极生两仪"，在这里，"太极"与混沌元气同义。阴阳二气交感冲和，在一个统一体中，一以统二，一中含二即为"三"。在阴阳交感即"三"的前提下，阴阳对立制约、互根互用、消长平衡、相互转化，生生不息，化生万物。其过程可简化为图59的模式：

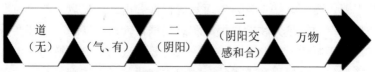

图59　老子宇宙生成模式

《淮南子·天文训》对老子模式进一步具体化："天地未形，冯冯翼翼，洞洞灟灟，故曰太昭，道始于虚霩，虚霩生宇宙，宇宙生气。气有涯垠，清阳者，薄靡而为天，重浊者，凝滞而为地。清妙之合专易，重浊之凝竭难，故天先成而地后定。天地之袭精为阴阳，阴阳之专精为四时，四时之散精为万物。"更为形象地描画了宇宙生成从"无"到"有"，或从"一"到"多"的过程。归结起来，就是下面这个模式，见图60：

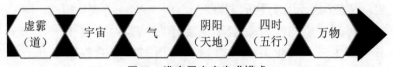

图60　淮南子宇宙生成模式

这里要注意：说老子之道以无为本，仅仅是因为这个"道"莫可莫状，难以言说而已，并不是真的一无所有，"无"，可视作一种概括上的简便。而之后出现的"道气论"的实质就是将"道生一"两步合为一步，即"道"就是"一"（气），而"一"之后的演化过程则与老子及《淮南子》所论并无实质区别，因此，"道气论"是仅论从"一"到"多"的过程。

不管上述哪种"道"，它们的共同点都是把"道"理解为宇宙本原，万物之始。

（二）规律之道

《道德经·二十五章》曰："人法地，地法天，天法道，道法自然。"什么是"自然"？是不是自然界？如果这样认为，实是一种误读。"然"在古汉语里有"如此，这样"的意思，所以这里的"自然"解释为自己如此，自为自化更为恰当。"道法自然"即"道"效法本身自然而然的特性。由此可见老子的"道"是形而上的，是万物的总根源和总根据，天地、万物、人都要受其规律所制约，因此是天、地、人均要效法的对象，换句话说，"道"就是自然界和人类社会的根本规律与基本法则。然而，形而上总不免被不理解的人贴上"虚玄"的封条，实践中不易操作，因此就有了"天道"、"人道"、"阴阳之道"、"孔孟之道"、"圣人之道"、"君主之道"、"君子之道"等各领域既遵循大道又更易把握的具体"道"的衍化了。

医学作为实用之学，在不忽略道本原特性的前提下，更关注的是可循之"道"，即规律之"道"。医学研究的对象是天、地、人，既然人的行为以地为法则，地的行为以天为法则，则观察天地自然的规律就成为必然。天地自然最明显的规律体现莫过于寒去暑来、四季交替、日升月落、昼夜往来，这些现象都可以用"一阴一阳"来概括，因此"阴阳之道"就成了医学领域最常遵循的法则。《灵枢·病传》谓："明于阴阳，如惑之解，如醉之醒。"由于《易》以"一阴一阳之谓道"为命题，其阴阳之论深而广，因此，医之阴阳深受《易》之阴阳影响而深具"道"的特性。更由于医须精细，因此，阴阳之外，五行学说的渗入，使对天、地、人的现象规律解释更具融通性与丰富性，由是"五行之道"亦为医家所奉。

《庄子·知北游》谓："通天下一气耳。"因此阴阳、五行的本质均是气，均由一气所化而来，则阴阳、五行的规律之道就可落实到"气"的本原上，本原之道与规律之道由是相通。"道"既然是化生天地万物的本原，当然就规定了天地万物的运动变化规律。作为天地万物共遵的规律，自然就含有道能通万物；道使万物通的意蕴。因此，各领域学者，在学习本领域知识的基础上去感悟"道"及其运用就成了境界提升的必由之路。

第二节　中医是否讲道理？

（一）道与理有何区别？

"中医不讲道理"，这是一些对中医有误解、有看法，或未识中医之真的人常说的一句话。果真如此吗？我们来看看道和理到底是怎么回事。

什么是理？最简朴的理解，就是纹理。《说文解字·玉部》解："理，治玉也。"玉是有纹理的，而且非常细密，最讲究顺纹理而治，由此而引申为事物的条理、道理、原理、真理和规则，有时亦涵藏规律的意思，在某些语境下甚至与"道"相通。

道与理，是古代哲学里的一对重要范畴，因常并称而被人混为一谈。其实二者的区别不小，不弄清这一点，我们对中医的评价就无法做到中肯。

道与理的第一层区别：道是宇宙本原，是世界万物之"所以然"的内在总规律，理则是道在万物的具体体现。各种不同的事物，各具自身特殊的理，所以《韩非子·解老》指出："道者，万物之所然也，万理之所稽也。理者，成物之文也。道者，万物之所成也。故曰：'道，理之者也。'物有理不可以相薄，故理之为物之制。万物各异理。万物各异理而道尽稽万物之理。"

同篇的"凡理者，方圆、短长、粗靡、坚脆之分也，故理定而后物可得道也"。认为具体事物都有各自的属性、特质，它们存在着短长、大小、方圆、坚脆等方面的差异，它们的具体规律也各不相同，所以说"万物各异理"，但各种事物的特殊的理，又共同体现或吻合于作为宇宙根本规律的道。所以说"道尽稽万物之理"。朱熹《周易本义·序》亦有相近的概括："散之在理，则有万殊；统之在道，则无二致。"

道与理的另一层区别是道简而理详。

关于"理"之详，戴震的认识又较朱熹精到，他认为"理即分理"。他说："理者，察之而几微必区以别之名也，是故谓之分理。"（《戴震全书·卷六》）即是说，"理"是对事物内在规定性的区分与识别，是察微而知详的，每一具体事物都具有特殊的规律，明"理"就是察其详而明其区分。他还认为"理为条理"。"在物之质，皆有文理……盖气初生物，顺而融之以成质，莫不具有分理，则有条而不紊，是以谓之条理。""理为条理"可说是"理为分理"的逻辑延续，有区分的各事物之间必然存在其自身的特征、演化秩序和类别的关联。戴震的"理"已近似于现代科学所言之"理"了，为中国的科学研究提供了思想基础。

关于道之简，《周易·系辞上》说："乾以易知，坤以简能。易则易知，简则易从；易知则有亲，易从则有功；有亲则可久，有功则可大；可久则贤人之德，可大则贤人之业。易简，而天下之理得矣；天下之理得，而成位乎其中矣。"这里的"易简"可理解为"道简"，即人们常说的"大道至简"。

"道简"至少包括了以下内涵：其一，简单演化复杂。"道生一，一生二，二生三，三生万物"是这种模式，"易有太极，是生两仪，两仪生四象，四象生八卦"也是这种模式，万物分别源于至简的"道"或"太极"。其二，简可驭繁。基于复杂由简单演化而来的前提，逻辑上就可做到执简御繁。张岱年先生在谈到易的方法时提到："象虽至赜，理则至简，于繁杂之现象中，探求其易而简者，乃能了别其根本规律。"[1]这是告诉我们，《易》把握纷繁复杂的现象是借助于"象"来实现的，同象、类象即同类，同类相动，同气相求，有分类就有共通规律，这个共通规律，就是"道简"。其三，简则易知。"易则易知，简则易从"即言"道"或者说"规律"是很容易懂的，是普通百姓都能明白的，因此也容易掌握与运用。最幽深的道理，往往有着最朴素的外表，体现为最简约的形式，如中国的太极图、爱因斯坦的$E=mc^2$这个公式。即所谓"易简，而天下之理得矣"。

简而言之，条分缕析是理，贯通妙悟为道，道可统理，理从属于道，是道的具体化，道与理，反映的是普遍规律与特殊规律不相分离的辩证关系。因此，两者常常合称为"道理"。

（二）格物致知道理明

或问：要穷理而通道，有什么具体方式？答曰：四个字——格物致知。

---

[1] 张岱年. 中国哲学大纲［M］. 北京：中国社会科学出版社，1982：540.

什么是"格物"？程颐认为："格，犹穷也；物，犹理也。犹曰穷其理而已矣。"（《二程遗书·卷二十五》）因此，"格物"就是穷究万物自然而然之理。比如，以地球为视点时，太阳为什么有东升西落，月为什么有阴晴圆缺；生活之所见中，火为什么炎上，水为什么润下；在中药的不同部位中，为何花叶多能发散，藤多能舒筋……都在穷理之列。

什么是"致知"？朱熹说："致，推极也；知，犹识也。推及吾之知识，欲其所知无不尽也。"（《四书集注·大学句章》）即以自己心中之知去学习推究万物之理而致穷尽。

至于"格物"与"致知"的关系，朱熹接着说："所谓致知在格物者，言欲致吾之知，在即物而穷其理也。"要做到致知，必须先格物。《现代汉语词典》[1]将"格物致知"解释为："穷究事物的原理法则而总结为理性知识。"这基本上就是我们所说的科学的观察与分析方法了。所以，在近代西学东渐之初，"科学"二字在中国的最早翻译就是"格致"这两个字。

"格物"与"致知"的关系还可进阶。朱熹认为："格物，是物物上穷其至理；致知，是吾心无所不知。格物，是零细说；致知，是全体说。"《朱子语类·卷十五》，即格物是一事物一事物去获取知识，是知识在量上的积累；致知，是内心所有知识的贯通，是认识上质的提升，即学进乎道。若以朱子此说为据，现代科学主观上没有求道的欲望，它要求的是明白万事万物具体而微的理，虽有致知之意，似乎更偏零细说的"格物"层面，其致的是小知，即戴震所言之"理"；中医学强调的是以道统理，理中显道，学进乎道、术进乎道、技进乎道，虽有格物之举，但更偏重举一反三贯通全体的"致知"，追求的是从致小知之"理"到致大知之"道"。走的是物理——尽知即证道理，一理触物而发即是万理的路子。

---

[1] 中国社会科学院语言研究所词典编辑室. 现代汉语词典［M］. 北京：商务印书馆，2002：424.

回顾中医各种化研究走过的路子，大多更像是零细说的"格物"，追求的是致小知的"理"，而忽视了充满灵气的全体上致大知的"道"。现代还原分析科学"整体零割"的实证方法，虽仍可观，但在医学上，面对宏观复杂的天人关系、生命体中错综的体系组织关系与更复杂的微观环境，已难免局部解释有理，整体意义失准或失统的问题。这种一味求小理而弃大道的做法，果能得中医之真吗？不能无疑！

反过来，中医虽然重"道"，却要注意另一种倾向，即不切实际的谈玄论道。中医是一门实践性科学，讲究的是理论指导实践，实践反证理论，或据实践而创新理论。理、法、方、药要丝丝入扣，而不能悬空论道。诸般妙想，都要在临床实践上验证。正是朱子所言："圣人不令人悬空穷理，须要格物者，是要人就那上见得道理破，便实。"（《朱子语类·卷十四》）

"格物致知"亦可作学习方法的指引，中医的学习，既要在文字上下工夫，但也不能纯在文字上下工夫，理论是死的，在用中方能显活，重在临床印证、不断反思。朱子说得好："只是做工夫全在自家身心上，却不在文字上。文字已不著得思量。说穷理，只就自家身上求之，都无别物事。"（《朱子语类·卷十四》）"致知、格物，只是一事，非是今日格物，明日又致知。格物，以理言也；致知，以心言也。"（《朱子语类·卷十五》）所以中医，是非有心者不能学好的学问。

因此，不是中医不讲理，而是中医学的"理"，非如西医之纯理，实为在医道统摄下的医学原理。欲明中医道理，既可以道推理，亦可知理而悟道，由此而达道通理明之境。从这个意义出发，中医不单讲理，而且通道，如果要咬文嚼字的话，中医才是真正讲"道"、"理"的学科。

体天之道

我们现在谈起中医，总要提到一个关键词，就是"天人合一"。那么什么是天人合一呢？让我们先从了解"天"开始。

在老子提出"道"作为宇宙本体和基本规律后，"道"的概念为诸家所吸收和发挥，具有自然意义的宇宙之"天"的观念也渐与"道"的概念相融，更与气、阴阳、五行思想相结合，形成了"天道观"的哲学基础；而天文、气象、历法、物候、医学等领域或学科的发展，则成为其科学背景。

古人讨论宇宙奥秘，实质上是以人为中心，围绕着天人关系这个核心来展开的。于是"究天人之际，通古今之变"这种思想就逐渐由潜到显，在实用领域，"道"的根本意义就很容易被归结于"天"之"道"中。由此，哲学基础与科学背景相合，逐渐发展成为一套系统、规整的理论体系。而对此"天道"的把握主要依赖于体证"天道"的自然变化规律并由此形成理性认识。

第一节 宇 宙 之 演

说到"天"，很多人会联想到"宇宙"。宇宙是什么？人们虽然经常用这个词，但不少人对其内涵是不甚了了的。关于宇宙，《淮南子·齐俗训》有言："往古来今谓之宙，上下四方谓之宇。"即宇宙包含时间与空间两个维度。张衡的《灵宪》进一步说："宇之表无极，宙之端无穷。"表明了宇宙包含无限时空。所以古代"天地"二字的内涵要视语境而定，或与宇宙同义，指无限时空；或仅指天空日月星辰与山河大地的自然空间。

关于宇宙本原和演化，中国古代有两种代表性的论述：

一是将"道"（无）作为宇宙的本原，如老子之道，以及王弼提出的"道者，无之称也，无不通也，无不同也，况之曰道。寂然无体，不可为象"（《论语释疑》）的"以无为本"的本体论。他们都是在宇宙生成之前提出了一个"无"或类似于"无"的阶段，作为宇宙产生的本原，我们姑且称之为无生宇宙说。

这个学说以老子的"天下万物生于有，有生于无"为据，进而有"太易者，未见气也；太初者，气之始也；太始者，形之始也；太素者，质之始也"（《列子·天瑞》）之说，此处太易阶段几近乎"无"，未见气、形、质；而太初、太始、太素，依次见气、形、质，是为"有"，更具体的进阶就是弥散之气是"气"的本原状态，气聚则成形，形成则质具。

二是将"气"（有）视作宇宙本原并有参与宇宙生成过程。《管子》的"精气"化生万物说是其发轫；王充的"天地合气，万物自生"（《论衡·自然》）认为天地万物都由元气聚合生成的元气自然论，是其发展；张载的"太虚无形，气之本体；其聚其散，变化之客形尔"（《正蒙·太和》）认为太虚虽无形无相，但并非空无，而是布满了气，气聚则为万物，万物散则为气，复归于太虚，气是太虚（宇宙）的本原，这是气本论或"气"（有）说的进一步深化，且在实际运用中具有较好的解释性。

而《淮南子·天文训》的宇宙生成模式（见图60）则将无中生气，气变而化生天地万物的观念逐步清晰与图式化。

第二节　历法之式

在一个以阴阳五行为基本架构的时代里，历法就是以古天文为基础，按天道规律将年、月、日、时等时间单位或周期按不同的需要组合成具有阴阳五行特性规律的时间系统，这个时间数学模式又反过来为阴阳五行的计量化、规律化运用提供了合理范本。使之更具天地之道的特质。关于古代与医学相关的历法，学者马文辉[1]作了较系统的整理，介绍了其中五种，现撮其要于下：

①六爻历：六爻历是最古老的历法之一。周期特征为：一年两季六节十二支六十周三百六十日。其中六日为一周，三十日为一支，六十日为一节。

②五运历：五运历是夏代的古历法，它是十干历的基础。周期特征为：一年两季五运十干三十六旬七十二候三百六十日。其中五日为一候、十日为一旬、三十六日为一干、七十二日为一运。

③八卦历：它是建立在观察、测量、计算"日影"基础上的历法。周期特征为：一年四季四时八卦（风）三百六十日。其中十五日为一气，四十五日为一风（卦），九十日为一时。

④五运六气历：也叫干支历，是五运历和六爻历的复合历。把干支相复合便产生了六十甲子记日法。这一历法一直沿用数千年。

⑤阴阳历：是六爻历和八卦历的复合历。这一历法的形成和完善是建立在观察和实测基础上的，是最具生命力和特色的天文历法。它既考虑了太阳视运动同气候变化的内在联系，又考虑了月亮视运动月相变化同人们的夜间生产活动与潮汐规律的关系，创立了大小月和闰月的方法，使两种周期巧妙地结合起来，形成了十二月、二十四节气。

---

[1]马文辉.古天文历法是中医基础理论的思辨框架［J］.中国中医基础医学杂志，2003：7.

此外，尚有律吕纪月法，律吕纪月法是用古代音乐方面的律调名称来纪月的方法。《礼记·月令篇》对此有系统的记述。律和吕都是指古代音乐的音调，因为律吕共十二个调，正好与历法中的十二个月相同，古人便把两者联系起来，用于纪月。十二律的排列次序由低到高，就把最低的音调配以正月，接下去依序配合，形成一套固定的纪月名称。

对于地球时间周期的来源，古人与今人的认识是基本一致的：昼夜是地球自转的周期，月是月亮绕地球公转的周期，而节气与四季则是由地轴与公转轨道的夹角所造成。而以"推天道以明人事"为能事的医学，实需对古历法与其基本功用有一大致了解。关于不同历法的具体应用，我们在《时之篇》或会因应需说明的具体内容作出恰当的展开。

关于"天道"，以人类的视角看，一言以蔽之：就是宇宙自然规律，作用于地球生态系统的概括。

原医之道

第一节　天　人　之　道

如果说天人关系是中医学探讨的核心问题，那么，"天人合一"就是其精髓所在，天人合一的视点是以天究人，以人验天，天人互参，天人相应。而"天"与"人"所合、所感、所应就落实在"道"上。

（一）天人之应应于医

天人之道的内核是"天人合一"，"天人合一"思想最终要落实在"天人相应"上才具可操作性，而"天人相应"的逻辑前提是"同气相求"。

"同气相求"的观念先秦已有，乾文言云："同声相应，同气相求，水流湿，火就燥，云从龙，风从虎，圣人作而万物睹，本乎天者亲上，本乎地者亲下，则各从其类也。"《庄子·渔父》曰："同类相从，同声相应，固天之理也。"《吕氏春秋·应同》谓："类固相召，气同则合，声比则应。"

发展到西汉董仲舒则为"同类相动"，《春秋繁露·同类相动》说："故气同则会，声比则应，其验皦然也……美事召美类，恶事召恶类，类之相应而起也。如马鸣则马应之，牛鸣则牛应之。"既然"同类相动"，则天人关系中只要证明天人同类，就应能相互感应，于是就有了"天有阴阳，人亦有阴阳。天地之阴气起，而人之阴气应之而起；人之阴气起，而天地之阴气亦宜应之而起，其道一也"以及《春秋繁露·阴阳义》的"以类合之，天人一也"之说。

再进一步将"类"精确化，则是天地法度与人之气数相应的"人副天数"了。《春秋繁露·人副天数》曰："惟人独能偶天地。人有三百六十节，偶天之数也；形体骨肉，偶地之厚也；上有耳目聪明，日月之象也；体有空窍理脉，川谷之象也；心有哀乐喜怒，神气之类也；观人之体，一何高物之甚，而类于天也……是故人之身，首妾而员，象天容也；发，象星辰也；耳目戾戾，象日月也；鼻口呼吸，象风气也；胸中达知，象神明也；腹胞实虚，象百物也……天地之符，阴阳之副，常设于身，身犹天也，数与之相参，故命与之相连也。天以岁终之数，成人之身，故小节三百六十六，副日数也；大节十二分，副月数也；内有五藏，副五行数也；外有四肢，副四时数也……于其可数也，副数；不可数者，副类。皆当同而副天，一也。"须注意，董仲舒讨论的天人关系虽多以自然现象比类，但这里讨论的"天"是人格神的"天"，而"人"则为社会属性的人，董仲舒所重视的是天有刑罚之威，强调"天"对"人"的德威并用，以此来提高王权，因此，在设计上将天人关系人格化与伦理化。

而真正以自然之"天"与自然属性之"人"来探讨天人同类与感应的是《黄帝内经》。《灵枢·阴阳系日月》云："天为阳，地为阴；日为阳，月为阴；其合之于人奈何？岐伯曰：腰以上为天，腰以下为地，故天为阳，地为阴。故足之十二经脉，以应十二月，月生于水，故在下者为阴；手之十指，以应十日，日主火，故在上者为阳。"《灵枢·邪客》有："天圆地方，人头圆足方以应之。天有日月，人有两目；地有九州，人有九窍；天有风雨，人有喜怒；天有雷电，人有音声；天有四时，人有四肢；天有五音，人有五脏；天有六律，人有六府；天有冬夏，人有寒热；天有十日，人有手十趾；辰有十二，人有足十趾，茎垂以应之，女子不足二节，以抱人形；天有阴阳，人有夫妻；岁有三百六十五日，人有三百六十五节；地有高山，人有肩膝；地有深谷，人有腋腘；地有十二经水，人有十二经脉；地有泉脉，人有卫气；地有草蓂，人有毫毛；天有昼夜，人有卧起；天有列星，人有牙齿；地有小山，人有小节；地有山石，人有高骨；地有林木，人有募筋；地有聚邑，人有腘肉；岁有十二月，人有十二节；地有四时不生草，人有无子。此人与天相应者也。"《素问·气穴论》亦有"余闻气穴三百六十五以应一岁"等论述。

客观地说，在"同气相求"的正确前提下，进一步精确化的"人副天数"反由于其精确对应而存可商之处。《春秋繁露》不乏合理的类比，但牵强之处也不少见。《黄帝内经》的对应描述较为实用，却也不能说毫无附会之处。但其中传达出来的以气为感应中介，以阴阳象、五行象等来划类的"人与天地相参"的思想对探讨自然，尤其是医学的天人关系却是大有启发的。

（二）宇宙之模模示医

对于宇宙的发生和发展（《素问·天元纪大论》）是如此表述的："太虚寥廓。肇基化元，万物资始。五运终天，布气真灵，总统坤元。九星悬朗，七曜周旋，曰阴曰阳，曰柔曰刚，幽显既位，寒暑弛张，生生化化，品物咸章。"。把宇宙的发生过程称作"肇基"，即广阔无限的太空是化生的基元，而五运及阴阳规律支配着元气充满天地而有星体运行、季节更移、生命活动的变化，生生化化而有了多姿多彩的世界。

而对"太虚"两字的认定，王冰以"空玄之境"作注，称其为"真气之所充"；张志聪以"空无之境"作注，称其为"大气之所充"，此应为"道气论"的体现。受此影响，医家多持"气"生宇宙说。当然，"气"的无形特性容易体现其为宇宙本原，而"聚则成形"、"散则为气"又使其成为有形与无形之间的一种联系，更具客观实在性与机制解释性而为医家所用。而在宇宙的演化上，《素问·天元纪大论》的描述与《淮南子·天文训》实是异曲同工，尤其重视气—阴阳—五行的变化与运作。

　　古代宇宙模型中影响最大的浑天说以地球为中心的视野来观察宇宙，与天体测量学中的球面天文学的出发点基本一致，即假想地球正处一个"天球"中心，这样才能用坐标表现出天体的方位及其视运动，从而量度天体的位置，计量天体的运动。浑天仪（见图61）可以以精确的天文观测事实来论证学说本身，而依据这些观测事实来制定的历法又具有相当的精度，使地球的季节更替，寒暑相移，万物的生长收藏都有了节律依据。而球面坐标系，尤其是以六节和二十四节气来标度太阳运行规律的黄道坐标系的采用，为五运六气学说烙下了天文历法背景之印。

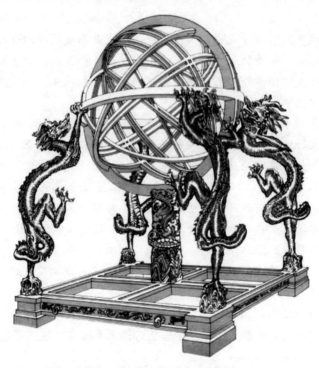

图61　根据文字仿绘的浑天仪

（三）历法之印印在医

《素问·六节藏象论》说："天度者，所以制日月之行也，气数者，所以纪化生之用也。"《素问·宝命全形论》亦说："天有阴阳，人有十二节，天有寒暑，人有虚实。能经天地阴阳之化者，不失四时，知十二节之理者，圣智不能欺也；能存八动之变，五胜更立，能达虚实之数者，独出独入，呿吟至微，秋毫在目。"在"天人相应"思想指导下的中医学无论构架还是医疗实践都与天文历法密切相关。历法的出现使得医道可从较易让人产生凌空蹈虚感的观念落到这一周期性天地运行的数学结构模式的实处中。

关于古天文历法对中医思辨框架的影响，学者马文辉[1]有以下归纳：

对中医阴阳学说的影响：寒暑、昼夜是形成阴阳学说对立交感的基础；春夏秋冬四时是形成阴阳学说互根互用观的基础；六气是形成阴阳学说三阴三阳循环恒动的基础；八正、八风是形成阴阳学说中时空统一观的基础。

在对中医藏象学说的影响方面：《黄帝内经》藏象学说是在天文历法的先验模式框架基础上构建的，以四时藏象理论为代表。八卦藏象理论是在四时藏象理论的基础上发展和完善的；五行藏象学说是在四时藏象学说基础上根据五行属性发展和完善的；六节藏象理论是在六爻历的天文历数模型基础上构建起来的藏象学说；五脏六腑十一脏是五运六气历图式人体的产物。

在对中医经络学说的影响方面：经典的六经十二脉完全是建立在六爻历的六节或六气（三阴三阳）十二月或十二支的天文历法基础之上的思辨框架上。

马氏认为，由于中医学的基本理论框架来源于天文历数，因而，中医学从诊断到治疗整个理法方药无不深烙历法的印记。

---

[1]马文辉. 古天文历法是中医基础理论的思辨框架［J］. 中国中医基础医学杂志，2003，7：28-32.

正所谓："不知年之所加，气之盛衰，虚实之所起，不可以为工矣。"（《素问·六节藏象论》）因此，历法是"天人相应"在律上的表达，呈现出一定的"气数"规律。

综上所述，中医学的特征是天地与生命同构，着重天道与人道的契合，并推演天地法度与人之气数相应。其理论与实践是以气—阴阳—五行自然规律为依据、以生命现象为关注重心。其内核是天人合一学说，其体现主要在天人交感的内容，五运六气的运作以及天文、历法、气象、物候等学科领域与医学的相参运用上。因此中医学又可看成是天人一体的天地—生命科学。

《医原·张序》云："道之大原出于天，凡道之所分寄，亦必探原于天。医其一端也。盖天之道，不外阴阳五行。禀阴阳五行之精气而人生焉，感阴阳五行之戾气而人病焉。"

作为本原之道，中医学倾向于以"气"为道的"道气论"；作为规律之道，中医学更多的是参照阴阳、五行的规律与法则。种种自然与医学现象的背后是两千年来不变的气—阴阳—五行宇宙观共识，所有理论与实践都或隐或显地立足于一个气-阴阳-五行化的天道中。

为证中医之道与理，我们可分别从气、阴阳、五行内容所蕴的道理来体会，看看中医是如何"格物致知"的，看看中医是否不讲道理？是否有验无理？是否悬空说理？还是大有道理？

第二节　气　之　道

（一）道以气为本

"气"是中国文化的最深层底蕴，"道气论"将"气"视作宇宙本原。天地万物均由元气聚合生成，气以聚、散两种基本形式存在，其中弥散之气是"气"的本原状态，气聚则成形。张载谓："太虚无形，气之本体；其聚其散，变化之客形尔。"说的是太虚虽无形无相，但并非空无，而是布满了气，气聚则为万物，万物散则为气，复归于太虚，故气是太虚（宇宙）的本原。

以气为基，气可分阴阳、五行，则阴阳的本质是阴阳之气、五行的本质是五行之气。而阴阳之气、五行之气同样具有或聚或散的不同表现形式。即《医门棒喝》所云："当知万物化生，虽出阴阳五行之陶冶，实由浑元一气之转旋气凝而成质，质消还为气，气无形而质有形。"由于气的本原性质，中国古代几乎所有的学术领域都以气为基来构建理论框架，百家之说也因此"元气"而有了最根本的连接纽带而互相呼应，交织成一个整体。

从这个角度上看，"气之道"就是中医学的根本道。《素问·宝命全形论》的"人以天地之气生，四时之法成"、"夫人生于地，悬命于天，天地合气，命之曰人"说明元气不但是构成宇宙的本原，也是构成生命的最基本物质。天人一体，首先是一此本原。《素问·五常政大论》的"气始而生化，气散而有形，气布而蕃育，气终而象变，其致一也"则指出"气"运动不息，是化生万物的本原。自然界的万物生长、发育、繁衍和变更是与"气化"的过程相一致的。《素问·天元纪大论》更提出："在天为气，在地成形，形气相感而化生万物矣。"其天人相感之意更表露无遗。张景岳《类经·摄生类》云："夫生化之道，以气为本，天地万物莫不由之。故气在天地之外，则包罗天地，气在天地之内，则运行天地，日月星辰得以明，雷雨风云得以施，四时万物得以生长收藏，何非气之所为？人之有生，全赖此气。"将天人一气的观念表达得淋漓尽致。

（二）元气论VS原子论

在教学中，由于元气论不像阴阳、五行学说那样能方便地以规律或体系的形式呈现，例证又丰富多彩，其所涉的主要是宇宙本原这种抽象而闷、不太容易简单说清道明的终极话题，兼之"气"之一字在现代人感观中总有老土之感，故学习者对此论多不上心，甚至认为可有可无。然此论真的是食之无味，弃之可惜的鸡肋内容吗？

从学习的角度看，元气论作为哲学背景，其凸显在知识层面的内容虽然没有阴阳、五行学说明显，但作为中国文化的最深层底蕴，若对其理解未透，不但大大影响对中医体系内容的深度把握，更易在中医学发展的路向上迷失。

若纯粹就"气"论"气"，以现代人不太深厚的国学功底，确实难以理解得玲珑透彻，幸好关于世界的本原，古代西方也有一个与"元气论"接近对等的学说，就是公元前4—前5世纪，留基伯和他的学生德谟克利特主张的"原子论"。这里，"元"与"原"同义，"气"与"子"则可看作是基元单位的各自表述，这是在唯物本体论上两论所见略同处。但两说深层之异更值品味，比较元气论与原子论就是审视铸就了东西两大文化体系差异的文化基因。由于中医学以元气论为根，西医学以原子论为基，是以这种剖析最容易把中西医学体系的深层内蕴，诸如不同的思维风格、学术思想乃至具体内容以较清晰的方式呈现出来。

归纳起来，元气论与原子论大抵区别如下，见表8。

表8　元气论与原子论的区别

比较项	元气论	原子论
世界本原	元气	原子
存在形式	散则无形，聚则成形，有无间可转换交流	原子有形，虚空为无，有无间不可转换交流
形态预见	无限可分	最终物质
自然观	有机论	机械论
作用形式	阴阳相互作用	原子在虚空中运动
动力源泉	内部阴阳矛盾	未有解
发生机制	分化	组合

比较项	元气论	原子论
注意中心	关系实在	物质实体
整体观	元整体	合整体
研究方法	整体、宏观、外拓	分割、微观、深入
哲科意义	哲学与科学并具	初为哲学，后引入自然科学

以下为叙述方便，表中关联性较大者以某项为中心作连带讨论，不逐项分割而探：

①世界本原：中国的"道气论"视"元气"为宇宙本原。《鹖冠子·泰录》谓："天地成于元气，万物成于天地。"西方则以"原子"为构成宇宙万物的基元物质。著名哲学家张岱年先生将两种本原之细微处表达得妙趣横生："西洋哲学中之原子论，谓一切气皆微小固体而成；中国哲学中元气论，则谓一切固体是气之凝结，亦可谓适成一种对照。"[1]表面看来，两论均肯定了世界本原的物质性，所异仅因不同的文化背景与语言习惯而分别归结为"元气"和"原子"，虽异曲却似同工。但若细究，两说又存深刻差异。

②存在形式：元气的本原状态是无形而弥散状态之气，王夫之谓："气弥沦无涯而希微不形。"（《张子正蒙注·太和》）但气聚则可成形，所谓散则为气，聚而成形，即有形实体是气，无形虚处也是气，有无之间可转换交流。张载括之为："太虚无形，气之本体，其聚其散，变化之客形尔。"

由于阴阳学说的导入，阴阳特性之一是无限可分，因气可分阴阳，据此逻辑，则气也是无限可分的。换言之，在中国的宇宙构成观中不一定存在某种最终物质。《庄子·天下》中惠施所说的"一尺之捶，日取其半，万世不竭"大抵也是这个意思。事实

---

[1] 张岱年. 中国哲学史大纲［M］. 北京：中国社会科学出版社，1982：39.

上，现代科学直到现在也只能说发现一些基本粒子，尚不敢轻言最终物质。气的无限可分性大大地增加了气的变数以及说理上与时俱进的优点，譬如不管现代科学最微观的物质单位发展到那个层次，都可说未离气的范畴，还预留了进一步细化的空间。

原子论认为世界的本原是原子和虚空。原子的存在形式是有形。"原子"，在希腊文的原意有"不可分割"之义，因此，其所指的是最后的不可分的物质微粒或单位。据此，世界万物都是由微细而不可分，具形质、质量的原子所构成。由于每个原子都是毫无空隙的，因此，它的基本属性是"充实性"。与之相对的虚空的性质则是空旷，是绝对的无，仅给原子活动提供空间。原子与虚空之间不存在转换与交流。因此，在本原问题上，虚空对原子仅起衬托作用，真正的万物本原还是原子。

张岱年谓："中国哲学所谓气与西方哲学中所谓物质是相当的，却也有差别。西方是以固体物为模式而提出物质概念的，物质的存在形态是原子、粒子。中国古代是以气体物为模式而提出气的概念的，可以理解为波粒的统一。中国所谓气的概念没有西方传统哲学所谓物质的机械性，却表现为一种含糊性，应该正确理解。"[1]除波粒的统一外，再深究，由于磁石吸铁、日月吸引海水形成潮汐的现象古人也以气作中介来解释，因此，"气"亦应含现代物理"引力"及"场"等内涵。

我们再看看张岱年对"气"特点的归纳："总起来说，中国传统哲学中所谓气，有几个特点：气凝聚而成为有形有质之物，气是构成有形有质之物的原始材料；气是有广度深度可言的，即是有广袤的；气是与心相对的，是离心而独立存在的实体；气是能运动的，气经常在聚散变化过程中。从这些特点看，中国哲学所谓气与西方哲学所谓物质是基本类似的。但中国哲学所谓气又有两个特点：气没有不可入性，而贯通于有形有质之物的内外；气具有内在的运动性，经常在运动变化之中。在中国古代哲学

---

[1]张岱年. 张岱年全集：第四卷［M］. 石家庄：河北人民出版社，1996：466.

中，气、形、质有层次之别。质是有固定形体的（此质不是今日一般所谓性质之质）。西方古代哲学所谓原子，用中国传统哲学的名词来说，应云最微之质。而中国古代哲学则认为万物的本原是非形非质的贯通于一切形质之中的气。这气没有不可入性，而具有内在的运动性。这是中国古代唯物论的一个基本的观点。"[1]

关于最终物质问题，19世纪英国化学家道尔顿将原子论引入化学，说化学元素均由不可再分的微粒组成，这种微粒称为原子，并以原子为据对元素作了一些规定，形成了近代原子论。但近现代的研究对此一直在修正中，如原子并非最小单位，而是由更小粒子（中子、电子、质子）构成。目前物理学认为的基本粒子可以分为夸克、轻子、规范玻色子和希格斯粒子四大类。由于科学的不断发展，人类对物质构成与关系的认知逐渐深入，因此基本物质单位的定义也在与时变更，一般不轻言最终物质。当代物理界的两大支柱理论——量子论与广义相对论存在的不太咬弦处，有望被当今物理学最前沿的弦理论或M理论整合，而这两者用的都不是粒子模型而更像是波状模型。因此，就最终物质问题或物质的不同表现形式角度来看，元气论明显较原子论更具前瞻性。

③作用形式：由于元气可以分阴阳，因此，其作用形式或内部动力就是在相互交感中的阴阳对立制约，互根互用，消长转化，自和协调的内部矛盾。即《易》之阴阳在氤氲中的相推、相荡、相摩。

运动是原子固有的属性，虚空为原子的运动提供了场所。形状、体积和序列不同的原子互相结合，就产生了各种不同的复合物。原子分离，物体便烟灭。但原子为什么自己能运动，德谟克利特却没能作出解释，因此，原子虽在观念上具自动之意，形式上却又不得不在外部寻找动力之源。

④自然观：由于气本无形，气细无内，大无外，亦无间隙，故

[1]张岱年. 张岱年全集：第四卷［M］. 石家庄：河北人民出版社，1996：490-491.

无所不通。《管子·心术上》说："无形则无所抵牾，无所抵牾，故遍流万物而不变。"由于有形无形之间可转换交流，故乍看互不相干的万物可通过"气"的中介而成为互有联系的整体。这样，就构成了一幅形在气中，气在形中，形与气融融相交的宇宙气化图景，由此导出的就是万事万物一气相牵的有机联系自然观。

原子有形，既然万物均是由分散存在的"原子"组合而成，而原子与虚空之间又不存在转换与交流，因此万物均可分解，可以把整体分解为部分，再据需要把部分一层层分解为更小的部分，直到原子本身，由此导出万物可以或应该分割来看的机械自然观。

⑤整体观：由于中医学强调整体观念。因此，不少人以为整体观是中医特有并区别于其他医学的特点。这里似乎存在着理解上的某些偏差，其实元气论与原子论都有整体观，区别在于两者质方面的差异。

"元气论"的整体是一个"元整体"。即认为以元气为基的宇宙是一个混元整体，万物均由元气分化而来，即混元整体分化出其内部不可分割、相互联系的各个部分。就如宇宙逐级分化出星系—星球—地球—万物—生物—人—系统—脏腑组织—精血津液—气。其形式可为气化气、气化形、形化气、形化形，一切事物都处在气化流衍之中。在这里，整体是原生的，部分则派生于整体，故而整体决定着其内部的各部分，形成一个真正融会贯通的宇宙整体。

更基于气的运动性，这个元整体是处在不断的动变过程中，在这个整体中，任何一个局部有形、无形的微细变化，都可因一气相牵而会引起整体的相关反应，这个整体的本质或基础就是气的变化流衍。因此，元整体具有不可分割性。整体若作分解，失去联系的各部分均不具完整性，整体亦失去混元之性。只有在天然的、不可分割的状态下才可准确把握事物的完整本质，避免以偏概全的一孔之见。

"原子论"的整体是一个"合整体"。原子是构成宇宙的最终物质，万物均由原子组成，原子—物质—小局部—大局部—整体就是其组合过程。因此，整体是由从小到大的各个部分综合而成。部分是原生的，整体派生于部分，虽然部分可受整体背景影响，但作为边界清晰的部分亦可离开整体而单独存在，在方法学上就是部分可以分割研究。既然部分综合成了整体，因此部分决定整体就言之成理了。

⑥研究方法：由于气本无形，又无限可分，所以研究气之"形态"在逻辑上来说应是徒劳无功的，故元气论容易导向对形态研究和解剖分析的淡漠。又因气不断运动，有形与无形间又可交流潜通而具可入性，形与形、形与气、气与气间没有任何隔阂，整体以难以分割的不间断状态存在，万事万物由不同的气聚散而成，更可因气而建立联系，一切事物都处在气的流衍及气化氤氲之中，从而形成一个真正融会贯通的宇宙元整体。因此，其关注的重心是关系实在而非物质实体，观察视野偏于宏观，研究方法更关注联系性及协调性，将部分联系成整体或置于整体中观察。甚至以物我齐一，主客相融的方法来"直参造化"。正是基于元整体以天地人一体的最广阔视野动态地看世界，中医学形成了以气相牵的天人相应、形神合一、脏腑—经络—形体官窍一体的理论系统。

从原子论的视点看，由于万物均由有形之"原子"组合而成，"原子"是最终物质，部分决定整体。且原子与虚空不存交流，万物均可分解，只要技术跟得上，若将研究对象一层一层地降解，理论上应可还原到"原子"水平。最终物质的找到就意味着事物或现象的终极原因将会呈现。将此基本信念贯彻到科研中，就是把整体分拆为部分来观察，以部分来解释或组合整体，其关注的重心是物质实体而非关系实在，研究方法更关注于纵向深入，微观分析。在这种不断降解、深化的探微寻幽过程中，各自然学科得以延伸进步。不难看出，还原论思维或还原分析方法的哲学基础就是原子论。在此观念下，西医学采用解剖方法，将人逐层分解以还原、分析，自是研究的必然途径。

⑦哲科意义：古希腊的原子论仅具哲学意义，直到道尔顿将

之引入化学才成为科学概念。元气论从一开始就既具哲学意义，又深深地渗透到各传统学科中而各具实际科学内涵。中医即以此为根基建立理论体系，在派生的气学说中又演绎出不同层级、不同用法的各种"气"概念。

元气论与原子论之辨将引发对现代中医研究方法的反思，这一点，我们将在本节稍后处待对中医之气有较清晰了解后再作讨论。

（三）一气贯中医

1. 道——理以气通

就"气"而言，哲学主要关注的是天地万物的生成本原及演化过程，讨论的是天地自然之气而具"道"的意义；医学以人体之气为重心，亦涉自然之气，着重探讨人体生命活动的各种功能，疾病的病因、病机变化以及天人之气的相感、相应。是"道"——"理"相贯的学问。

从元气论的自然观出发，宇宙是个一气混元的统一体，气是构成宇宙万物的基元，人处天地自然中，当然也就和宇宙万物的构成同源，都是由气构成的。故《素问·宝命全形论》说："人以天地之气生，四时之法成。""天地合气，命之曰人。"在有形的生命体是由气聚而成的基础上，下一层次的人体脏腑组织等有形之体亦有气聚而成。再进一步，人体生命活动所需的基本物质——气、血、津液、精等也是由气以不同的方式或聚或散而成。因此，中医学"气是构成人体的基本物质"的观念实乃哲学之气在医学人体上的转注。

至阴阳、五行、精、气、血、津液等具体内容时，哲学之气的内涵与人体生命活动的具体现象解释再进一步相合。具体而言：

当基元之气以"阳化气"、"阴成形"的形式或阴阳不同功用的特征呈现，即为阴阳；以五行特性呈现，即为五行。

当基元之气凝为液态时，可据形质与功用不同再细分：清稀运速，以滋显功者为津；稠浓运缓，以养为能者谓液；更稠而生养者为精；津渗于脉与营气合，色红而能养者为血。

当基元之气以散在、无形、活动性很强，类似于自然界气态形式，且以推动、气化、防御、温煦、固摄等功能呈现时就是狭义之气。

由于以上物质的基元相同，因此，人体的气血、精气、津血、精血均可互相转化。此即气化形、形化气、形化形、气化气等不同的气化形式在人体的显示。

人体从整体到脏腑组织，再到气、血、津液、精等均可与自然之气以"同气相求"的方式相感、相应。

至此，哲学之气向医学科学之气的转化过程基本完成，自然之道与人体之理亦由此贯通。

再进一步，就是医学之气本身按需分领域及分层次的问题了。

2. 狭义之气

就人体气的来源分，不外自然界清气、水谷精气以及先天精气三类。

就组成、分布、功用而定，则有元气、卫气、宗气、营气之分。

一身之气分布于脏腑经络即为脏腑经络之气，此气常以功能形式表现出来，其状态则以相关功能的旺衰或障碍与否来判断。

气以物质实有言，则为对各脏腑、经络起激发与推动作用的动力源泉或物质基础的概括，通常表达为极细微物质。

故气于人体是物质与功能的统一体。

气的运动称为气机，气机的表现形式是升、降、出、入。

气之为病，或为亏虚，或为升降出入异常之气滞、气逆、气陷、气闭、气脱。

与哲学之气比较不难看出，哲学之气强调的是 "通天下一气耳"的"气一元观"，概括广泛；医学之气要分析复杂的生命活动并兼顾与自然的互应，因而就需元气、宗气、卫气、营气、脏腑、经络之气等专门而特定的划分。

3. 气、炁之辨

不时在一些古养生书上见一"炁"字，从语境与表义看，似与"气"之义近，这两个字是否同义？顺带一议。

"炁"音同"气"，与"气"的确义近，但若细辨则显其异："炁"是道家和养生学中常用的概念。"气"则医家、养生家均用，并有进一步的元气、卫气、宗气、营气之分。"炁"与"气"若单独出现，则各自表达，无须分辨；但若在"气"与"炁"同时出现的语境中，则"炁"指先天之炁，"气"为后天之气。

"气功"一词以现代内涵正式开始使用是20世纪50年代，但当时一般认为对"呼吸之气"的调整是这一修炼形式的基本特征，因此，"后天气"取得了冠名权，即成了"气功"。事实上，气功是以古典哲学为思想指导，以调心、调息、调身共融为特征，以增强人体体质，开发人体潜能为目的的身心锻炼技能。

因调心、调息、调身的比重或技术要点不同，"气功"就有了层次或名目之分：

若以"有为法"练之，如刻意以意识控制的呼吸吐纳、导引，或设计动作配合呼吸的太极拳、八段锦等，并非纯出自然者，是为"气功"。

若往深练，调心（神）的比例及入静要求就越来越高，当元神完全主事，达到《金刚经》所云的"一切有为法，如梦幻泡影"、"凡所有相，皆是虚妄"之境；或《道德经·第十六章》所言的"致虚极，守静笃"的练神还虚、练虚合道，返璞归真、天人合一之界。所得之气即谓"真气"，故《素问·上古天真论》云："恬惔虚无，真气从之。""真"者，先天本原也，此即为"炁"。因此，当练功进阶到"元神"烹炼"元精"化为"炁"时，当为"炁功"。

因此，养生学上"炁"的质量（或纯度）远高于通常意义上的"气"，练功的人，也有"欲求难老，须求此炁"之说。

另外要说明的是：练"炁"以神与张岱年先生"气是与心相

对的，是离心而独立存在的实体"之语并无矛盾，盖张先生所言者是宇宙之气，哲学之气，此"气"当然不以"心"的意志为转移而独立存在。而在形神合一的人体中，一切均受神的支配，气（炁）自也不例外，这是自然之气于人体之气（炁）的运作区别之一。

4. 气升降之道

前述作为本原之道，中医学倾向于以"气"为道；作为规律之道，中医学更多的是参照阴阳、五行规律与法则。

则由本原之道所演，天人合一、道—理相贯之气在人体的运作，所循规律亦不离阴阳、五行法则，并主要体现在脏腑气机的升降上。

（1）气机升降圆运动

气运动的基本形式是升、降、出、入。而气的升降出入过程主要是通过脏腑的功能活动来体现。以一脏功能而言，常是升中寓降，降中寓升。如肺主呼吸，呼气是升、出，吸气是降、入；肝之疏泄，调畅气机，以升为主，但其利胆与促进男子排精、女子排卵与排经却又含降意；肾主水液，肾阳蒸津，浊中之清气化上行是升，浊中之浊形成尿液排出体外是降。

以脏腑间的协调言，更常以升降显示。如图62所示，太极图左阳右阴，左主升右主降，中间为升降之枢轴。应于人体脏腑，脾胃居中，一升一降，为气机升降的枢纽。肝应春木，主疏泄，

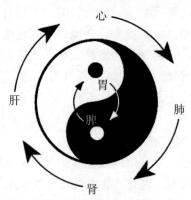

图62　脏腑气机升降图

从左而升；肺应秋金，主肃降，从右而降，为气机升降之圆的外翼。心火宜降，肾水宜升，水升火降，相互为用，即为既济。既济者，水火之轮运转，升降由此启动。可见，人体的生命活动，无一不是脏腑升降出入的体现。

然上论仍简，意犹未尽，个中意蕴于临证思路之启迪，尚可深论。

①心肾相交升降启：心五行属火，配离卦☲，居太极图之上而属阳；肾五行属水，配坎卦☵，居太极图之下而属阴。两者的关系主要表现为阴阳、水火、升降间的互制互用、平衡协调。从阴阳交感观念看，位于下者，以上升为顺；位于上者，以下降为和。所以，心火当下降于肾，肾水须上济于心，这样心肾之间的生理功能才能协调，心与肾若建立这种联系称为"心肾相交"，亦《易》所云的水火既济卦☲。此卦坎水居离火之上，上水能制约下火，下火能蒸腾上水，相互为用，故云"既济"，如图63。

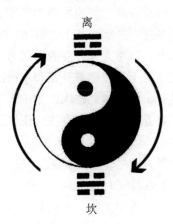

图63　水升火降既济图

"既济"于人体言，喻心火能降于下而温肾水，肾阳得心火之助则蒸水上腾以制心火，如是则水火既济，心肾相交而相谐。

然心属火，本居上，火性又炎上；肾属水，本居下，水性又润下，两者易分不易合。因此水升需上达的动力，火降亦需下行之引子，即"既济"是需要条件的，那么条件在哪里？我们再复习一下《周易》的知识。在《易之篇》八卦的基本知识中有卦主之说。《易纂言外翼·卷一》云："小成之卦八，震巽下为主，坎离中为主，艮兑上为主，此因乾坤交易而定也。"具体到坎、离两卦，则卦主为坎☵中之阳爻与离☲中之阴爻，此即"坎离中为主"。坎配肾，坎中之阳即肾中之阳，火处水中，则易蒸津而使肾水上济，此自然界"地气上为云"之象；水既上济，即补离中之阴，离阴充足，其性降，仿若"天气下为雨"，引领离火下温坎阳，坎阳得离火之助，其力更充，蒸水化气之功愈强，更助离阴带动离火之降……如此不断坎离互转，水火既济，呈良性的功能循环。此即《医理真传》所言的"故子时一阳发动，起真水上交于心，午时一阴初生，降心火下交于肾。一升一降，往来不穷，性命于是乎立"之意也。

心肾相交的意义并不仅局限在两脏间的功能协调，更是全身气机升降的动力，然心肾两者何为原动力？基于火性炎上原理，当阳居下位，其气温升方能煦及其上之脏腑，且阳性主动，故坎中之阳（肾阳、命火）当为人体升降的原动力，下降的离火则为其最大助力。如此，阴土得暖则脾升，和木得煦则肝升，启动人体太极左半圆之温升。此理置之临床，如中气下陷之证以补中益气丸治之，若效不著者，可加肾气丸少火生气以助温升；若不用丸而用补中益气汤，笔者则常以李可的肾四味（补骨脂、淫羊藿、菟丝子、枸杞子）益之。若阳虚无力助肝升之证，同样可以在疏肝、升肝基础上以肾气丸为助。

阳升至极则阴降，离中之阴（心阴）滋洒，燥金得润，肺能顺降；阳土受霖，胃方和降，旋转人体右半圆之凉降。古方麦冬之用颇堪玩味，麦冬一味能滋心、润肺、益胃，故滋阴或功兼滋阴的名方如麦门冬汤、沙参麦冬汤、百合固金汤、益胃汤、一贯煎、生脉饮、竹叶石膏汤、玉女煎……中屡见其身影，其道理或在于右半圆之凉降自心而降，方能甘霖遍洒。

朱丹溪《格致余论》云："人之有生，心为之火居上，肾为之水居下，水能升而火能降，一升一降，无有穷矣，故生意存也。"

②脾升胃降枢轴转：脾胃共居中焦，脾主升清，运精微与津液上达；胃主降浊，降食糜与糟粕下行。《临证指南医案》说："脾宜升则健，胃宜降则和。"脾升胃降对于人体全身气机的调节起的是中轴枢转作用。黄元御于《四圣心源》中谓："四维之病，悉因于中气，中气者，和济水火之机，升降金木之轴。"彭子益的《圆运动的古中医学》承此意进一步论证："中气左旋则木火左升，中气右转则金水右降，转者由上而下，旋者由下而上。中气为轴，四维为轮。"即中土脾升胃降为一身太极的枢纽，在此枢纽的升降带动下，肝木、肺金、心火、肾水四维均绕其周而旋转，共同完成人体生命的气化圆运动。

枢纽不是空谈，临证可法。譬如心肾不交的失眠，清心益肾同时，亦可旋转脾胃枢机，以促水火既济。南方人阳热易偏于上、外而亏于下、内，因此心火旺、肾阳虚之心肾不交失眠者不在少数，笔者在临床上常以交泰丸加龙骨、牡蛎、白术、茯苓治之，效果颇佳。方中黄连清心火，味苦能降，不仅降心火，亦可降胃浊；肉桂温肾阳，引火归源，肾阳暖则脾土得温而自能升。《医宗金鉴》云："脾阳苟不运，心肾必不交。"南方不仅热，而且湿，湿易伤脾，则白术、茯苓一燥一渗，燥者温化而升清，渗者利湿而降浊；黄连、肉桂、白术、茯苓合而斡旋中州，运转枢轴，使水升火降，交相既济；龙骨、牡蛎镇心安神，引浮阳下潜，则心肾益交。

③肝升肺降外翼旋：中医向有左肝右肺之说，常遭诟病，这是以解剖学观点，对中医观点断章取义的一例。此说非言肝、肺的解剖位置分列人体左右，而是依太极之圆，以左右为路径，肝从左升、肺从右降，协合为人体升降之外翼。

太极左升右降之说主要源于中国东南西北不同的地理阴阳环境。中国南方阳气旺，日照时间长，《周易·说卦》有："圣人南面而听天下，向明而治。"南面、向明即面向阳，主吉，于建筑物则利于采光。所以，自古以来从帝王到普通老百姓住的房子都以坐北向南为习惯。此时，南在前，北在后，东在左，西在右。而东方（左）是太阳升起的方位，西边（右）是太阳下山的方位，左阳右阴、左升右降的观念由此产生。《素问·阴阳应象大论》曰："左右者，阴阳之道路也。"中医藏象学有着明显的重功能轻结构倾向。肝主疏泄，以木气之升发、条达、舒畅、宜升为生理特性，应于四季之春，一日之晨，方位之东，为少阳之处，故从于左；肺主肃降，以金气之肃降、收敛为生理特性，应于四季之秋，一日之夕，方位之西，为少阴之处，故从于右。左肝右肺之说由是产生。至于肝肺的解剖位置古人早有明述，并无错位。

在这里，我们还要明白一个道理，中医所言的气机升降并非垂直升降，而是太极圆转的升降。圆，才有可能于旋转之中升极而降，降极而升，升降相因，相反相成，相互协调。如果是垂直升降，则降将有碍升，升将有碍降了。是以肺气的肃降与肝气的升发升降相因，相反相成，成人体气机升降之外翼，协调人体气机保持升降平衡状态。

对肝气郁结证，笔者一般以四逆散或柴胡疏肝散治之，多能奏效。偶若未果，则加一味前胡，于大队疏肝、升肝之品中，微降肺气，以使肝升肺降，相因相成，太极旋转，一身之气自转，每能增效。柴胡与前胡本就常相须为用以协调升降。《本经疏证》谓："柴胡主肠胃中结气，前胡主心腹结气；柴胡主饮食积聚，前胡主痰满胸胁中痞。足以见柴胡之阻在下，前胡之阻在上，在下则有碍于升，在上则有碍于降，去其阻而气之欲升者得升，欲降者得降……夫在下之阴必系阳为阴遏，柴胡之治，能畅阳而仍不离于阴，故阴亦得随阳而畅，在上之阻，定因阴不从阳；前胡之治，能化阴而复不扰夫阳，故阳亦得同阴以化，阳畅则升，阴化则降。"

既为外翼，则肝升、肺降就不纯粹是两脏间的关系，他脏他腑亦可一借其力。如补中益气汤以黄芪、升麻升中土之脾气，然脾居太极之中，恐其升力有未逮，顾肝位太极之左，肝从左升，力矩较长，易于带动力矩短的脾升，是以加一柴胡，从肝、从木、从少阳之升以助脾升。《雷公炮制药性解》谓柴胡："补中益气汤用之，亦以其能提肝气之陷者，由左而升也。"《本经逢原》亦云："柴胡能引清阳之气，从左上升，足少阳胆经之药。"肝升助脾升的药有了，然则降肺以助降胃的药有没有？有！枇杷叶、竹茹可降肺亦可降胃，是一举两得之药。

参考力矩作用，再考究力量，肝气、肝阳易亢不易虚，肺之肃降有赖呼吸，而呼吸是可以自调的，则两翼升降之力当较中轴为强，则左半圆之升常依肝木之升，右半圆之降需赖肺金顺降。

综合而论，在人体气机升降调节的功能配合中，心肾相交为一对，脾胃枢纽为一对，肝升肺降为一对，此配偶之功。肾、肝、脾，从左从阳而升，为一组；心、肺、胃，从右从阴而降，为另一组，此同心之力。肾、肝在下，在下者宜升；心、肺在上，在上者宜降；脾胃在中间，则一升一降，此交感之道。如此，各显其功，各得其衡，人体气机升降之圆运动自能相谐而旋。

若轮失其转，多为配偶失谐，或同组离心，或交感不再，当察而调之。

（2）升降法时诊治活

《周易·系辞下》的："变通者，趣时者也"以及乾文言所言的"终日乾乾，与时偕行"中所倡的"变通趣时，与时偕行"观是中医法时理论的源头。因此，《黄帝内经》有脏气法时观，再深化一步就是人体的升降法时。

升降法时理论在临床应用中常体现在诊、治两个方面。

①诊：若肝气郁结之证，如以气机郁为主者，到春天往往减轻，皆因得万物复苏，春阳舒展之气助，郁气易散，故证减；然以情志郁为主者则未必尽然，因春阳之气可助肝气，肝气更旺，而情志发于心，心情受社会因素影响当大于受自然因素影响，心情一郁，被阻之肝气不得升疏，所蓄之猛力四泄则易为害左邻右舍，故情志郁为主者常于春天加重。再如心火旺之证多在夏季加重，皆因心阳升旺于夏，两阳相叠故也。

②治：《古今医统大全·脾胃门》云："夫时禁者，必本四时升降之理，汗下吐利之宜。大法春宜吐，象万物之发生，耕耨科斫，使阳气之郁者易达也。夏宜汗，象万物之浮而有余也。秋宜下，象万物之收成，推陈致新，而使阳气易收也。冬周密，象万物之闭藏，使阳气不动也。夫四时阴阳者，与万物沉浮于生长之门，逆其根，伐其本，坏其真矣。"《侣山堂类辩》曰："经云：升降浮沉则顺之，寒热温凉则逆之。谓春宜用升，以助生气；夏宜用浮，以助长气；秋时宜降，以顺收令；冬时宜沉，以顺封藏。此药性之宜顺四时者也。"但古人之论，多喜以年之春、夏、秋、冬大而化之而论，而临床之证，未必都会经历四季，因此，变之为昼、夜、晨、昏应更具实操性。如图64。

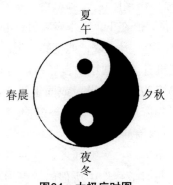

图64　太极应时图

夏天最热，中午是一天中温度最高、明亮度最大的时间，均有阳气最盛的特点，因此配太极图阳气最旺的太阳位；冬天最冷、夜半是一天中温度最底、明亮度最小的时间，均有阴气最盛的特点，因此配太极图阴气最重的太阴位；春天气温回暖，阳气渐长，早上在一天中也是气温渐升，明亮度渐清之时，故处阳气渐长而未盛的少阳位；秋天天气转凉，阴气渐长，傍晚在一天中也是气温渐降，明亮度渐暗之时，故处阴气渐长而未盛的少阴位。故夏与午同位，冬与夜同位，春与晨同位，秋与夕同位。对应到一岁，则为"春宜用升，以助生气；夏宜用浮，以助长气；

秋时宜降，以顺收令；冬时宜沉，以顺封藏"。同理，对应到一日，则可改为"晨宜用升，以助生气；午宜用浮，以助长气；夕时宜降，以顺收令；夜时宜沉，以顺封藏。"

那么升降法时在临床上如何把握呢？下面以临床一治验为例：

曾接诊一男性患者，31岁，主诉是腰酸痛一年，余无明显不适，舌略淡，脉两尺略细，此肾虚无疑。患者无明显寒热表现，不难推断——不是肾气虚就是肾精虚。看过往治史，所开方大多为金匮肾气丸或济生肾气丸加减之类，只是用时易丸为汤。方证应是合拍，然何一直未效？仔细询问时，他的一句话引起了笔者注意：腰酸每发于早上5～7时，每因痛而醒。细思，卯时正当阳升之时，应于少阳。肾之精气不足，于阳升之时当升而不能升，故气憋郁而痛。于是以金匮肾气丸为底方加柴胡12克、葛根30克，七剂，嘱晨起5～6时服药。下周来复诊，诉仅服一剂（含翻渣），腰痛即愈，一周未犯。后因它病来诊，再询问此患，回复是一直未再犯。

本方所加柴胡、葛根两药，意在助其阳升，然升阳药不少，何以选此两味？柴胡较易理解，在太极图中，卯时、春天、少阳均在东方、左边，格局相同。《本草经疏》谓："柴胡禀仲春之气以生，兼得地之辛味。春气生而升，故味苦平，微寒而无毒，为少阳经表药。"《本经逢原》曰："柴胡能引清阳之气，从左上升，足少阳胆经之药。"是以柴胡之升，在于升少阳，可助郁而不升之肾气，于少阳之时借时而升。《本草思辨录》所说的"人身生发之气，全赖少阳，少阳属春，其时草木句萌以至蒌茂，不少停驻。然当阴尽生阳之后，未离乎阴，易为寒气所郁，寒气郁之，则阳不得伸而与阴争，寒热始作。柴胡乃从阴出阳之药，香气彻霄，轻清疏达，以治伤寒寒热往来，正为符合。邹氏所谓蒌郁阳以化滞阴也"可为笔者当时的用药思路作注。

上说为常规之理。其实，当时笔者还有一个略深的想法，就是腰脊属督脉所过，若从脊骨角度看，当属督病。若把督、任两脉放进太极图，则为"阳脉之海"的督脉，当循左、循阳而升；

为"阴脉之海"的任脉，当循右、循阴而降（道家"周天功"即法此升降）；既然督在左、在阳位，则与春天、卯时、少阳，在一定意义上也是同格局。"类同则比"，这是取象比类的基本原则或内在逻辑，前人虽然没有以柴胡升督之说，但既然格局相同，又安知柴胡不能因此而升督？不妨一试。

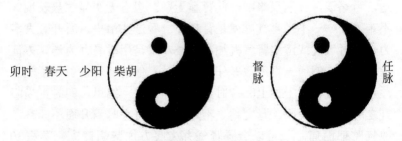

图65　柴胡应时应位格局图

至于葛根之用，则循另一思路，腰疼于骨属脊，于脏属肾，若从经络循行看，膀胱经所过正是肾脏所在，肾俞就是其对应穴，且肾与膀胱相表里，表里经互用是针灸常法。《本草崇原》谓："葛根延引藤蔓，则主经脉，甘辛粉白，则入阳明，皮黑花红，则合太阳，故葛根为宣达阳明中土之气，而外合于太阳经脉之药也。……起阴气者，藤引蔓延，从下而上也。"葛根的作用正是升膀胱经之气，当可助肾气上达。

《孙子兵法·兵势》云："凡战者，以正合，以奇胜。"正者，就是以"正兵"当敌，"正兵"者，就是在预期的时间、地点，以预期的方式作战，就如本例以金匮肾气丸为底方，这是用兵的常法，也是遣方用药的常法。但当守"正"不能完全奏效时，就得考虑"出奇制胜"了，"奇"者，于兵法上就是用敌人认为不可能的、超越常规的作战方法，就如本例的柴胡、葛根之用，不属常法，颇有出其不意的"奇兵"之效。但用药之道，不能刻意为了翻新出奇而"奇"，"奇"也要"奇"得符合医理、药理。

然柴胡与葛根是否就是当时思路中的最佳药物？并不尽然。当时笔者想到的可能最佳药物是鹿茸。《神农本草经读》谓：

"鹿为仙兽而多寿，其卧则口鼻对尾闾，以通督脉，督脉为通身骨节之主，肾主骨，故又能补肾……督得其补，则大气升举，恶血不漏。以督脉为阳气之总督也。"《神农本草经百种录》云："鹿茸之中，惟一点胚血，不数日而即成角，此血中有真阳一点，通督脉，贯肾水，乃至灵至旺之物也，故入于人身为峻补阳血之要药。又其物流动生发，故又能逐瘀通血也。"以通督、补肾、升阳治法之需言，鹿茸靡不相合，或为最佳。然终属峻补之品，且药价不菲，若柴、葛能解决问题就不必劳其大驾了，可作为柴、葛不效的后备之选。

嘱患者晨起5～6时服药，当然是借自然之气与人体之气于卯时的升势以助药势了。这就是《孟子·公孙丑》所言的"虽有智慧，不如乘势"。

升降法时，顺时服药是一法，如本例的卯时服药；借药物所含时象亦是一法，如本例借柴胡内含之少阳时象。

5. 如何参透气化？

面对书本"气化"二字，人们多习惯于粗略领会，懒作复杂理解。但若真往深究，又往往谈气色变，反映出中医气化理论的复杂性。的确，气化并不简单，并不仅仅局限在狭义之气的变化中，常常呈现出多层次、多形式之变：气分阴阳，则为阴阳变；气聚五行，可以五行演。若以本态显，在自然界为风云，在人体为元气、卫气、宗气、营气、脏腑之气、经络之气。若以聚态呈，在自然界为有形万物，在人体为脏腑组织、精血津液。

在人体，气的一个重要特征是显示为各种功能态。

气本态之病：其行迟为滞，上行太过为逆，上行不及或下行太过为陷，散则为脱，不达于外为闭。

气聚态（有形物质）之病：津液内停，据不同形质可分水、湿、痰、饮；津液少则为亏。血少为虚，血滞为瘀……

可见，不同的具体情况相应的就是具体不同的气化组合，表现为不同的病象，再以不同的中医名称表述。我们可从以下一组症征进一步体会：胸胁或少腹胀闷窜痛，情志抑郁易怒，喜叹息；妇女见乳房胀痛，月经不调，痛经；舌淡红苔薄白，脉弦。不需多言，这是肝气郁结证。肝气郁结的实质是"狭义之气"这种无形而流通性很强的极细微物质停滞于肝经；若在此基础上再见梅核气，或瘿瘤、瘰疬，我们会判断为肝气郁结兼痰凝，本质即为肝气郁结基础上再兼可聚可散之"气"聚成痰之形而表现为梅核气、瘿瘤、瘰疬，是气变的另一种形式；若在此证基础上再见胁下积块，则是可聚可散之"气"以血为形，以瘀为积，结于肝经，是气变的又一种形式。此时，诊断当为肝郁痰凝血瘀证。"肝郁痰凝血瘀"六个字既是"证象"的概括，也是人体基元之"气"多种形式变化的概括。

由于气无限变化的特性，若以"气"的视野看世界，人们看到的是万物于气的无穷变幻中呈现出来的动态之象，而不仅仅是构成实体的微观粒子。自然万象与人体的诸般变化，略之，不外"气化"二字；详之，则万般变化，自有万般模式，不过是内涵清晰的各种聚散形式不同之"气"的排列组合而已。或详或略可因应研究之需。只不过我们习惯了简式、懒式、模糊式的"气化"表达，而渐失对复杂性"气化"内涵的表达习惯，反责"气化"二字失于笼统。

上例"肝郁痰凝血瘀"的概括，若以还原论来看，则满目疮痍，因为，微观指标有什么改变没有说清楚。但若以气化观视之，则头头是道，一清二楚，且一直在简便有效地指导着临床实践。《景景室医稿杂存》谓："我中华用气化以医病，其道本法乎天气、地气之变迁，病气、药气之制伏。是药之所以能治病者，其原理本乎四时阴阳而来，乃贯彻天人一致之学。若离乎阴阳之气化，而言治病，视人如器物然，纵解剖极细，何能攸往咸宜哉？"这就引出一问：我们花了那么多的精力去找证的诊断指标或本质，有没有可能是骑马找马？不是说"实践为检验真理的唯一标准"吗？已被中医实践检验过无数次的理论与行为模式为什么一直还在被不一定合适的工具与方法在不断检验？中医从不拒绝合理的东西，关键是这个合理不但要合现代之理，更要合中医之理，以此理来指导中医实践，真正行之有效才算是硬道理。

合适的才有可能是科学的吧。

掌握了道理还以为自己没理，"反认他乡是故乡"，似未明在中医学科，"气"之理才是真正可循、可道、可法、可验之根本理。他理、他术、他技或可参考、借鉴、辅助，但不应反客为主，更不能自失魂魄。

（四）中医研究VS研究中医

国医大师陆广莘在访谈中提出"中医研究"和"研究中医"是两种不同的概念。目前时行的中医相关研究，由于心态上唯恐"不科学"，因此，无论在方法学、应用仪器或检测指标上多拼命地追新，以为越新就越科学。笔者揣摩若以陆老观点为判，此大抵为"研究中医"，而不是"中医研究"。

窃以为，真正的"中医研究"，其方法的选择，首要的不是"新"，而是合适。

流行的所谓新法，多半是建立在以"原子论"为奠基的"形态科学"上的还原分析方法，以之研究中医，不能说全无借鉴之处，但面对以"元气论"为基的中医学术，其隔阂本应可想而知。但研究者对此所取的态度往往是视而不见，或天真地认为，只要仪器够尖端，指标够先进，一切问题均可迎刃而解。但是，作为支配研究方式、研究仪器、研究指标的方法论真的可以搁置到一边避而不谈吗？

我们不妨先看看自己要研究的对象是怎么样的。

以"元气论"为基的"元整体观"建立的中医学强调的是以宇宙一体，天人合一，整体不容分割的大视野来看待事物的整体性。万物由气聚散而成，一切事物都在气的动态流衍及气化氤氲之中融会贯通，任何一个局部都是整体中的局部，不是独立的部分。"牵一发而动全身"，万物因气而建立联系，是以联系性及协调性是其关注点；整体、动态、联系、协调是其主要特点。因此，任何破坏或妨碍整体、动态、联系、协调的研究方法均难以窥其全貌，应属常识。

以"原子论"为背景的还原分析方法非得把整体分拆为部分来观察，非静态、非切割，非降解不足以施其技。这种方法在"形态科学"这种大体合适的对象的研究上自有其优势，比如对整体中的部分有着比"元气论"方法更深入、细致、微观的认识，形成较精确、严谨的原理，建立形式逻辑更严密的概念体系。

但这种与"元气论"恰恰背道而驰的研究方法的局限性也显而易见。把复杂的事物通过还原、降解使之简单化是此法的基本方式，但面对不应分解、不可还原的对象和内容，譬如"元整体"背景下的中医学时，勉强地分解，实是对整体联系的破坏。复杂现象的复杂性机制是无法简而化之的，须知，"整体大于部分之和"无论在哲学上，还是在自然科学上都是一个常理。整体不是由其中多个部分简单堆砌而成，而是各部分有效组合的一个整体，所以有机协调的系统整体大于部分的总和，无论这个整体是合整体还是元整体。即便是研究整体背景下的西医学，还原分析方法其实也时显力不从心，局部分解得越精细，越微观，其在整体中的关系就越复杂，而处理复杂关系并非此法之所长。

有经验的临床医生常有这种体会，以局部观治病，若以局部机能或指标为评价的话，可能好得快而直接，但整体中一个局部的调整，就有可能影响到另一些局部，时不时就会出现跷跷板现象，一边压下去了，另一边就跷了起来，即治好了一个病，另一个病可能就出来了。而整体治疗，本质上是整个人体生化内环境的调整，由于是整体之调，因此，其效果之显不一定能如局部之调快。但它的好处是：一个病调好了，同样生化环境背景下的另一个或一些病也有可能随之而好转，这种无心插柳柳成荫的现象，在中医的治疗中是屡见不鲜的，如心脾两虚而不寐者，求治的是失眠，以归脾汤加减治之，则不但睡眠改善了，心悸、易惊、眩晕也减轻了，胃口也好转了，大便也通畅了，月经也正常了，面色也好了，体力也足了，精神也旺了……可见以局部观视点处理问题与以整体观视野处理问题所得是不尽相同的。

中医学天人间、人体内层层错综复杂的关系网特性比"形态科学"之西医更为复杂。中国科学院朱清时院士对这个问题看得透彻："以中医为代表的传统科学总是把复杂事物看作整体来研究，他们认为，若把事件简化成最基本的单元，就要把许多重要信息都去除掉，如单元之间的连接与组合方式等，这样做就把复杂事物变样了。"[1]

还原分析方法是建立在"原子论"的物质是"原子"态，现代进阶为粒子态的物质实体基础上，但随着科学的发展，物质的存在形式并不仅以粒子的形式呈现。面对容含了粒子、波、场、引力等内涵的"气学说"，还原方法无力把丰富的"气"现象和规律完全还原为粒子现象和规律。

从边界清楚的结构出发，发现功能是还原论方法之长；从边界不清的功能出发，寻找相关的结构及其联系则是其短，而中医学主要是功能系统。

因此，以还原分析方法来肢解"元整体"的对象，试图在还原出对象真相的同时而又不使信息丢失的想法是否一厢情愿？

某日看《锵锵三人行》节目，嘉宾为陈丹青先生与查建英女士，以整容引出话题。学油画出身的嘉宾陈丹青聊到西方人的面部轮廓分明，块面清晰，立体感强，阴影易察，因此，以块面、光线、重彩、雕塑感见长的油画很适合画他们；而中国人的脸部立体感没那么明显，尤其是女性面部线条柔和，块面不分明，阴影难察，使其至今仍在迷茫油画能否画好中国人的脸。而古代的人物画以线条为主，色彩轻敷，却很能表现出中国人的气韵。这实际是不同的审美对象导致不同的画种或画法产生，或者倒过来说，不同的画法适合不同的审美对象。

话题再延伸，三人聊到西装，感觉西方人穿起来，挺拔、立体、潇洒；国人穿起来则显得头大、身小、扁平，劣势尽显。一个身材再好的中国男士如果旁边站着一个平常的西方男性，大家

[1]毛嘉陵. 哲眼看中医［M］. 北京：北京科学技术出版社，2005：5.

都穿西装的话，中国男士很容易就被比下去了。道理很简单，西装并不是按照东方人的身材来设计的，但却由于集体心理暗示作用，当大家都穿西装时，穿西装就成了美，这是一种从众心理，是自主审美系统丧失的表现。

在三四十年前的中国是以工农兵的健康美，甚至健壮美为美，瓜子脸在当时是难以入选为演员的，这是当时的从众。现在的审美观则源于西方，西方年轻女性轮廓分明，块面清晰，脸窄而较适合上镜。西方电影电视看多了，于是就流行以瘦脸、窄脸、瓜子脸为美。中国人的脸，投射在这种审美系统里，很容易就会产生自卑。有意思的是，陈丹青说画油画出身的自己心态上应该是崇洋的，但以画画人的眼光看，却始终觉得温婉细腻的中国姑娘才是最美的。但现在的国人已失去自信，失去了以自己的眼睛看自己的能力。

这就引出一问：由于还原论方法在近现代科学中不断取得成绩时，人们下意识地将之当作唯一的科学标准或潜在标准是否也是一种从众心理或集体心理暗示？同样是失去了以自己的眼睛看自己的能力？

学术界在引进西方科学的同时，首先淡忘了科学还包括人文社会科学，中医具有人文社会科学与自然科学的双重特性是人所共知的事实。其次即便是自然科学本身也至少包括还原科学和系统科学。只是由于在近现代史上还原科学发展迅速，硕果累累，使不少人惯性地以为还原科学的准则就是衡量所有自然科学的标准。

其实科学如何划界以及科学标准问题是西方科学哲学的最基本问题。上世纪以来，关于科学划界问题的讨论在西方大体经历了逻辑主义的一元标准—历史主义的相对标准—消解科学划界—多元标准等阶段，显示出科学划界标准从清晰走向模糊、从一元走向多元的倾向。这说明了什么？至少说明了科学划界难以找到普遍的、绝对的标准！为什么？因为随着文明的不断进步，人们眼界已开始打开，越来越感受到大千世界的丰富多彩与复杂变化，面对复杂多变的世界，人们已从最初对还原论方式取得炫目成功的惊讶中逐渐冷静下来，并不断反思。线性、简单性、分割性、静态性思维难以完全解决复杂性系统问题在有识之士中也渐成共识。业界已开始正视对诸如系统论、信息论、控制论、耗散结构论、突变论、泛系方法论、灰色系统论、系统动力学、运筹学、协同学、模糊数学、系统工程学、计算机科学、人工智能学、知识工程学、物元分析、相似论、现代概率论、奇异吸引学、混沌理论、紊乱学、模糊逻辑学等系统科学在处理复杂系统时的优势，其发展的新阶段——复杂性科学正在兴起，以弥补还原科学在处理复杂系统时的不足，而医学研究的人体正是典型的复杂系统。既然还原论思维不可能完全认识复杂世界的所有层面，因此，以之作为判断每一学科或思维方式是否科学的标准，其不合理性就显而易见了。

回看中医，若从还原论的角度看，中医的确存在不少"问题"，但若从中医研究或复杂性科学的视野看，这些所谓的"问题"实际不一定是问题，大多仅是因视野、视角、文化表述或认知习惯的不同而被误解。如果以历史的、多元格局的眼光看中医，则以"元整体"为背景的，道器合一的中医自然是现代主流科学之外的另一种科学形态，一门以古贯今的复杂性科学。

朱清时院士[1]对复杂性科学是如此认识的："近一二十年人们理解到原来复杂性科学不能用还原论的方法，还得用中医这种宏观、整体的思维方法，还得经过反复实践、形成经验、经过直觉或顿悟上升到概念或理论，这些概念或理论再到实践中去验证或修改，然后实践证明它的正确性。这种思维方式是人类社会的一种基本思维方式，特别是对复杂性事物。"

由于科学的发展是历史的、动态的、各种形态互呈的，其内涵与外延在不断地演变。因此，作为科学划界的标准很显然就应该是历史的、动态的、相对的、多元的。

---

[1]毛嘉陵. 哲眼看中医 [M]．北京：北京科学技术出版社，2005：14.

可我们今天评判中医是否科学用的是什么标准，基本上是最原始、最刚性、最苛刻、也是被诟病最多，将科学理想化的逻辑主义的一元标准！惯性思维下的人们，所受的基础科学教育是以物理、化学为代表的学科，就下意识地把物理、化学类学科当作唯一的科学形态，因此也以为科学有着唯一的划界标准。当我们什么都说与西方接轨时，不知为什么，却很少有人提到西方科学哲学界讨论的科学标准原来已趋向于多元。也就是说，中医界可能一直在画地为牢，或为了自证"科学"而好高骛远地作茧自缚，拿一个与自己体系或科学形态并不完全相洽的标准来捆束自己。这就可叹了！为了适应这个一元的绝对标准，把本来可以多向发展之路，几乎自我封闭成只有华山一条路。

中医的长远发展，自然离不开与现代或未来科学的结合，但正确的方法与切入点很重要，在未找到适合研究人体复杂性的现代方法前，踏踏实实地走好自己脚下的路才是最实际、最重要的。

第三节 阴 阳 之 道

《易》谓："一阴一阳之谓道。"《春秋繁露·天地阴阳》说得更具体："天意难见也，其道难理。是故明阴阳入出、实虚之处，所以观天之志，辨五行之本末顺逆，小大广狭，所以观天道也。"说明天的意志可通过阴阳五行之气的变化规律显现，人知其变化规律，就可测其潜隐的天意而效法。落实在医学上，《素问·阴阳应象大论》说："阴阳者，天地之道也，万物之纲纪，变化之父母，生杀之本始。"《素问·上古天真论》云："其知道者，法于阴阳，和于术数，饮食有节，起居有常，不妄作劳。"《素问·四气调神大论》言："夫四时阴阳者，万物之根本也……阴阳四时者，万物之终始也，死生之本也，逆之则灾害生，从之则苛疾不起，是谓得道。道者，圣人行之，愚者佩之。"说明阴阳的矛盾对立统一运动是自然界一切事物运动变化的规律及由来，人能从之，是谓得道。张景岳在《类经附翼·医易义》中道："天地之道，以阴阳二气而造化万物；人生之理，以阴阳二气而长养百骸。易者，易也，具阴阳动静之妙；医者，意也，合阴阳消长之机。虽阴阳已备于《内经》，而变化莫大乎《周易》。故曰：天人一理者，一此阴阳也；医、易同源者，同此变化也。"下面，就让我们看看阴阳是如何由道入理，又由理证道的。

（一）太极圆通医道显

1. 太极内蕴

众所周知，太极图自披露以来，一直就用作阐述阴阳内容，说明阴阳变化的工具。

"太极"文字记载始见于《周易·系辞上》："易有太极，是生两仪，两仪生四象，四象生八卦。"

现今所见的太极图来源，可谓众说纷纭，未有确论。一说出于东汉·魏伯阳《周易参同契》系列；一说出自宋朝道士陈抟，陈抟又各有所传。而魏伯阳与陈抟之间也可能有些渊源。

关于太极，我们在《易之篇》曾有过简要的介绍，这里略为复习一下。若从文字"易有太极，是生两仪"解，则太极是两仪前的状态，近似于"道生一"的"一"，即天地未判，清浊未分的混沌元气状态。此状态若要用图来表示，除了一个空白混沌的圆外，确实再难找到更合适的图了，见图66。此图的另一解释是表现从无极到太极的过程。

图66　太极图[1]

---

[1]杨力. 周易与中医学［M］. 北京：北京科学技术出版社，1997：73.

因此，朱熹《易学启蒙》的"太极者，象数未形，而其理已具之称；形器已具，而其理无朕之目"是对此图的最好注解。其潜隐的意思是太极无形，阴阳有象，无形者属形而上，有象者属形而下。但由于该图一片空白，变化既可说太少，也可说其蕴无穷，均不便于说理，现已少用。

图67表达的是太极生两仪的过程，其中的白点代表阳气，黑点代表阴气。图说："太极无数与象，今以二仪之气混而为一以画之，盖欲明二仪所从而生也。"

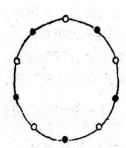

图67 《易数钩隐图》卷上之太极图

由此混沌元气运动分化则产生阴阳二气，气之轻清者上浮而后为天，气之重浊者沉降而为地，则为"一生二"，阴阳相推而生变化，纷繁复杂的大千世界由此而生。故《易》有："一阴一阳之谓道。"而又有了图68、图69等太极图。这些图阴阳已分，两仪已立，若严格按"一生二"中的"一"为太极，"二"为阴阳算，这些图当为两仪图，或太极两仪图。但自古沿袭的太极图说法已深入人心，因此，本书仍按习惯称为太极图。

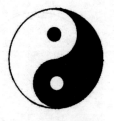

图68 简化太极图

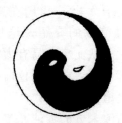

图69 古太极图[1]

图68一般称简化太极图。该图直观，简洁，易描绘，用以说理方便、清晰，因而最为常见。说其标准，并不是因其内蕴，而

[1] 欧阳红. 易图新辨［M］. 长沙：湖南文艺出版社，2006：119.

是因其常用，大家都认识，就易于得到认可，认真来说，它其实是简化太极图。

古太极图与简化太极图最大的不同处是阴阳鱼的鱼眼不在纵轴线上，而在横线上，此图当为日晷一年移动的轨迹图，本着阴阳的自然变化而来，就阴阳变化的精确度而言，比所谓的标准太极图更"标准"，因此论道说理更为到位。或因其描绘难度较大，所以不太流行。

太极图因应不同的需要而有很多种变形，本书为说理简明，一般以图68或图69对应不同情况而为说。

我们先从"太极"两字入手。"太"，通大，其大无外，大而能小，则其小无内；"极"，为极点、尽头、无限。"太极"两字合起来看，其大无外、其小无内，极点、尽头、无限，这不就是宇宙吗？不就是从宏观到微观，其大无外，其小无内的"气"象观吗？

"极"，亦有南北极之意，立极的目的是为了做参照标准。

"极"，又具变化的含义，极则必变，变则化，太极之道就是变化之道。

因此"太极"首先就是宇宙的气化模型，立此极以参"天人之道"。中医所本的，正是立足于从宏观到微观，其大无外，其小无内，穷极变化而又循规律的"气"象观。

2. 太极图说

若想真正明了太极图的意蕴，我们需将此图的要件逐件拆开来分析：

（1）以圆为形

太极以圆为形，可有以下内蕴：

圆形既代表混沌元气为一，也代表宇宙。混沌也好，宇宙也好，本来无形，但若一定要以一个图形来表示，大家想想，还能找到有比圆形更合适的图形吗？况且古代占统治地位的宇宙模型"浑天论"有天球之说，球即圆。

自然物质很多以圆为形，我们可以"仰则观象于天"，与人类关系最密切的地球、太阳、月亮均是圆形。亦可"俯则观法于地，观鸟兽之文与地之宜，近取诸身，远取诸物"，看看身边，动物、植物的横截面很多是圆形或近乎圆形，微观的原子中的原子核与电子呈圆球形，DNA双螺旋结构也隐含圆意。

圆形有循环、圆转之意，体现为一种有规律的旋转变化。从宏观看，天体是涡旋的，地球、太阳、月亮的运行轨道是圆，地球除了公转也自转；从微观窥，电子在一个圆的轨迹上绕着原子核周而复始地运行，DNA双螺旋结构也在旋。春夏秋冬，四季流转，昼夜晨昏，日月更替是个循环往复的圆；风寒暑湿燥火六气顺布是个旋动的圆；五行运转，五脏应之仍是个圆；经络流注、任督循环更是流动的圆；气机升降是个动态的圆……中医的道理背后，常有一隐身的圜道观，均可援"太极"以为说。旋即圆的运动，因此，太极图是动态的，也可旋转着来看。

圆转又有圆通、圆融、积极易变之意，深具"易道"的"变易"特征。

相较其他图形，圆形是最简单之形，与"大道至简"之意合，又具"简易"之意。

圆形虽呈动态变化，但均是循圆而行，动中有稳，表现出节律、规律的稳定性，此为《易》道中的"不易"，而其所涵的道理更是千古不易。

圆形、宇宙、元气、圆转、圆通、圆融、变易、简易、不易，具这些特征，当然就能通天人之际，尽自然之妙，而与"道"相通了。

（2）阴阳鱼

太极图中分别有一白一黑首尾交接的两条鱼形状图形，习惯就叫阴阳鱼，分别代表阴阳两仪，见图68。白鱼代表运动、外向、上升、轻清、温热、无形、明亮、功能、推动、温煦、兴奋等阳性的事物与现象；黑鱼代表静止、内守、下降、重浊、寒冷、有形、晦暗、物质、凝聚、滋润、抑制等阴性的事物与现象。阴阳的各种关系在两条阴阳鱼的互衬中表现得的淋漓尽致。

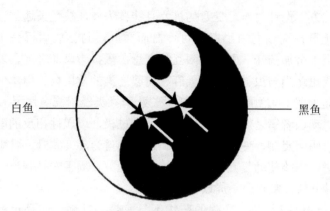

白鱼 —————————————— 黑鱼

图70　阴阳对立制约

①阴阳对立制约：阴阳鱼一白一黑对峙而立，就所占位置而言，白多之处必定黑少，黑多之处必定白少，不但体现出阴阳对立，更进一步显现出阴阳的对立是通过制约来完成的，见图70。

譬如四季有春温、夏热、秋凉、冬寒的演变。春夏温热是其时阳气的增长制约了寒凉之气；秋冬寒凉是因为其时阴气的增长制约了温热之气。呈此消则彼长，此长则彼消的态势。证诸病理，一方过强就会制约对方，而有"阴胜则阳病，阳胜则阴病"（《素问·阴阳应象大论》），此为制约太过；反之，若一方不足，制约不力，必显对方的亢盛，而为阴虚则阳亢，或阳虚则阴盛，此为制约不及。

治疗上的"寒者热之"、"热者寒之"、"虚则补之"、"实则泻之"等正是利用这一原理。而气滞则行气、瘀血则活血、痰凝则化痰、食滞则消食等具体治法均是因制而治，本质上仍循此理。曾治一位女性患者，手不自控地明显颤抖十余年，西医检查没发现相关的器质性病变，询及每于寒冷或情绪激动时易加重，面色稍白，脉弦细。辨其机与当归血逆汤证的血虚寒厥相近。首先，血虚不养筋，则虚风内动；而遇寒加重为阳不煦筋而收引故；情绪激动时易加重，是为肝气不柔，肝主筋，筋以柔韧为用，今肝气不柔，筋不得柔而化刚而动。治以当归四逆汤加味，此方不但针对血虚受寒病机，且桂枝为枝，枝性条达舒畅，亦可疏肝；而白芍、当归均可养血而柔肝，与该病病机完全相吻。至于所加药味，则循阴阳互制之思：颤抖为风动之征，若按直线式思路当与虫类熄风或天麻、钩藤之类的常用药。但本例加的却是龙骨、牡蛎，所据为何？张景岳《类经附翼·医易义》云："动极者镇之以静。"即欲制动之过极，以属性相反的静来制之，阴阳互制，使之恢复平衡。该病颤抖为动，龙骨、牡蛎功用镇潜，正合使动复归静之意。患者服此方一周手颤抖减半，服两周减八成，嘱再服一周以善后。

说到以静制动，最强的药物不是龙骨、牡蛎，而是龟板。《本草思辨录》谓："凡人静则明生，龟居四灵之一而静镇不扰，故能收摄嚣浮而灵明自浚。"《本草纲目》曰："龟、鹿皆灵而有寿。龟首常藏向腹，能通任脉，故取其甲以补心、补肾、补血，皆以养阴也……乃物理之玄微，神工之能事。"龟板为乌龟的腹甲，观龟之性伏，则精气聚于板，此其一；质重而镇潜，此其二；腹部正中为任脉所过，"龟首常藏向腹，能通任脉"，任脉总任一身之阴经，阴主静，此其三；龟性"静镇不扰，故能收摄嚣浮"，此其四，阴虚风动者最为适宜。本例不用龟板是因为病性偏寒，龟板之性亦寒，与病性不合，故舍龟板而用龙骨、牡蛎，此为机变之道。李时珍的"物理之玄微"中的"物理"二字，不完全是今天的"物理"意，而是指天地万物自然而然之理。取象比类以识药是古医药家常用的"格物"手段之一，至于其法的得失利弊我们将在《象之篇》中详论。

②阴阳消长平衡：太极图的左半圆自下往上，白鱼面积由小渐大，体现的是阳长阴消；右半圆从上而下，黑鱼面积由小渐大，体现的是阴长阳消；在图中黑白两鱼的总面积是一样大的，显示出阴阳的两者在总体上的平衡，由于这种平衡是在阴阳两鱼互相消长中取得的，因此，这是一种动态平衡。见图71。

以图71的四季轮替为例，左半圆从冬到春再到夏，阳气渐长而阴气渐消，故气温日增；右半圆从夏到秋再入冬，则阴气渐长而阳气日消，故气温日降。显示阴阳双方的量和比例不是静止不变的，而是处在不断地互为消长之中，此为量变。

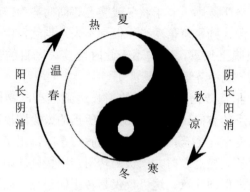

图71　四季阴阳消长

一年之中，若从某一固定的时段看，阴阳的消长也许不平衡。但全年总看，以平均温度为中值，则以温度为代表的阴阳各自消长的量大致是平衡的。若结合某一地区，阴阳的消长范围应有一个度，如广州一年的常温大概在2～38℃。如果广州当年的气温是这个区域内顺时而变且没有其他自然灾害的话，广州人会说，今年风调雨顺，意为这一年的阴阳是处在一个有序的动态平衡之中。广州地区若见0℃以下或40℃以上，则属地区性的阴阳失衡，是为反常。

基于天人相应原理，人体内阴阳的消长与自然界的阴阳变化应该同步而行。当我们说某人是处在阴阳平衡的健康状态，即阴阳调和时，并不意味着这个人的状态一成不变。由于阳代表功能，而白天属阳，晚上属阴，因此其体力、精神往往会与日夜阴阳的消长同步相应而表现为白天的体力、精神好于晚上。这就是人体生理态的阴阳消长平衡，或称动态平衡。

若在病理状态，病势的阴阳盛衰往往也随自然界的阴阳消长而同步显示。如阳虚患者，往往在一年的秋冬、一天的夜晚这些阴长阳消的时段加重。或者倒过来推，秋冬或夜晚加重的病，往往以阴盛或阳虚居多。因此就有了治疗上的因势而治，这类患者，若在一年中的春夏，一天中的白天这些自然界与人体均处在阳长阴消的时段来施行扶阳之法，这是顺势而为，每每事半功倍，符合经济学原则；若于秋冬或晚上等助病势而逆治势的消阳长之时来补阳，则属事倍功半，很划不来。当然，由于阳虚患者每于秋冬或晚上加重，不得不于此时用药，则目的在于减轻痛苦，就与顺势或经济学原则无涉了。

③阴阳相互转化：当阴阳的消长达到极点，物极必反，事物就要向相反的方向转化。图72箭头所指的太极图顶端与底端分别是一年的夏至与冬至，或一天的午时与子时，正是一年或一天中阳长和阴长到极点之时，阳极则转阴，阴极则转阳，阴阳的转化由此开始。但须注意，这里仅仅是转折的起点，而不是转化的完成。从阳转阴时，从图上的顶点开始，要顺时针转到太极图的右下方，当阴的面积大于阳时，转化才算完成；同理，从阴转阳时，从图下部的最底端开始，要顺时针转到太极图的左上方，当阳的面积大于阴时，转化才算完成。说明阴阳转化是由其内部对立双方的主次关系决定的，当事物内部阴阳的消长发展到一定的程度，出现了阴阳的强弱互换，该事物的属性即发生了转化，所以说转化是消长的结果，这就是我们所熟悉的量变（消长）引起了质变（转化）的哲学观念。

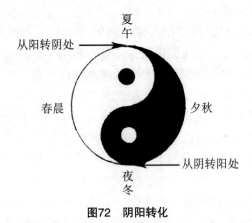

图72　阴阳转化

阴阳转化现象甚为常见，从四季交替看：夏季热极之时，为阳盛至极，从图72看，阳盛至极，正是阴生之始，随着阴渐盛而及秋至冬，则为阳极转阴；冬季寒极之时，为阴盛至极，同理，阴盛至极，正是阳生之始，随着阳渐盛而及春至夏，则为阴极转阳。从日月轮转观：太阳中午达到了顶点，接下来就要西斜；月亮逢十五就圆，圆完就得缺。物极必反，盈不可久，道之必然，连天地日月皆如是，何况人事？

中国人的一个矛盾观念或与此有关——追求完满但又害怕完满。完满自然是好的，但国人亦深知，完满后就得面临消损，亢龙有悔，盈不可久，又由此衍生出风不可使尽，势不可用尽，做人做事须留有余地的处世方式。

病理上阴阳的转化则有两类：

一类是阳证与阴证发展到极点时发生的相互转化。如教科书常举之例：热盛病人，表现为高热，面红，汗出，烦渴，舌红，脉数有力的阳热实证，在极热的情况下，由于汗出过多而散热过快，致大量耗伤人体正气，可突然出现面色苍白，四肢厥冷，精神萎靡，冷汗淋漓，脉微欲绝等一派虚寒表现的阴证，即阳证转阴证，但这类病人毕属少见。

另一类病证的阴阳虽有转化却不见得是发生在极点。如感冒之初是恶寒重，发热轻，无汗，头痛，咳嗽，痰白，鼻塞，流清涕，苔薄白，脉浮紧，此属外感风寒；常见的是一两天后，在原症状的基础上，痰变微黄，涕变稠，口微渴，苔微黄，这是风寒开始化热，或外寒未解，里热已生；若再演变，很可能就成了发热，咳嗽，痰黄，涕黄，口渴，汗出，舌红，苔黄，脉数的肺实热证。此时寒证已完全转为热证，但其发展过程，似未见到极点的转化，为何物未到极也可转？窃以为这是体质同化、病机催化以及治疗激化等共同作用的结果，并非纯粹的自然转化。

体质同化，譬如外感风寒者有着阳热体质的底子，当风寒不太重的时候，则有可能邪从体质而转化，常称之为"从化"；病机催化则是外感风寒，寒性收引，腠理关闭而无汗，因无汗而阳气不得外散，阳郁于体内则化热；而辛温解表药的过用则为治疗激化。实际更常见的是上述诸因合而促化。

寒化热者十余年前多见，在古代更应常见，观麻黄汤、大青龙汤、麻杏甘石汤之设，就可知仲景当时是如何预测病演，再在治疗上步步为营的。而近年见得多的竟然是热证转寒证。还以感冒为例，开始时往往是外感风热，患者自述的起病模式都非常接近：无非就是感冒咽喉痛，或伴有扁桃体肿大，发热、痰黄、口渴，经西医抗菌、抗病毒处理，同时用中医清热解毒方药后，就诊时咽喉不痛而变痒，咳嗽不止，痰变白，口淡，舌淡。这显然是中西医共同用药的激化或催化结果。抗生素若以患者用后反应为据，再以中药四气归之，其性多属寒凉，治疗时再加清热解毒方药则是寒上加寒。现代人又常避阳光且不离空调，多具里寒之体。则内寒体质再用寒上加寒药物，焉有不从热转寒之理？临床感冒咳嗽久治不愈者，十居七八属这一类型。这本不足为奇，奇就奇在对这类病人的处理上，本来轻则一碗姜汤，重则小青龙汤、苓甘五味姜辛汤就能治好的病，在不少中医师手里照旧是清热解毒方药，同时，川贝枇杷膏、抗生素、激素、清开灵口服液、抗病毒口服液等照开不误。结果是越服咽越痒，咳越重。如果这是由西医开出来的处方，尽管对这一型咳嗽疗效不好，但也不好说他们有何大错，因为人家的理论是消炎，不过是循己理而治罢了。但中医师开出这种处方就很难说是正常了，现在为数不少的中医口头上说的是辨证论治，实操中却是以西医之理统中医之理，按病论治，中药西用，将清热解毒与消炎完全对应，一见"炎"字，即行清热，须知西医所言的炎症在中医仍是要分清寒热虚实而治的。若错而知改或错而知思还不算太可怕，最可怕的是见"炎"而清热效果不好时又不知自省，自身未悟中医之真谛却反责中医不行而倾慕西医，人说不撞南墙不回头，现实是多少人撞了南墙也不知回头？头破血流还以为是勇敢而不是愚昧。这是否僵化、自矮的教育教出了僵化、自矮的学识与医格？实在值得反思。

④阴阳互根互用：图中阴阳两鱼既呈面对面的互相拥抱，同时阳鱼的背部背负着阴鱼的尾巴，阴鱼的背部又背负着阳鱼的尾巴，相互依存，相互缠绕，妙合而凝，很好地体现了老子"万物负阴而抱阳"（《道德经·四十二章》），阴阳分则为二，合则为一的互根意境，这种意象在古太极图中表现得尤为明显。

两鱼互缠，假设图是旋转的，则出现阴阳鱼互相追逐的景象，阳后即阴，阴后即阳，后生次前生，生生不息，这就是"生生之谓易"。反之，若阴阳鱼一旦分离，则"孤阴不生，独阳不长"，阴阳离决，生生不息之机也就遭到了破坏。

互用，则是在阴阳互根基础上，某些范畴的阴阳关系可以相互为用。自然界云雨的形成就很好地体现了这种关系，在这里，阳热为阳，雨水为阴。我们都注意过这么一个现象：阳热充足的地区或季节，如中国的东南方、夏天或长夏，雨量就充沛；而寒冷地区或季节，如中国的西北方、秋天或冬天，雨量就稀少。为什么呢？《素问·阴阳应象大论》云："地气上为云，天气下为雨；雨出地气，云出天气。"这里的地气指的是地面与地下的水湿之气，经阳热蒸发则由水化气而上升为云，此为"阳化气"；天上的雨云（天气）是水气所聚，在高空的阴寒之气作用下，则"阴成形"而为雨，雨重则下。因此，不难理解，阳热（阳）充足，蒸发地气就多，雨云就多，雨量（阴）就充沛；反之，阳热（阳）不足，蒸发地气就少，雨云就少，雨量（阴）也就稀少了。因此，阴阳互根互用常常是通过两者间的此长彼亦长，此消彼亦消来体现的。如图73，中间为正常太极图，右边为阴阳的此长彼亦长，故图较大；左边为阴阳的此消彼亦消，故图较小。

阴阳的互根互用在医学上可见多种体现：

就人体物质（阴）与功能（阳）互用而言：在气血阴阳关系上，生理上气能生血、血能养气，阴阳互化。正与《素问·阴阳应象大论》所言的"阴在内，阳之守也；阳在外，阴之使也"相

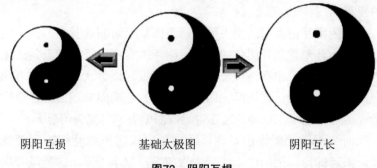

阴阳互损　　　　　基础太极图　　　　　阴阳互长

图73　阴阳互根

符；病理则见气不生血、血不养气，阴损及阳、阳损及阴；治疗上则有补气以生血、补血以养气，阳中求阴、阴中求阳。就脏腑体用而言，肝主疏泄，作用为阳，肝藏血，本体属阴，体阴而用阳；心主血（阴），藏神（阳），血是神志活动的物质基础；肾藏精（阴），可化气（阳）以为用等莫不是这种阴（物质）、阳（功能）关系的体现。

就本脏功能互用而言：肺主宣发，功能趋向是向上、向外（阳）；肺主肃降，功能趋向是向下、向内（阴），宣发与肃降，相反相成，相互为用，协调呼吸及水液的输布排泄。肝主疏泄，动而刚；肝藏血，静而柔，两者协调，动静相宜，刚柔并济。

就脏与脏间功能互用而言：肾主藏精，肝主疏泄。肝气疏泄促进男子排精、女子定期排卵，使肾气封藏有度；肾气封藏则可防肝气疏泄太过，两者一泄一藏，一动一静，泄藏互用。心属火，为阳中之太阳，肾属水，为阴中之太阴，心肾相交，则水火既济，阴阳互用。

就脏与腑间功能互用而言：脾与胃，纳（阴）运（阳）协调，升（阳）降（阴）相因，燥（阳）湿（阴）相济。

就物质与物质而言，水液在肾、肺、脾的共同作用，尤其是肾的气化作用下，由水化气，又由气凝水，形式上有清中之清、清中之浊、浊中之清、浊中之浊。这是水（阴）气（阳）的互化互用。

⑤阴阳相互交感：所谓阴阳交感，是指阴阳二气在运动中发生相摩相错相荡的相互作用、感应交合的过程。

阴阳交感的原始理论出自咸卦。象曰："咸，感也，柔上而刚下，二气感应以相与。"我们不妨复习一下《易之篇》的相关内容。咸卦☶，其组成是艮☶在下，兑☱在上，兑为泽、为阴卦、为少女卦，柔而居于上；艮为山、为阳卦、为少男卦，刚而居于下。居于上的阴顺自性而降，居于下之阳顺自性而升，于是阴阳二气相交而感应。此卦含有上下感、升降感、山泽感、男女感、刚柔感、阴阳感等丰富意象。

阴阳交感之意同样可以用太极图来表达，图中两鱼互缠，交融在一个圆形之中（见图74），互相产生对立制约、消长平衡、互根互用、相互转化的作用，即为有感而交，交而有为。一圆含阴阳，即一中有二，以一统二，对立两者在一个统一体中，二气相感而交，相交而融，"冲气以为和"（《道德经·四十二章》），对立统一，以一统二即为三，由此而有"三生万物"。若在此图中加入箭头，交感的感觉就更明显了，图中阳鱼之首伸出的箭头融入阴鱼之中，反之亦然，使太极图形成了动态的态势，表现出阴阳二气在运动中互动互融的状态。

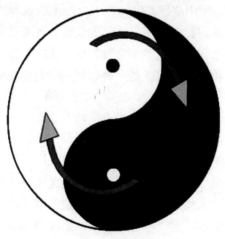

图74　阴阳交感

中医学对天地阴阳二气的交感运动有着深刻认识。《素问·天元纪大论》曰："在天为气，在地为形，形气相感而化生万物。""天有阴阳，地亦有阴阳……动静相召，上下相临，阴阳相错，而变由生也。"这里的相感、相召、相临、相错，皆是指天地阴阳二气之间的相互作用、相互影响、相互感应而交合之义。故可认为，天地阴阳二气相互感应交合，是万物生成和变化的肇始。

泰卦䷊是天地气交的代表卦，其卦下乾天☰、上坤地☷，天属阳主升，地属阴主降，就理而言，天地之形体是不可能相交的，但其气却可交。今乾在下，则阳气升而与坤交；坤在上，则阴气降而与乾交。《素问·阴阳应象大论》曰："地气上为云"，故坤为地气升之后的结果，是以坤在上；地气升后复变为雨，则"天气下为雨"，故乾为天气下降后的结果，是以乾在下。坤上乾下后再各顺自身的阴阳本性循环升降，天地之气由是上下往复交感。故"泰为上下之交通"是谓天地之气交感而通应。

自然界中，天气下降，地气上升，阴阳二气交合感应，形成了风、云、雨、雾、雷、电等万物产生的诸般自然环境，从而化生养育出万物与生命，进而产生人类，这就是"天地合气，命之曰人"。所以，阴阳交感是万物及生命产生的基本条件。

阴阳交感的前提则是阴阳二气的运动，如果没有阴阳二气的相互运动及相互作用，也就不会发生阴阳的交互感应。交感，即能相互作用，相互协调，就是一种和谐的、有生机的、冲气为和的状态。

要使阴阳二气处于有效的相对运动，就需要一个模式。正如天气要下降，地气要上升才能交感一样，因此，在下的当升，在上的当降，才能形成交感。

"心肾相交"正是地之水气上腾，天之阳气下交这种天地之气交感的意象在人体的呈现，相交则功能协调，冲气为和而有生机，故为生理常态；若"心肾不交"，意味着心肾间不能相互作用，即为病理状态。交泰丸即为促交感之方，方由生川连、肉桂心两味组成。药方取黄连苦寒，入心以清心降火，不使其炎上，心火不炽则心阳自能下降；取肉桂辛甘热，引火归源，入肾以暖水脏，肾阳得助则肾水上济自有动力，两药寒热并用，水火既济，交泰之象遂成。就如《中藏经》所云："火来坎户，水到离扃，阴阳相应，方乃和平。"

据交感模式，肝升肺降调节气机也是一组交感，肝与肺相对，肝在下，其气当升，肺在上，其气当将降，升降相因，方能太极运转，气机顺畅。

人体之交感就是以脏腑功能趋向为代表的上下阴阳之气的交泰，泰则通，通则安。

（3）鱼眼

在"阴阳鱼"中各有一个颜色相反形如鱼眼者，习惯就称"鱼眼"。即"黑鱼"中有一与之相反的"白眼"，"白鱼"中有一与之相反的"黑眼"。太极图中的鱼眼表示的是阴中含阳，阳中含阴，阴阳互藏的意思。见图75。

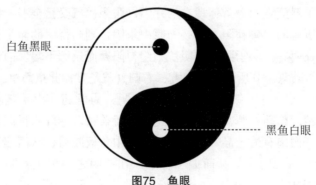

白鱼黑眼-------

-------黑鱼白眼

图75　鱼眼

阴阳互藏有着以下义蕴：其一，表示阴阳每一深层次均存在对立的双方。有些太极图的鱼眼是白眼内还有黑圈，黑圈内还有白点，而黑眼也是如此，呈现层层互藏之意。即在阴阳无限可分的前提下，每一层次都有对立的阴阳两个方面。其二，显示出太极图变化的内在动因。我们想想，当白鱼中的黑眼与黑鱼中的白眼可扩大与缩小时，是不是也可以表现阴阳的或长或消？当白鱼中的黑眼与黑鱼中的白眼不断扩大，以至黑眼的面积大于白鱼身或白眼的面积大于黑鱼身，是不是也可以表现阴阳的相互转化？其三，表示阴阳交感的动力。阴中涵阳，阳蒸于阴，阴才能上升；阳中涵阴，阴凝而降，阳气才能随之而降，如此，才有"地气上为云，天气下为雨"。其四，表示阴阳互根互用。阴中涵阳，即阴以阳为根而生，阴依阳而存；阳中寓阴，即阳以阴为源而化，阳依阴而存。其五，既然阴中尚含阳，阳中尚含阴，则物不使至极，凡事留有余地，就是有智慧的处事方式。

阴阳互藏对中医的启示无处不在。如心为阳中之太阳，则心阴为阳中之阴；肾为阴中之太阴，则肾阳就是阴中之阳。王弼《周易略例·明象》云："夫阴阳相求之物，以所求者贵也。"于心肾两脏而言，心之阳旺，则心阴是心之所求；肾之阴盛，则肾阳为肾之所求。所以，心之病更关注心阴，这一点，温病学家，尤其是吴鞠通玩得很好；肾之病，更关注肾阳，玩得好的人就数不胜数了。

阴阳互藏观念最常体现在治疗中，张景岳《景岳全书·新方八阵》所言的"善补阳者，必于阴中求阳，则阳得阴助而生化无穷；善补阴者，必于阳中求阴，则阴得阳升而泉源不竭"的治疗方略深得其意。其所创的左归丸、右归丸就是贯彻此意而组。

左归丸：重用熟地填肾精，补真阴，为君药。山茱萸养肝滋肾涩精；山药补脾益阴固精；枸杞补肾益精，养肝明目；龟、鹿二胶，血肉有情之品，峻补精髓，其中龟板胶通任脉而偏于补阴，而鹿角胶则通督脉而偏于补阳，在补阴之中配伍补阳药，取"阳中求阴"之意，均为臣药。菟丝子阴阳并补、川牛膝益肝肾，强腰膝，俱为佐药。诸药合用，共奏滋阴补肾，填精益髓之效。

右归丸：方中肉桂、附子大热，大补元阳，加血肉有情的鹿角胶，强腰膝的杜仲，均属温补肾阳，填精补髓之类；熟地、山茱萸、山药、枸杞、当归俱为滋阴养血，补肾益肝之品，在补阳之中配伍补阴药，此即"阴中求阳"之意。菟丝子阴阳两补。诸药配伍，共奏温阳益肾，填精养血之功。

仲景的金匮肾气丸组合得就更有意思了。肾为阴中之太阴，肾气、肾阳即为阴中之阳，相当于太极图黑鱼中的白眼。方由地黄、山茱萸、山药、泽泻、丹皮、茯苓、桂枝（现多用肉桂）、附子组成。拆开来就是后世的六味地黄丸加肉桂、附子。方以大热的附子合肉桂以温阳，肉桂为树身之皮，较桂枝性降而有引火归源之效。方里滋阴的六味地黄丸药虽多，但其力终不敌附桂之热，故为阴中求阳中的"阴"。六味之滋虽不敌附桂之热，但亦可使其由热转温而少火生气，使阳得阴助而生化无穷。又由于附子性走，则以山茱萸敛其气以下纳，山药厚其土以镇藏，合引火归源之肉桂则使火涵水中，藏而不露，水中有火，缓蒸化气，是为肾中阳气。全方温而不燥，煦而能和，故能补肾中阳气而通五脏六腑，养四肢百骸。若不用肉桂而用回原方桂枝，则方的温性大减，其少火生"气"的感觉就更觉微妙。此时，方效不是补阳而是补气，"肾气丸"三个字于此才算货真价实。

学《易》求"道"当在活字上下工夫，阴阳互藏，阴中含阳、阳中含阴中的"阴阳"二字当可活解，寒温既可为阴阳、则补泻、升降、涩渗、进退、动静、刚柔……无不可以为阴阳。

且看六味地黄丸，此系宋代钱乙从《金匮要略》的肾气丸减去桂枝、附子而成。汪昂在《医方集解·补养之剂》"六味地黄丸"注释谓："熟地温而丹皮凉，山药涩而茯苓渗，山茱收而泽泻泻，补肾而兼补脾，有补而必有泻，相和相济，以成平补之功。" 费伯雄《医方论·卷一》云："此方非但治肝肾不足，实三阴并治之剂。有熟地之腻补肾水，即有泽泻之宣泄肾浊以济之；有萸肉之温涩肝经，即有丹皮之清泻肝火以佐之；有山药之收摄脾经，即有茯苓之淡渗脾湿以和之。"汪注之意为：温而有凉，涩而有渗，收而有泻；费注之意为：腻补中有宣泄，温涩中有清泻，收摄中有淡渗。总归为补中有泻，相和相济。

如果我们稍加注意，就会发现，名方的组成多是补不纯补，补中略带泻，以防腻滞，如肾气丸、地黄丸；泻不直泻，泻中略带补，以防伤正。连以祛邪著称的白虎汤都有炙甘草、粳米之护，其余的祛邪方各人不妨自参。

治内脏下垂，补中益气汤加枳壳效佳，这是升中略降，太极运转，浊气降则清气易升；治大便秘结以植物诸仁、枳、朴加荷叶而功增，这是降中略升，太极如环，清气升则浊气易降。

阴阳互求不但用于方，也可显于药对与单味药。

药对分主次：麻黄伍杏仁，宣中带降，刚中带柔，燥中带润；桂枝配白芍，发中带敛，疏中带柔；附子和干姜，走中有守。

单味药更值一玩。鹿制品以北方为好，因鹿性温，北方寒，北方之鹿则为阴中之阳。在鹿制品中若进一步求"阴中求阳"，则又以鹿角胶为好，《本经续疏》云："鹿角寸截，外削粗皮，内去瘀血，浸涤极净，熬炼成胶，浮越嚣张之气，顽梗木强之资，一变而为清纯和缓，凝聚胶固，自然其用在中，收四出浮游之精血，炼纯一无杂之元气，于以为强固之基，施化之本也。"此温性（阳）药物而具胶（阴）质，自是"阴中之阳"。再如人参气温，但生于北方，生处背阳向阴，《本经疏证》云："凡物之阴者，喜高燥而恶卑湿；凡物之阳者，恶明爽而喜阴翳。人参不生原隰污下，而生山谷，是其体阴，乃偏生于树下，而不喜风日，是为阴中之阳。"此外，核桃仁、肉苁蓉、锁阳性温而油润，性阳而质阴；海马与虾性温而生长于水中，莫不属"阴中之阳"药。至于"阳中之阴药"则以枸杞子为代表，《本草思辨录》云："枸杞子内外纯丹，饱含津液，子本入肾，此复似肾中水火兼具之象。味厚而甘，故能阴阳并补，气液骤增而寒暑不畏。"限于篇幅，这里不再一一列举，《象之篇》中有更详的药解与药论。

方剂中的反佐更值思索。如《伤寒论》中的白通加猪胆汁汤，方中附子、干姜为辛温大热之品，起回阳救逆之功，但其所治并非一般的阳虚阴盛证，而是阴阳气不相顺接，阴格阳于外。故以中空之葱白以使阳通于阴，但三药均属辛热之品，恐阴盛之体与大热之药相拒，难以一下接纳药物，于是大热药中佐以咸寒之猪胆汁与童尿，以破阴阳格拒之势，纳阳药入阴分，而奏回阳之功。再看左金丸，《医方集解》谓："此足厥阴药也。肝实则作痛，心者肝之子，实则泻其子，故用黄连泻心清火为君，使火不克金，金能制木，则肝平矣；吴茱萸辛热，能入厥阴肝，行气解郁，又能引热下行，故以为反佐。一寒一热，寒者正治，热者从治。"两方均是阴中阳、阳中阴观念活用的范例。

前述白鱼中的黑眼或黑鱼中的白眼可作为阴阳交感的动力，笔者临床应用亦略有心得。如口渴一症，一般多认为是热伤津液或阴虚不润。然不少患者，以热清热生津或养阴润燥之品治之往往无效或仅获短效，过后又故态复萌，甚至加重。仔细观察，这类患者往往都见舌淡，显非热证而近寒证。然寒不伤津，如何引起口渴？析其理，无非就是阳不化津或阳不升津两种可能。因此常以四逆汤为底方，以求温阳化津或温阳升津。但水往低处流，火往上部炎却是水火两者的本性，因此，温阳化津与温阳升津有个前提，就是火须在下焦，阳处阴中，则水中有火，或水下有火，才能效"地气上为云"以蒸津上腾。此时有两种操作法，一是效"火神派"之法，以大剂量的附、桂、姜、草，取"治下焦如权，非重不沉"意，以重药直达下焦；另一则较为王道，即以常量的附、桂、姜、草加下潜之龙骨、牡蛎，使阳药潜于下焦而起作用。又恐短期未效，往往又加葛根一味以升津上达，《本经逢原》云："葛根轻浮，生用则升阳生津。"《本草思辨录》亦云："葛根与瓜蒌根，《本经》皆主消渴。而葛根起阴气，瓜蒌根不言起阴气。……瓜蒌根止渴，是增益其所无；葛根止渴，是挹彼以注兹。"若更见舌有齿印、苔腻，为兼脾虚湿阻，津敷不匀，则加白术以补脾祛湿、茯苓健脾利湿，湿去则津布，口渴自解。同时，茯苓为松树树气纳气归根长出的菌核，古人对无毒的菌类植物一般多认为是无中生有，气化而成，因此茯苓还有增强气化之功。此证轻者也可以济生肾气丸调之，济生肾气丸是在金匮肾气丸的基础上加牛膝、车前子而成，功用大同却又有小异，一般言其更着重在温补肾阳，利水消肿。若用于阳虚口渴，则另有一解，车前子喜长路旁，车前当道，故名之，虽善利水消肿，亦善通利水道，使津液匀布；牛膝可引火下行，更利于火藏水中，蒸津上达，与金匮肾气丸比较，具有不易上火的优势，此为该方的活用。

艾灸涌泉穴亦具温阳化津或温阳升津功用。涌泉穴位于足底，为肾经井穴，肾主水，井穴为脉气所出之处，如水之源头，如泉涌动。《灵枢·本输》谓："肾出于涌泉，涌泉者足心也。"该穴又为全身穴位之最下，即犹天一真水由地下涌出。艾灸涌泉一则火在水下，二则引热下行又增火力，使至下之水被蒸而升。若艾灸得法，可觉满口津液，当真如泉之涌。

人体肩上有一"肩井"穴，自然体位与足底涌泉穴恰成一条直线，二穴合看是"井"下有"水"，水可上涌，上下循环，阴阳相应，穴位命名，奥妙如斯。见图76。

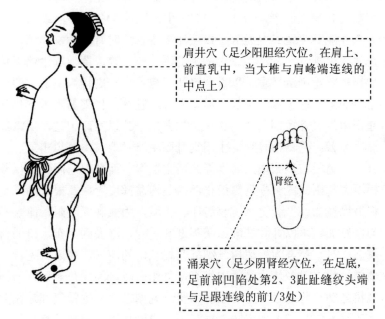

肩井穴（足少阳胆经穴位。在肩上、前直乳中，当大椎与肩峰端连线的中点上）

肾经

涌泉穴（足少阴肾经穴位，在足底，足前部凹陷处第2、3趾趾缝纹头端与足跟连线的前1/3处）

图76　涌泉穴与肩井穴

物不使极，是阴阳互藏的另一义。《伤寒论·辨可发汗脉证并治》中的"凡服汤发汗，中病即止，不必尽剂也"为治疗时机与程度的把握。其与扶正不留邪，攻邪勿伤正的攻补原则，均属治疗上的留有余地。

对于太极图中的两个鱼眼，细细把玩，聪明如您，自可举一反三，发现更有意思的东西。

（4）S形曲线

若太极图是以一直线匀分阴阳，虽然也可构成两仪，但阴阳的很多妙用却难以一一尽显。现在太极图中为一S形曲线，有此曲线，阴阳鱼的种种妙处才能彰显。

①阴阳对立制约：制约是通过阴阳相互间的消长进退来体现，只有曲线才能将进退生出诸般变化。直线的最好功能是分割，而不是变化。

②阴阳消长：有此S形曲线则可显示由多渐少或由少渐多的消长渐变过程。

③动态平衡：中间的S形曲线可使黑白两鱼的面积一样大，但又不是没变化的对比，而是每时每刻都处在动态的消长过程，于动态的均衡中显出"和而不同"的和谐。

④阴阳相互转化：S形曲线的尽头，就是阴阳的极处，转变由此而起。

⑤阴阳互根互用：由S形曲线形成的阴阳鱼互缠，直接演示出"万物负阴而抱阳"的互根互用意象。

⑥S形曲线还有更多变化：圆圈中一条S形曲线代表太极生两仪。若要表达两仪生四象则太极图又当如何画法？很简单，以简化太极图为例，圆圈中沿纵轴线画一条S形曲线代表太极生两仪，若在横轴线上再画一条S形曲线，则为两仪生四象。同理类推，四象生八卦，则有四条S形曲线将圆圈平均分成八份；若以两分法分至六十四卦，则有三十二条S形曲线将圆圈平均分成六十四份。若您按这个方法自己画一遍，就会发现，图中S形曲线越多，太极图旋转的感觉就越明显，旋转的速度就显得越快。

S形曲线本就有动变意象，将之置于可旋的圆中，则动变的哲理就更显了。见图77。

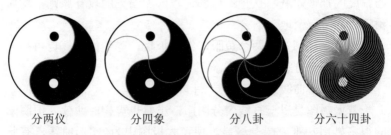

分两仪　　　　　分四象　　　　　分八卦　　　　分六十四卦

图77　S形曲线分割的太极图

太极拳以圆为形，各种动作一分解，无非就是各种旋动的大圈、小圈、正圈、反圈、斜圈以及S形曲线，而行拳的内在劲道中又有一种支配肢体作螺旋式缠绕进退的力称缠丝劲，如此外为圆、内缠丝，则内外皆旋。不妨从物理学上想想，一个旋动的圆对外应该是种什么样的劲道？当旋转加快时又是什么劲道？何况太极拳的内蕴绝不仅仅体现在物理学。精练太极拳的人经常要抖大杆，他们练的是什么？一是练身手合一、内外合一的旋劲；二是旋动大杆的离心力会引带出身体的不平衡，则练者当于此不平衡中寻回自身的平衡；三是学会对动态的圆、旋转的圆、弹跳的圆的控制。如果以为太极拳只能以柔克刚，四两拨千斤，而不能以"天下之至柔，驰骋天下之至坚"（《道德经·第四十三章》）可说仍未悟太极之理及太极之用。杨露蝉被称为杨无敌是以至柔与至刚相融打出来的名堂，并不仅仅是靠四两拨千斤拨出来的名堂。阴中含阳，柔中藏刚，刚柔相济才是太极拳的本来面目。

风水学有个原则叫"曲则有情"，大抵指的是气路或称走道，直则气冲，曲则有情。在这里我们不讨论风水学的是非曲直，仅仅以此为引把国人对曲线的喜好当作一种文化现象来讨论。古人善于仰观俯察，远取近取，以资类比。他们发现，自然形成的东西几乎没有不带曲线的，仰望星空，天似圆穹，星系是涡旋的，天体运行的轨迹亦多近圆；俯察地理，山脉是起伏的，河流是弯曲的；远取诸物，植物——"木曰曲直"，曲而直，直而曲，而其横截面多为圆或近圆；近取诸身，人体——曲线起伏，女性更要讲究一个曲线玲珑，人体各部的横截面多为圆或椭圆。再反观，人造之物多取直线，而天然物中自然而然长成直线的少之又少。因此，演绎出曲才是自然的，而自然是美的、自然是有情的这个结论。再将此意简化为"曲则有情"四个字。

我们不妨从健康角度，以自身体感来印证一下。夏天开风扇，多数人喜欢调到摇头挡，这是为什么？感觉告诉自己，当风扇不摇头直吹时，短时间会感觉很凉快，但时间一长就不舒服了，敏感的人会有一种气散而寒或全身收紧的感觉。而摇头吹，风来无定向，则觉满室生风，气流曲而柔布，人就会很放松、很舒展，感觉真的是凉而爽。人与自然的关系是天地有气，人亦有气，人在气中，气在人中，天人之气可以交感。或可这样猜测，人体之气，尤其是经络之气的运行是有一定速度的，当外环境自然界的气流速度与内环境体内之气的速度相近时，人就气顺而畅，自然就会感到放松、舒服；而当外环境的气流速度大于内环境时，阳气就易散而生寒；当外环境的气流速度小于内环境时，就会因气行不畅而感觉到憋闷。我们都有过这样的体会，人在空旷之处易感寒，在通气不好的小房间则易气闷。因此，所谓的"山环水抱必有气"、"山环水抱必有情"就容易解释了，山环水抱无非就是造成气流回环，当气流回环旋绕时，外环境的气流速度与内环境大致接近，人的感受当然就好了。同时，回环之气就是含蓄之气，气能含能蓄，不就是健康之所求吗？太极拳为什么能养生？其在人体内的气行方式，不正应"曲则有情"吗？

再往深探，山环水抱还有美学上的意义，远处有山有水，曲曲弯弯，绵延有势；近处曲桥回廊、曲径通幽，则美意自生。如果更讲究的话，山之曲要蜿蜒起伏，水之曲使流连忘返，路之曲蕴柳暗花明，桥之曲显拱券连珠，廊之曲如回肠千转。若再有清风徐来，此时就不单是体感好，而是更进一步的心旷神怡了，心身俱爽，还能不健康吗？

再看其他文化现象，文章不是不喜平直而讲究跌宕起伏吗？故事不是要曲折变幻才能吸引人吗？生活不是要多姿多彩才算精彩吗？人在生存环境中不是灵活融通更能如鱼得水吗？您能想象，尚崇直线、力量的西方会创出取法自然，随曲就伸的太极拳吗？

若与西方以还原论为指导、擅长线性分析的思维比较，您要说中医是曲线式思维也不为过。即便是"寒者热之"、"热者寒之"这类貌似线性思维的治法，也在因人、因地、因时制宜的权变下带出了曲，并进一步随曲就伸去了。再想想，阴中求阳、阳中求阴的治法要西方人如何理解？按线性思维方式，阳虚直接补阳就好了。实验如能找到阳虚证的相关指标，再观察补阳药能否改善这些指标就行了，至少在理论上是可以这样设计的。但如果您告诉他，在补阳药中略加补阴药，叫"阴中求阳"，不但能增效，还能降低副作用，他一定会晕，因为按线性思维逻辑，补阳与补阴应该是相反而拮抗的，他会感觉这不是2+1=3，而是如2+（－1）=3一样荒谬。如果您再进一步告诉他，长在北方、冬天、水中的补阳药也有"阴中得阳"之效，这回他可能就得天旋地转了；假如您心肠够硬，再告诉他中医还有反佐之用，如治疗寒证时在热药中加点寒药，一主一次，一热一寒，热者正治，寒者从治也能减毒增效。估计听者的反应是：瞪着一双天真的蓝眼睛，一脸无辜又一脸茫然地望着您。

笔者猜想，要说服他们，只能在他们惊魂甫定之时，使出撒手锏，就是《孙子兵法》。兵法云："军争之难者，以迂为直，以患为利。故迂其途，而诱之以利，后人发，先人致，此知迂直之计者也。"（《孙子兵法·军争》）西方人对一个有着几千年战争史的国家的兵法还是比较认同的，虽然兵法能否指导自然科学他们还得掂量，但抗拒之心或会略减，此时再以陈士铎之言以对。真寒假热证，陈氏拟一方：附子、肉桂、人参、白术、猪胆汁、苦菜汁。其言："吾以热药凉服，已足顺其性而下行，况又有苦菜汁、胆汁之苦，以骗其假道之防也。盖上热之症，下必寒极，热药入之，至于下焦，投其所喜，无奈关门皆为强贼所守，非以间谍绐之，必然拒绝而不可入。内无粮草，外无救援，奈之何哉？吾今用胆汁、菜汁，以与守关之士，买其欢心，不特不为拒绝，转能导我入疆，假道伐虢，不信然哉！"（《石室秘录·假治法》）如果您再搬出"将欲歙之，必固张之。将欲弱之，必固强之。将欲废之，必固兴之。将欲夺之，必固与之。是谓微明"（《道德经·第三十六章》）。估计他们在且信且疑之余，或会叹服中华文化的博大精深、东方智慧的深不可测，毕竟，老子在西方也是有名气的。

3. 太极图医用

（1）天人太极相应

太极图在中医之用，首先涉及的是天人关系，故先从太极时空角度进行推演。我们以中国地理、气象为模建立太极时空坐标系于图78。图中上方为南、下方为北、左东右西。夏天最热，中国的南方炎热，中午是一天中温度最高，明亮度最大的时间，均有阳气最盛的特点。因此空间的南方，时间的夏天与中午配太极图阳气最旺的太阳位。冬天最冷、中国的北方寒冷，夜半是一天中温度最低，明亮度最小的时间，均有阴气最盛的特点，是以空间的北方，时间的冬天与夜半配太极图阴气最盛的太阴位。春天

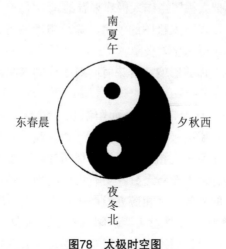

图78 太极时空图

气温回暖，阳气渐长；早上在一天中也是气温渐升，明亮度渐清之时；东方是太阳初升的方位而与太阳升出地平线的早上同一格局，故而空间的东方，时间的春天与早晨配阳气渐长而未盛的少阳位。秋天天气转凉，阴气渐长；傍晚在一天中也是气温渐降，明亮度渐暗之时；西方是太阳下山的方位而与太阳降入地平线的傍晚同一格局，故空间的西方，时间的秋天与傍晚处阴气渐长而未盛的少阴位。

《灵枢·邪客》说："人与天地相应。"人生活在自然环境之中，在适应自然环境变化同时也受自然环境的影响，形成内外环境的互动协调。时间上的春夏秋冬、昼夜晨昏呈节律性变化，空间上的东南西北与时间格局相配，也暗藏阴阳节律。则这个时空太极格局就蕴含了"天道"的规律特征，以之为则，就可行"推天道以明人事"之事，落实到医学，常以之简明地推导或阐析人体的生理、病理、诊断、治疗以及方药等方面的机制。

这里先要明确一个观念，自然的古太极图是日晷一年移动的轨迹图，其参照的是以地球为视点的日地关系，地球是个球体，换言之太极图的本来面貌应该是太极球，只是古代没有三维技术，只能以二维平面的太极图来代替，但我们牵涉到时空内容的思考时是需要把太极图当作太极球来看的。

为简便计，以下太极图的使用，除须精确说明者采用古太极图外，一般是采用简化太极图。

①时间对人体的影响：若论时间对人体的影响，最明显的莫过于季节与昼夜节律。

以季节言：春天，阴渐消而阳渐长，气温由寒转暖，万物萌生；夏天，阳盛而极，天气炎热，万物繁茂。当此之时，天人一体中的人又如何与之相应呢？我们把图79当太极球来看视，若为球体则不但有上下左右之分，更有内外之别。春夏自然界的阳气发泄，人体的阳气与之相应亦发散于体表，气血容易趋向于体表。由于"阳加于阴谓之汗"，阳气在表，则易蒸津外泄而为汗，汗出则皮肤松，腠理开。若就阳气的总量来看春渐旺而夏最盛，但从分布来看则不那么单纯。依图79东南方箭头所指来看，阳在表在上，相对来说里阳、下阳则不足，呈阳在外、在上，阴在内、在下的格局。《景岳全书•夏月伏阴续论》谓："盛夏每多吐泻，深冬偏见疮疹。诸如此类，岂非冬多内热，夏多中寒乎？"从阳气总量来推病理，春夏应多见阳证、热证，或阳证、热证于春夏易加重；反之阴证、寒证较少见，或于此时减轻。但若从内外角度来看则另有乾坤，其中阴证、寒证中的阳虚未必就能完全减轻，因为阳虚是里虚寒证，此时阳气总量虽多，但大部是分布于体表，体内的阳气反而偏少，总量多但内里少，两相对折，则阳虚之证在春夏的减轻应是有限的。治疗上，阳、热之证治当"热者寒之"，若与秋冬所得的阳、热证相较用药应偏重而疗程偏长。寒证则需分表里，表寒证发汗散寒，应考虑到此时阳气发泄，腠理开，汗易泄，则发汗不可也不必太过，麻黄汤中的麻黄可减量或以发汗力较弱的"夏月之麻黄"——香薷取代。若为阳虚，此时补阳或可借助自然界与人体阳气总量皆盛之时势，不必花费太大的力就可奏效，但前提是补阳药要走里而不走表，因为此时里阳并不多，所以补阳时最好能加收敛或潜降之品，使阳气得补并能内敛方易见功。

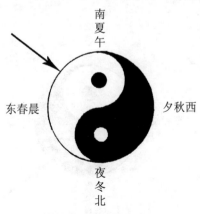

图79　东南视野太极图

秋天天气转凉，阳渐消而阴渐长，气候凉而燥，以一年为生长周期的植物转入收获季节；冬天阴盛而极，气候寒冷，万物收藏，人亦应之。

秋冬自然界阳气收藏，人体的阳气亦相应收藏于体内，此时气血趋向于里，表现为皮肤腠理致密，少汗而多尿等。就阴气的总量来看秋渐旺而冬最盛。而阴阳气的分布，则可将图80视作太极球，若依西北方箭头所指来看，可见是阴在外而阳在内。从阴气总量来推病理，秋冬应多见阴证、寒证，或阴证、寒证于秋冬加重；反之阳证、热证较少见，或于此时减轻。但若从内外角度来看同样是别见蹊跷，其中阳证、热证中的里热证未必就能明显减轻，因为此时从总量看虽然阴多阳少，但阴气大部分布于体表，体内却是阳气内藏，内藏之阳与里热相合，则里热证候如湿遏热伏、瘀血发热或气郁发热者在秋冬的减轻应是有限的。治疗上，阴证、寒证治当"寒者热之"，若与春夏所得的阴、寒证相较治当用药偏重而疗程偏长，如表寒证者若处北方用麻黄汤可放胆而行。至于阳虚患者，由于此时自然界与人体阳气均自然内敛，补阳时反不必刻意加收敛之品，则阳气可自内而外均匀敷布。里热尤其是郁热者，治当清法为辅，而以疏、散、扬为主，使里热外透而见功。

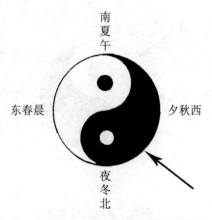

图80　西北视野太极图

长夏在太极图的夏秋之间，此时阳气仍旺，但开始内收，阴开始萌生，气温高且炎热下蒸，热蒸湿动，地气升为云，接着是天气下为雨，故又多雨，因此暑温或湿温之病多见，由于湿遏热伏，故治不仅是清热祛湿，还当外透其热，方不致郁伏。

　　在季节药食之忌上，《素问·六元正纪大论》的"用寒远寒，用凉远凉，用温远温，用热远热，食宜同法"为基本原则。

　　以昼夜言：白天，尤其是上午，与春夏的格局相近，仍可参照图79。白天阳气较旺，气温高于晚上，自然界阳气发泄，人体的阳气发散于体表，即阳在外，阴在内。外热之证易加重，表寒证则减轻，若此时治疗，治外热用药宜略重，治表寒则可略轻。若为阳虚，此时补阳可借助自然界与人体阳气均多之势而事半功倍，若略加敛降药，使阳气得补并内敛则效更显。晚上则与秋冬格局相仿，可参照图80。晚上阴气较盛，气温低于白天，自然界阳气收藏，人体的阳气内敛，即阴在外，阳在内。阴寒之证易于此时加重，若此时治疗，祛寒之品用药宜略重；而阳虚之治则可仿秋冬格局的治法。若为里热证，由于入夜阴气大部分布于体表，体内却是阳气内藏，内藏之阳与里热相合，如湿温潮热、阴虚潮热、瘀血发热或气郁发热等多从午后阳气入阴开始加重，治疗在针对病机的基础上当注意疏、散、扬的配合，使里热得以外透。

　　②空间对人体的影响：国人常谓地大物博，地大则东南西北不同地区的气候、阳光、雨量、地势、土质、水质、生活习惯等均有所异，则其生理活动与病理变化亦有不同。常见北人南人谁的阳气更旺之争，若按简单推论，南方阳气旺，气候炎热；北方阴气盛，气候寒冷，这个问题似乎毫无悬念，当然是南人阳气旺。其实问题没那么简单。

　　东南方气候如春夏格局，仍可参照图79，东南阳气旺，夏长冬短，日照时间长，天地所长养，气候多热少寒易兼湿，按理说阳气总量是较多。但是，由于自然的阳气处于升散之位，人体阳气与之相应则发散于体表与上部，其人腠理疏而汗多，汗孔又称气门，汗多则阳随汗泄，讲得白一点就是东南方人易漏气。阳主要分布在表在上，就意味着里阳、下阳的不足，即阳在外，阴在内。又因阳在上而易浮，常有上火的感觉，因此常饮凉茶吃冰冻食物，少沾辛辣，里阳多伤而少助。若仅如此，也只能说阳气有得（总量多）有失（里阳少）。但近年来以白为美的审美观流风所及，南方人怕晒黑，每畏补阳作用的阳光如虎，自动放弃地理上的阳光优势，又贪空调凉爽，里阳本就不足，今外阳又得不到补充，若说阳气量还有优势就显得可疑了。由于阳气分布特点，东南方人的体质与病理特征多见上热下寒、外热里寒，现在的南方人虽常说自己上火，但几剂凉茶下去就见泄泻清稀或夜尿增多就是这种格局的明证。医生面对这种体质或病理格局用药就特别头疼，用热药他说易上火，用寒药他说易败胃。在南方，这种自称既不耐寒药也不耐热药的病人不在少数。

西北方气候如秋冬格局，可参照图80。西北阴气盛，冬长夏短，天地所收藏，气候多寒少暖而兼燥，按理说阳气总量应有亏。但是，阴在外，其人腠理密，阳气不易外泄；阳在内，阳气收藏体内又不易耗损，由于天寒地冻，多嗜辛辣喜热食，更助内在阳气。阳气失于外而得于内，实难言阳气亏于南方人。西北方人的体质与病理特征多见外寒里热。在夏天南人必须凉席上阵时，北人还铺厚褥即显外寒之质，而冬天南人不敢吃冷食时北人仍以大啖冰激凌为快则是里热明征。

既然人的体质、病理南北有异，则治亦当殊。以麻黄的使用为例，《医学衷中参西录》言："陆九芝谓：麻黄用数分，即可发汗，此以治南方之人则可，非所论于北方也。盖南方气暖，其人肌肤薄弱，汗最易出，故南方有麻黄不过钱之语；北方若至塞外，气候寒冷，其人之肌肤强厚，若更为出外劳碌，不避风霜之人，又当严寒之候，恒用七八钱始能汗者。夫用药之道，贵因时、因地、因人，活泼斟酌以胜病为主，不可拘于成见也。"此段理、法、药的关系一清二楚。证之临床，确然如此，在南方，生麻黄是较少用的，解表常以香薷、荆芥、防风等温性较小的药物代之，且分量较轻。再看大黄之论，《本草崇原》谓："西北之人，土气敦厚，阳气伏藏，重用大黄，能养阴而不破泄。东南之人，土气虚浮，阳气外泄，稍用大黄，即伤脾胃，此五方五土之有不同也。"以往读《伤寒论》的承气汤常见对大黄的功效描述有"急下存阴"之说，从道理上是明白的，急下热结，阴不被热灼，即可救阴。但在南方，稍用大黄，即泄下过多，虽无热灼阴伤之弊，却见泄下伤阴之虞，为何？上段即为解。

上段还带出了"西北之人，土气敦厚……东南之人，土气虚浮"这么一个有意思的话题。此句如何理解？可参《素问·阴阳应象大论》："天不足西北，故西北方阴也……地不满东南，故东南方阳也"语。从理论解：天属阳，我们参看太极图，西北方是阴最盛之处，阴盛则阳不足，故云"天不足"；地属阴，太极图的东南方是阳最旺之处，阳盛则阴不足，故云"地不满"。再从中国的实际地势看，呈现的是西北高而东南低。看山势就更明显了，西北，尤其是西部有多少崇山峻岭，地高则显天低，故云"天不足"。东南方虽然草木葱茏，但山势一般却不太高，以海拔几百米的居多，且不说与昆仑山脉相较，即使与大小兴安岭比也只能叫做丘陵，你还真不好意思称海拔，故云"地不满"一点也不冤枉。天地人相应，地不满于人就是脾不足，所以在广东，病人舌头一伸，舌淡边有齿印、苔腻是司空见惯，几成常态。这样的体质，叫他如何能耐受得了常量的大黄？

从图79看，东南方的太极图阳气趋于上与外，所以广东人常说的上火，不见得都是实火，倒是"火神派"常称的阳虚阳浮即上热下寒者居其半。那是否"火神派"在广东就大行其道了？从医理上笔者认同阳虚阳浮这种病机确属常见，也确实看过一些善用附、桂的医生处方用药。但要说"火神派"在广东蔚然成风却还谈不上。以常见的复发性口腔溃疡为例，反复发作的病，肯定不是实证。因此清胃散之类只能清其浮火，但寒性药物，清浮火的同时，也伤下阳，则呈阳更虚而火更易浮的态势，因此三几天后又见发作。这种情况用玉女煎也好不到哪里去，玉女煎证的病机是胃火上炎兼肾阴虚而不是阳虚阳浮。对阳虚阳浮之理不少人认为难以理解，总觉得阳虚应该只有"寒"这一种表现最合逻辑，其实此理不难，阳气虚我们可以理解为阳气少了，少则稀薄，阳气本就具上升特性，阳气一稀薄，当然就容易浮而上了。按此理，"火神派"大剂量的附、桂直达下焦，大补元阳，引火归源应该是最合理的了。但在实操上却会碰到不少问题：一是寒药伤人其来也渐，症状不是那么明显，而热药伤人马上就有上火的表现，南方人最不能耐受的就是上火的感觉。若仅从量上考虑，欲使浮阳下潜一般须附、桂重用，因为轻用则药性升浮而上走，于下寒无补，于上热反增。但若重用附、桂就会带来第二个问题，即医生对附、桂用量与疗程的把握程度是否精准，这又牵涉到用药经验问题。要把附、桂用得得心应手非得有丰富的使用经验与精准的辨证不可，这是要跟过明师才能大致心中有数的。三是现在附子的炮制并不完全规范，等级、批次等都心中无数。四是虽然药典对附子量的规定可能有点保守，但药典的禁忌还是悬在医生头上的达摩克利斯之剑，你说心中完全没有阴影是不切实际的。因此，重病适应证者以大剂量附、桂，行霹雳手段，应属情理之中。但对复发性口腔溃疡这类常见而又不太重的病，重用附、桂，对有经验者来说，或有立竿见影之效。但笔者与不少医生交流过，他们中的大多数还是希望寻求更王道一点的治法。笔者的经验是清上温下同时进行，而清上的药物在起效后渐减，则速效、稳效、无毒俱得。常用交泰丸加味：黄连、肉桂、牛膝、龙骨、牡蛎。其中黄连轻用，略清发作期之浮火，肉桂下温元阳，引火归源；牛膝、龙骨、牡蛎或引火下行，或引浮阳下潜。方意重在一个"潜"字，因为上火并非无用，引之下行也可补下阳。《道德经·七十七章》云："天之道，损有余而补不足。"治疗上则可变为"引有余而补不足"。若发作期浮热较重，也可轻加石膏，一般两剂见效，有效后则去石膏，嘱隔日一剂；服两剂后，黄连减量；再嘱隔三日一剂，服两剂；再嘱隔周一剂，服两剂，一般可断根。广东患者常有兼湿，可加白术、茯苓一以健脾祛湿，二以斡旋中州，运转枢轴，使水升火降，交相既济。此方与之前治心肾不交失眠之方仅一两味药出入，缘于病机均属上热下寒或假热真寒。若同时教患者自灸涌泉穴，引火归源，则效果更佳。若后半程稍加济生肾气丸（注：现在一些厂家生产的中成药金匮肾气丸其组方实际是济生肾气丸）则疗效更稳。

因此，对五方五土不同人的调治当顺应其体质与病理特点，东南方人一般以清上温下，清外温内为大体基调；而西北方人则以散寒清里为常用。当然每人的具体病证不同，还须随证变通。

（2）天物太极相感

朱熹谓："人人有一太极，物物有一太极。"（《朱子语类·卷九十四》）天人既可相应，天物当然也可相感。与中医关系最密切的"物"就是中药。且看中药中的太极又是如何一个玩法。

吴鞠通在《温病条辨·草木各得一太极论》中谓："古来著本草者，皆逐论其气味性情，未尝总论夫形体之大纲，生长化收藏之运用，兹特补之。盖芦主生，干与枝叶主长，花主化，子主收，根主藏，木也。草则收藏皆在子。凡干皆升，芦胜于干；凡叶皆散，花胜于叶；凡枝皆走络，须胜于枝；凡根皆降，子胜于根。由芦之升而长而化而收，子则复降而升而化而收矣。此草木各得一太极之理也。"将本段文字图像化即为图81。

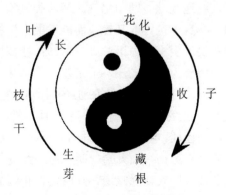

图81　草木不同部位太极图

文中的芦即芽，生之位在太极图阳气初升之处，阳主升，象征万物初生；长之位在太极图的东与东南方，取春天万物生长之意；化之位在太极图的南方顶端与略西斜之处，取夏天与长夏万物繁茂而化之意；收之位在太极图的西方，取秋天天气肃降、阳气内收、万物收成之意；藏之位在太极图的北方，取冬天阳气内敛，万物贮藏之意。吴鞠通之论是否在理，我们可以一些药物来印证。

如紫苏一药，其叶称苏叶，茎枝称苏梗，成熟果实称苏子。"干与枝叶主长"长则升发，故苏叶、苏梗均有辛温发散、理气宽胸的作用。但苏叶为叶，"凡叶皆散"，故偏于解表散寒；苏梗为茎枝则不以散为主，而以顺气为主，故长于理气宽胸、止痛安胎。"子主收"，收即降，子质润，故功偏降气消痰、止咳平喘、润肠。《本草备要》谓："叶发汗散寒，梗顺气安胎，子降气开郁。"《神农本草经读》云："其子下气尤速，其梗下气宽胀，治噎膈反胃心痛，旁小枝通十二经关窍脉络。"在这里我们还可以意外读出"旁小枝"可以以枝走肢而具类似桂枝的作用。

再如桂枝与肉桂。桂枝为樟科植物肉桂的嫩枝，肉桂为樟科植物肉桂和大叶清化桂的干燥树皮。虽然"干与枝叶主长"但还可细分，桂枝为枝，枝性上扬而外展，且味辛、甘、性温。故功为发汗解肌、温通经脉、助阳化气。《药类法象》曰："桂枝者，乃桂条也，非身干也。取其轻薄而能发散。"桂枝又可以枝走肢，《本草备要》引李东垣语："东垣曰：桂枝横行手臂，以其为枝也。"而肉桂为树干之皮，干走躯干，且味辛、甘、性大热。功主补火助阳、引火归源、散寒通经、活血止痛。

《珍珠囊》于桂的分别更细："味辛甘，性大热，有毒。其在下最厚者，曰肉桂，去其粗皮为桂心，入心、脾、肺、肾四经，主九种心疼，补劳伤，通九窍，暖水脏，续筋骨，杀三虫，散结气，破瘀血，下胎衣，除咳逆，疗腹痛，止泻痢，善发汗。其在中次厚者，曰官桂，入肝、脾二经，主中焦虚寒，结聚作痛。其在上薄者，曰薄桂，入肺、胃二经，主上焦有寒，走肩臂而行肢节。其在嫩枝四发者，曰桂枝，专入肺经，主解肌发表，理有汗之伤寒。四者皆杀草木毒，百药无畏。性忌性葱。"这里将肉桂按在树干分布的上、中、下位置与薄厚又细分为肉桂（含桂心）、官桂与薄桂，至于这三者的功效与所入脏腑为何不完全相同，其按："肉桂在下，有入肾之理；属火，有入心之火；而辛散之性，与肺部相投；甘温之性，与脾家相悦，故均入焉。官桂在中，而肝脾皆在中之脏也，且经曰：肝欲散，急食辛以散之，以辛补之；又曰：脾欲缓，急食甘以复之，以甘补之。桂味辛甘，二经之所由入也。薄桂在上，而肺胃亦居上，故宜入之。桂枝四发，有发散之义，且气、味俱轻，宜入太阴而主表。"我们大体可看出：由于火性炎上，因此，越在树干下部的皮，其所温养的脏腑就越多，同时，就树干与人体躯体内脏腑的对应关系而言，有上对上、中对中，而下则可包揽上、中、下之意。《珍珠囊补遗药性赋》云："桂枝上行而发表……肉桂下行而补肾，此天地亲上、亲下之道也。""天地亲上、亲下"语出乾文言的"本乎天者亲上、本乎地者亲下"，这里又见《易》的意象了。

　　以上可说是植物药不同部位功效特征的基本规律，当然，每味具体的药物还有自身特殊的性、味、形、色、生长季节、生长环境、生物特性等不同，如"诸花皆升，旋覆独降，诸子皆降，蔓荆独升"等，难以一概而论，但基本规律应该还是存在的。

　　我们不妨复习一下中药，植物的芽，如麦芽、谷芽等，绝不仅是消食导滞，而是兼具生发之用。镇肝熄风汤用麦芽，其意就在镇潜之中略舒肝气，使顺应肝喜条达而恶抑郁的生理特征，而无郁遏之弊。干茎的升降主要看具体药物质地的轻重与气味之厚薄。枝则多升而走四肢，如桂枝、桑枝。叶主发散，基本上是没有太大疑问，但树叶还有分说，凡叶的边缘无齿者，发散力较弱，如竹叶、荷叶等；叶若有齿如桑叶、苏叶等，则发散力较强，以其有四散之象。花则发散，如银花、菊花、红花等。子虽小，由于单位体积质量较重，故多降，如苏子、莱菔子、车前子等。而根则不一定全为降，因为根为植物的最下端，位物极必反之位，可升可降，如前述的葛根能升津上达，亦能升脾之清气，此为升；牛膝同样是根，《神农本草经百种录》谓："此乃以其形而知其性也。凡物之根皆横生，而牛膝独直下，其长细而韧，酷似人筋，所以能舒筋通脉，下血降气，为诸下达药之先导也。"其根直下，所以引火下行、引药下行、引血下行、引水下行的功效就不难理解了。以上为药之部位应太极。

冬虫夏草则以生长部位与以生长时间的关系来应太极之理。《文房肆考》有："物之变化，必由阴阳相激而成，阴静阳动，至理也。然阳中有阴，阴中有阳，所谓一阴一阳，互为其根……夏草冬虫，乃感阴阳二气而生，夏至一阴生，故静而为草。冬至一阳生，故动而为虫。辗转循运，非若腐草为萤，陈麦化蝶，感湿热之气者可比，入药故能益诸虚理百损，以其得阴阳之气全也。然必冬取其虫，而夏不取其草，亦以其有一阳生发之气为贵。"该药为蝙蝠蛾幼虫被虫草菌感染，死后尸体、组织与菌丝结成坚硬的假菌核，在冬季低温干燥土壤内保持虫形不变达数月之久（冬虫），待夏季温湿适宜时从菌核长出棒状子实体（子囊座）并露出地面（夏草）。按古之察，虫与草（真菌子座类草），一为动物一为植物，动物动而为阳，植物静而为阴。从冬至一阳生到夏至，是太极图的左半边，左属阳，故动而为虫；从夏至一阴生到冬至，是太极图的右半边，右属阴，故静而为草。一动一静，感全年阴阳二气之变而变。虽然冬至夏至之说未必如此精准，但其或虫或类草的变化季节还是大致正确的。"冬取其虫，而夏不取其草，亦以其有一阳生发之气为贵"正是《易》崇阳抑阴思想对医学的折射。由于用虫（阳）部分，而此药又常见于海拔4 000米的高山上，尤多见于具有积雪的高寒草甸。此为阳生阴地，属阴中之阳药。味甘，性平，故有补肾固本、助阳起痿、补肺实卫之功。

再看我们熟悉的甘草，又是另一种太极，《本经疏证》云："甘草春苗夏叶，秋花冬实，得四气之全，其色之黄，味之甘，迥出他黄与甘之上，以是协土德，和众气，能无处不到，无邪不祛，此所谓主五脏六腑寒热邪气也。土为万物母，凡物无论妍媸美恶，莫不生于土，及其败也，又莫不归于土。化为生生之气，则所谓能解百药毒，安和七十二种石，千二百种草也。人之气犹物之气，和顺者，其妍美也，急疾者，其媸恶也，尽化急疾为和顺，经脉自然通调，血气自然滑利，于是肌骨坚，肌肉长，气力倍矣。"《本草乘雅半偈》从另一角度说："青苗紫花，白毛槐叶，咸出于黄中通理之茎，土具四行，不言而喻矣。土贯四旁，通身该治，是以土生万物，而为万物所归。"甘草味甘，性平，其特色是土性特明显，中国以农业立国，尤其重视土，土在五行中的地位特殊，万物皆生于土，万物均归于土，因此，土载四行，土可以平衡其余四行是不言而喻的。甘草的土性特征之显一是甘味；二是色黄；三是"春苗夏叶，秋花冬实，得四气之全"，土载四行，四气俱全即具土气；四是青苗紫花，白毛槐叶，咸出于黄中通理之茎，五色俱全即为土所统。土载四行即意味着土能调和其余四气。辛甘酸苦是五味之偏，甘为土味，能和之；寒凉温热是四气之偏，土为平性，亦能和之。可见，甘味为五味之和，平性为四气之和，因此，调和诸药是甘草的题内之意，参图82。解毒者，毒含气、味、质之偏，甘草和之，故而"能解百药毒"。我们再看看，除甘草外常用以调和诸药的蜂蜜也是味甘性平就不难理解甘草之用了。甘草之甘入脾且具补益，黄色又归脾，因此，补脾益气自是不言而喻了。至于缓急止痛之功则可从"和顺者，其妍美也，急疾者，其媸恶也，尽化急疾为和顺"来理解。

佛曰：一花一叶一世界；医说：一草一木一太极。四气五味、升降浮沉、颜色、质地、生态、习性、生长时间、生长环境等无不是太极的某方面体现。自然、人体、药物都可以在"太极"的本源上理相通、用相关、功相成。

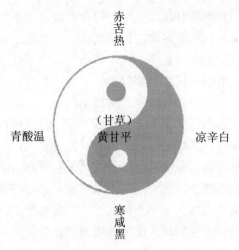

赤
苦
热

（甘草）
青酸温　黄甘平　凉辛白

寒
咸
黑

图82　甘草以色气味得中和之气

（二）先天八卦阴阳演

1. 方位配卦说

先天八卦，又称先天八卦方位，因《用易·系辞》有伏羲观象作八卦之说，习惯又称伏羲八卦图、伏羲先天图、伏羲八卦方位图，见图83，该图见朱熹《周易本义》。关于图的起源问题，流行的说法是据《用易·说卦》"天地定位，山泽通气，雷风相薄，水火不相射，八卦相错"这段文字而演，关键人物有两个，宋代的陈抟与邵雍，从记载来看，图自邵雍出，但后者可能传承于前者。问题的复杂就在于传先天八卦图的邵雍并不承认先天八卦图是自己的所作，而认为此图是自伏羲时代相传下来的。这就产生了一个很大的疑团，是文字据图而写还是图据文字而演，易学界一直存有争议，各有论据，见仁见智。虽然在争论中，持图据文字而演的观点占上风，但仍未能说这就是确论。但图中卦的方位排列与文字描述对应这一点却是基本得到公认。

"天地定位，山泽通气，雷风相薄，水火不相射"这四句，每一句就是两个方位相对的卦。

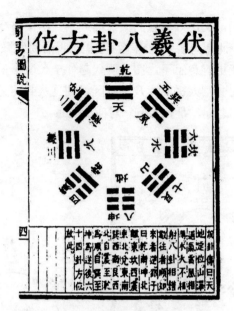

图83 伏羲八卦方位图

天地定位：乾为天居南， 坤为地居北；

山泽通气：艮为山居西北，兑为泽居东南；

雷风相薄：震为雷居东北，巽为风居西南；

水火不相射：离为火居东，坎为水居西。

从方位来看，先天八卦比较像是古圣贤以地球为中心观察天地现象的图像。以地球为观察点，天在上，地在下，乾为天，坤为地，于是便置乾于上，置坤于下，此为"天地定位"；太阳总是从东边升起，到西边落下，月亮每天从西边升起，东边落下，离为火，可代表太阳，坎为水，可代表月亮，于是就把离置于东边，坎置于西边，此为"水火不相射"；东南西北四正位一放好，地球上最常见的自然现象或因素还有风雷山泽等，风雷常相伴，山泽常相依，于是形成"雷风相薄"，"山泽通气"，也把它们画成卦而排在四隅，就形成了先天八卦。

《易》以阴阳为道，先天八卦的排列与阴阳学说的基本内容有着莫大的关系。若将先天八卦与古太极图合一再来领会阴阳学说的基本内涵，又比以单独的太极图或八卦图来演绎更为全面到位。如图84，此图为明代杨应春《皇极经世心易发微》所创。

而图85就更有意思了，图见明代赵仲全《道学正宗》。此图以四条线贯通分割太极图为八个扇区，则见八卦的卦形与各自正对太极图扇区之间，是直接一一对应的关系。

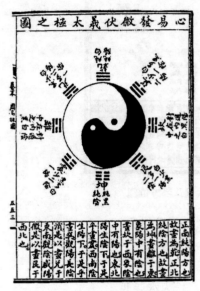

图84　心易发微伏羲太极之图

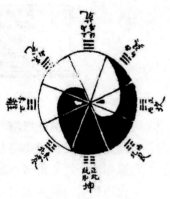

图85　古太极图

南全阳对应乾卦纯阳☰，北全阴对应坤卦全阴☷，此"天地定位"。

离正东，此区域若分成三份则为两白（阴鱼中的白眼算一白）夹一黑，对应离卦的两阳爻含一阴爻☲；坎正西，此区域若分成三份则为两黑（阳鱼中的黑眼算一黑）夹一白，对应坎卦两阴爻含一阳爻☵，此"水火不相射。"（注：有些书认为"水火不相射"一句当为"水火相射"之简误）

东北震，白一分（阳始生）黑二分，对应震卦一阳爻生于下，两阴爻在上☳；西南巽，黑一分（阴始生）白二分，对应巽卦一阴爻生于下，两阳爻在上☴，此"雷风相薄"。

东南兑，白二分黑一分，对应兑卦两阳爻在下一阴爻在上☱；西北艮，黑二分而白一分，对应艮卦两阴爻在下一阳爻在上☶，此"山泽通气"。

可见以先天八卦卦象的顺次相连即得古太极图。

2. 太极卦象解阴阳

阴阳的交感、制约、消长、转化、互根、互藏之妙不仅可通过太极图而演，若配合卦象分布，如图83及图84，则其内涵会表达得比单独的太极图更为丰富。

（1）阴阳的对立制约

从内里的太极图看，阴阳鱼一白一黑对峙而立，且白多之处必定黑少，黑多之处必定白少，显现出阴阳的对立是通过制约而完成的。

从卦的排列看，方位上两两相对的卦其卦的形象刚好相反：

其中乾南与坤北位置相对，乾卦三个阳爻☰，纯阳之象；坤卦三个阴爻☷，纯阴之象。

震东北与巽西南位置相对，震卦一阳爻居下，两阴爻居上☳；巽卦一阴爻居下，二阳爻居上☴。

离东与坎西位置相对，离卦一阴爻居两阳爻之中☲；坎卦一阳爻居两阴爻之中☵。

兑东南与艮西北位置相对，兑卦两阳爻居下，一阴爻居上☱；艮卦二阴爻居下，一阳爻居上☶。

以上四对卦，卦象相反，爻象也相反而成三爻卦的"错卦"。相反相错即呈阴阳对立制约特性。

（2）阴阳的消长平衡

①阴阳的消长：从内里的太极图看，左边的阳鱼从北而东而南，图形渐大，示意阳长阴消的过程；右边的阴鱼从南而西而北，图形渐大，示意阴长阳消的过程。

从卦的排列顺序看，显现出阴阳消长的量变过程。邵雍云："震始交阴而阳生，自震而离而兑，以至于乾，而阳斯盛焉。"

震居东北，一阳爻在下，两阴爻居上☳，代表阴极一阳生（从初爻而生），阳气量为一，与所处太极图东北方阳气初生对应。

离居正东，两阳爻中含一阴爻☲；兑居东南，两阳爻居下，一阴爻居上☱，两卦均为两个阳爻，阳气量均为二，代表阳长阴消，与太极图所处位置阳气渐长的面积对应。

乾居正南，三个阳爻☰，代表纯阳，阳气量为三，位处太极图阳气最盛的顶点。

即从震而离而兑而乾，阳气量可以一阳、二阳、三阳来表示，显示了阳气的渐长有量上的区别。

邵雍曰："巽始消阳而阴生，自巽而坎而艮，以至于坤，而阴斯盛焉。"

巽居西南，一阴爻居下，两阳爻居上☴，代表阳极一阴生（从初爻而生），阴气量为一，与所处太极图西南方阴气初生对应。

坎居正西，两阴爻中含一阳爻☵，艮居西北，两阴爻居下，一阳爻居上☶，两卦均是两个阴爻，阴气量均为二，代表阴长阳消，与太极图所处位置阴气渐长的面积对应。

坤居正北，三个阴爻☷，代表纯阴，阴气量为三。

即从巽而坎而艮而坤，阴气量可以一阴、二阴、三阴来表示，显示了阴气渐长在量上的区别。

而卦的阴阳消长量的多少与图中阴阳鱼的大小恰好对应，较好地反映了阴阳的消长及量变规律。

②阴阳的平衡：从内里的太极图看，图中黑白两鱼的总面积一样大，代表阴阳总体上的平衡。太极图阴阳线不以直线而用环抱曲线，象征阴阳虽各半，但这种各半仅是相对的，而非绝对的，此时阳多阴少，彼时则阴多阳少，阴阳不是绝对平衡，而是在互为消长、互为制约中的相对平衡。

从卦的排列上，相对位置之卦合看存在着互补平衡现象。

乾☰对坤☷，三阳爻对三阴爻，合而为三阴三阳爻。

震☳对巽☴，震一阳爻两阴爻，巽两阳爻一阴爻，合而为三阴三阳爻。

离☲对坎☵，离两阳爻含一阴爻，坎两阴爻含一阳爻，合而为三阴三阳爻。

兑☱对艮☶，兑两阳爻一阴爻，艮两阴爻一阳爻，合而为三阴三阳爻。

显示了相对位置卦在互补中获得平衡。

相对位置之卦的先天数（见《易之篇》相摩相荡卦示医部分）叠加也很有意思，南乾1与北坤8，东北震4与西南巽5，东离3与西坎6，东南兑2与西北艮7，四组先天数相加均是9，同样显示出平衡的特点。

消长与平衡合看则示意阴阳的平衡是在消长的过程中体现，故为动态平衡。

（3）阴阳的相互转化

从内里的太极图看，在阳极盛的正南乾位，恰好就是阴开始萌生之处，显示了阳极则生阴/转阴；在阴极盛的正北坤位，恰好就是阳开始萌生之处，显示了阴极则生阳／转阳。再从图中阴阳间合抱的S形曲线来看，显示出阴阳之间的消长乃至转变多是渐变而较少突变。

从卦的排列顺序看：左边自下而上，从震☳之一阳始，经离☲、兑☱之二阳，至乾☰之三阳，即到"物极"阶段，量变引起质变，从阳转阴，始有巽☴之一阴。

右边自上而下，自巽☴之一阴始，至坎☵、艮☶之二阴，到坤☷之三阴，此时又阴极转阳，始有震之一阳……

卦之轮转很直观地昭示了从量变到质变的规律，以及"重阳必阴、重阴必阳"的义理。

（4）阴阳的互根互用

从内里的太极图看，圆中两条阴阳鱼前抱后负，体现了"万物负阴而抱阳"，阴阳分则为二，合则为一的依存关系。阴鱼中的白眼，阳鱼中的黑眼，则寓意阴中含阳、阳中含阴，亦有"阳根于阴、阴根于阳"之意。

从卦的排列看，相对位置之卦合看存在着爻位与爻数的互补现象：

乾☰对坤☷，三阳爻对三阴爻；

震☳对巽☴，震一阳爻在下两阴爻在上，巽两阳爻在上一阴爻在下；

离☲对坎☵，离两阳爻含一阴爻，坎两阴爻含一阳爻；

兑☱对艮☶，兑两阳爻在下一阴爻在上，艮两阴爻在下一阳爻在上。

显示出位置相对的卦凡一方阴爻所居之处，必是对方阳爻所居之地，反之亦然，爻位存在互补现象。而两卦相加，爻的总数均是三阴三阳，表现为爻数的互补，互补也是互根的一种体现。

（5）阴阳交感

从内里的太极图看，阴阳两鱼互缠，在一个圆形之中，互相产生对立制约、消长平衡、互根互用、相互转化的作用，即为有感而交，交而有为。一圆含两鱼，即一中有二，以一统二，对立两者在一个统一体中，二气交融，"冲气以为和"即为交感。对立统一即为三，由此而有"三生万物"。

从卦的排列上，只要将天地、山泽、雷风、水火之卦，两两互相交错组合成六爻卦，则阴阳交感意蕴昭然而显。

"天地定位"释泰卦：泰卦☷☰，上坤☷（地），下乾☰（天），即为天地定位之组合卦。天地交泰之意。象曰："天地交而万物通，上下交而其志同。"观此卦，上坤纯阴，下乾纯阳，阳主升，阴主降，天地，上下在阳升阴降中得以阴阳交通感应。《周易集解·卷四》谓："夫泰之道，本以通生万物。若天气上腾，地气下降，各自闭塞，不能相交，则万物无由生，明万物生，由天地交。"很好地说明了阴阳交感是万物化生的根本条件。此卦从天地、阴阳、上下的角度揭示了阴阳交感之理。

"山泽通气"释咸卦：咸卦☱☶，上兑☱（泽），下艮☶（山），即为山泽通气之组合卦。交互感应之意。象曰："咸，感也。柔上而刚下，二气感应以相与……天地感而万物化生。"观此卦，兑为少女卦故言（阴）柔在上，艮为少男卦故曰（阳）刚在下，阴之性自趋下，阳之性自趋上，则刚柔二气相感而相亲，谓之相与。又艮为少男，兑为少女，男女相感最深的莫过于少年，故取此象以明交感。《增补郑氏周易·卷中》云："咸，感也，艮为山，兑为泽，山气下，泽气上，二气通而相应，以生万物，故曰咸也。"此卦从山泽通气，男女感应，上下交通，刚柔相济等方面阐释了阴阳交合感应之象。

"雷风相薄"释益卦：益卦 ䷩，上巽 ☴（风），下震 ☳（雷），即为雷风相薄之组合卦。彖曰："益，损上益下，民说无疆。自上下下，其道大光。"何谓"损上益下"其所损的对象是谁？如果您还有印象，此卦我们在《易之篇》讲过一次。益卦是由否卦损益而来的，我们比较一下两卦，否 ䷋ 和益 ䷩。此为否卦上爻下移为益卦的初爻之变，否卦下坤上乾与泰卦相反，泰卦是天地交通，否卦则是天地不交，今"损上益下"即损乾天益坤地。象征君主为民众服务，减损了自己的享受，而增益他的下属。这种自上而下的施益会让臣民快乐满意，也是上下沟通，君民交而有感的一种体现，可使政通令行，政道坦顺，社会和谐，是众望之益。所以"自上下下"的益之道，彰显出为君之道的大义所在。

水火不相射释既济卦：既济 ䷾，上坎 ☵（水），下离 ☲（火），即为水火不相射的组合卦。事既已做成之意。彖曰："既济亨……刚柔正而位当也。"此卦火居于下而炎上，能蒸腾上水为用，水居于上而润下，能制约下火不致过亢，皆为成功之象，故为万物既济之意，又水（阴）降，火（阳）升，亦现阴阳之交，事谐和之意。此卦以水火相交，阴阳相合，上下相召，而昭交感义理。

阴阳交感强调的是阴阳的和谐性。《老子·四十二章》说："万物负阴而抱阳，冲气以为和。"这里的冲和之气指的就是运动着的和谐之气。观上四卦，或天地交泰，或刚柔相应，或上下相临，或阴阳相合，或君民沟通，或男女相悦，均充分体现出这种阴阳交感的和谐性。

从卦爻看，乾卦 ☰ 与坤卦 ☷，离卦 ☲ 与坎卦 ☵，兑卦 ☱ 与艮卦 ☶，巽卦 ☴ 与震卦 ☳，均是一卦阴爻所在，必是相对卦的阳爻所处，显示一种和谐的互补。且两卦相合，必是三个阳爻，三个阴爻，呈现的是平衡之互补，互补性即和谐性。

综合而言，天地、山泽、雷风、水火、刚柔、男女、上下、君臣……皆可用阴阳以统括。故交感，是指阴阳二气在运动中相互感应、相互作用、相互影响而交合，使对立的阴阳双方处于一个统一体中的和谐过程。先天八卦布陈，相错而成的泰、咸、益，既济从图上看是全方位的，从构象看是多层次的，在阐释阴阳交感内蕴时，与单纯的太极图相较，能使人产生更立体的观感，获得更丰富的意象，从而加深对该内容的理解。

（三）十二消息卦参研

1. 说明阴阳学说基本内容

在易学体系中还有一个对阴阳学说基本内容之解比先天八卦更直观的十二消息卦图。

（1）说明阴阳的消长与转化

十二消息卦实质是从六十四卦中选出十二个阴阳消长顺序意象明显的卦，配属与代表一年农历十二个月、一天十二个时辰的阴阳消长变化，见图86。《类经图翼·气数统论》谓："故十一月建在子，一阳卦复；十二月建在丑，二阳卦临；正月建在寅，三阳卦泰；二月建在卯，四阳卦大壮；三月建在辰，五阳卦夬；四月建在巳，六阳卦乾；五月建在午，一阴卦姤；六月建在未，二阴卦遁；七月建在申，三阴卦否；八月建在酉，四阴卦观；九月建在戌，五阴卦剥；十月建在亥，六阴卦坤，是为一岁之气而统言其月日也。"实际上，这个阴阳消长的量变过程同时也可体现阴阳转化之质变。

图左自下而上，从复卦到乾卦的六个卦配太极图左半边属阳，其中初爻为阳，上五爻皆阴者为复卦☷☳，代表一阳初生；下二爻为阳，上四爻皆阴者为临卦☷☱，代表阳气量为二；下三爻为阳，上三爻为阴者为泰卦☷☰，代表阳气量为三；下四爻为阳，上二爻为阴，者为大壮卦☳☰，代表阳气量为四；下五爻为阳，上

一爻为阴者为夬卦☱☰，代表阳气量为五；六爻全阳者，为乾卦
☰☰，代表阳气量为六。

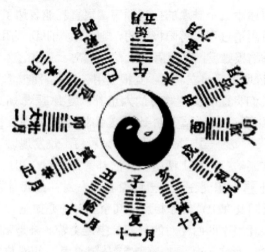

图86　十二消息卦

从复到乾六卦，☷☳、☷☱、☷☰、☱☰、☱☰、☰☰，可看出阳气
量自下而上，从一阳到六阳渐长时，阴气量则从五阴到阴尽而
消，此为阳长阴消，或称阳息阴消，消息之名由此而来。

卦仅六个爻，至乾卦☰☰六阳已全，物极必反，阳极则生阴，
太极图右半边的姤卦☰☴一阴开始萌生。

图右自上而下，从姤卦至坤卦的六个卦配太极图右半边属
阴，其中初爻为阴，上五爻皆阳者为姤卦☰☴，代表一阴初萌；下
二爻为阴，上四爻皆阳者，为遯卦☰☶，代表阴气量为二；下三爻
为阴，上三爻为阳者，为否卦☰☷，代表阴气量为三；下四爻为
阴，上二爻为阳者，为观卦☴☷，代表阴气量为四；下五爻为阴，
上一爻为阳者，为剥卦☶☷，代表阴气量为五。六爻全阴者，为坤
卦☷☷，代表阴气量为六。

从姤至坤六卦，☰☴、☰☶、☰☷、☴☷、☶☷、☷☷，可看出阴气
量自下而上，从一阴到六阴渐长时，阳气量则从五阳到阳尽而
消，此为阴长阳消。

至坤卦☷六阴，再物极必反，阴极而生阳，太极图左半边的复卦☷一阳开始萌生。

通过上述十二个卦象的排列顺序，很直观地表达了从一阳到六阳的阳长阴消过程，再阳极转阴，则见从一阴到六阴的阴长阳消过程，复物极必反，又从阴转阳。

（2）说明阴阳对立制约、互根互用、自和平衡

如果我们将图85位置相对的六组卦：复卦☷与姤卦☰、临卦☷与遁卦☰、泰卦☷与否卦☰、大壮卦☳与观卦☴、夬卦☰与剥卦☶、乾卦☰与坤卦☷相参来看，不难发现以下现象：

①对立制约：方位上两两相对的卦其卦象完全相反呈对立之象。如复卦☷一阳爻在下，五阴爻在上；对立的姤卦☰则一阴爻在下，五阳爻在上，卦象相反。其余五对卦亦如是。

②互根互用：两两相对的卦其卦中之爻若一卦是阳爻则对立卦定是阴爻，反之亦然，如临卦☷是阳爻者，相对位置的遁卦☰定是阴爻；临卦是阴爻者，遁卦定是阳爻，你所缺者正是我所有，呈互补之象，互补即互用。其余五对卦莫不如是。

③自和平衡：两两相对的卦若单看阴阳爻数不一定平衡，但两卦的阴阳爻相加定是六个阳爻、六个阴爻，互补而平衡。如大壮卦☳四阳爻、二阴爻，对面对观卦☴则四阴爻，二阳爻，单看均不平衡，但两卦相加则共有六个阳爻、六个阴爻，互补而平衡。其余五对卦也如是。

十二消息卦的卦位排列与内里的太极图相应是严丝合缝，其理与先天八卦与太极图之应一样，故不赘述。

（3）阴阳交感之思

先天八卦的阴阳交感是通过相对位置两个三爻卦叠合而成泰、咸、益，既济等具有交感意象的六爻卦来表达。然十二消息卦每个都是六爻卦，六爻卦两两叠合的话应该也能组合成具交感意蕴的十二爻之卦。但十二爻卦前人虽也演绎过，其总数为64卦×64卦，计有4 096卦，由于卦数太多，不符合"易简"原理，也不能参《周易》卦爻辞，故难以推广应用。

2. 十二消息卦应用举隅

人的一生（生、长、壮、老、已）、一年（以一个月为一卦）、一日（以一个时辰为一卦）阴阳消长盛衰的转换过程，可以十二消息卦表现。

其中卦与月、时之配已参图86而述，其用我们将在《时之篇》中探讨。

人的一生（生、长、壮、老、已）则可参图87。《类经附翼·医易义》谓："前一世始于复之一阳，渐次增添，至乾而阳盛已极，乃象人之自少至壮；后半生始于姤之一阴，渐次耗减，至坤而阳尽以终，乃象人之自衰至老……左主升而右主降，升则阳居东南，主春夏之发生，以应人之渐长；降则阴居西北，主秋冬之收敛，以应人之渐消。"此段原为解说六十四卦圆图应人之一生，移之为解说十二消息卦一样丝丝入扣。

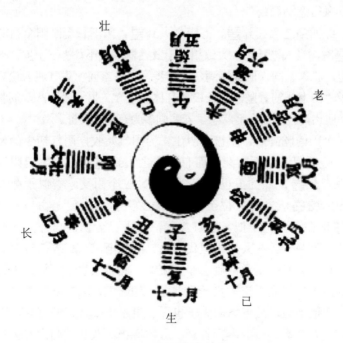

图87　十二消息卦图与人生相应

复卦䷗为人之初生，禀此一阳来复，生机萌发的勃勃生气，人一辈子生长之速，无过于此时。"小儿为纯阳之体"之说，当非言其如乾卦䷀之六爻全阳，而是此阳之质纯粹，充满生机，故小儿生长发育迅速；又因阳质纯粹，故病易热化。但从量上说，复卦仅得一阳，故属稚阳，稚阳当需固护。由于阳主动，复卦䷗阳气在下，下者脚也，故小儿阳动于脚，一天到晚蹦蹦跳跳，但阳气尚少，下盘未稳，故每易摔跤。

由二阳的临卦䷒渐长至三阳开泰的泰卦䷊，相当于处在植物苗壮生长，生机勃勃的春天。此时三个阳爻、三个阴爻，阴阳最是平衡。更难得的是下乾天☰阳升、上坤地☷阴降，乾下坤上各顺自身阴阳本性循环升降，阴阳相交而协调，是人一生中如《灵枢·天年》所言的"血气始盛，肌肉方长，故好趋"的意气风发青少年期。然为何好趋？三阳爻在下，阳主动故也，岂不闻"春风得意马蹄疾"？

经四阳之大壮卦䷡、五阳之夬卦䷪，阳渐长至刚阳全盛的乾卦䷀时，当人之壮年，大致相当于《灵枢·天年》"三十岁，五藏大定，肌肉坚固，血脉盛满，故好步"，《素问·生气通天论》之女子"四七，筋骨坚，发长极，身体盛壮"、男子"四八，筋骨隆盛，肌肉满壮"的全盛状态。若病则多为有余之实证。

全阳的乾卦后，阳极一阴生，为阳气始收，阴气初生的姤卦䷫，随后阴渐兴而阳渐衰而有二阴之遁卦䷠，再到阳退阴进的三阴否卦䷋，此处虽也见三个阳爻、三个阴爻，貌似平衡。实则却因乾☰天在上，位至高，阳气又升，其上已无物与之交；坤☷地在下，位至低，阴气主降，其下已无物能与之交，而呈"乾坤隔绝"。在人体不但代表生机的阳渐减而代表杀气的阴渐增，且气失升降交通，血水亦难流通。此当人生老年期，大致为《素问·生气通天论》女子"七七，任脉虚，太冲脉衰少，天癸竭，地道不通，故形坏而无子也"、男子"七八，肝气衰，筋不能动，天癸竭，精少，肾脏衰，形体皆极，八八，则齿发去"时期。动作上，由于阳浮于上，下肢欲动而乏力，故有《灵枢·天年》所云的四十岁好坐、六十岁好卧之态。百姓常谓：人老是从腿开始老的，大有见识。

再往后是四阴之观卦☴、五阴之剥卦☶，这两卦比否卦的状态更差，因阳上阴下，阴阳不交与否卦无异，但其阳气总量较否卦还少，尤其是剥卦，下五阴而仅剩上一阳，竟是残阳欲剥尽之象，当为通脉四逆汤或白通汤之治。这两卦，阳浮于上，阳主动，故常见头晕头胀，甚至头摇；阴凝于下，阳气不达四肢，四肢无阳而难自主，故现肢颤。久病或年老之人，一现头重脚轻，头摇肢颤，观、剥病理居多。再进一步，阴长阳剥至全阴无阳之坤卦☷，此时一生生机熄灭，即《灵枢·天年》所云的"五藏皆虚，神气皆去，形骸独居而终矣也"。

此外，坤卦☷为孕育，也可视为下一循环的胎儿孕育胎中。

如果我们将体质渐壮的前半生卦排列出来：复☳、临☱、泰☴，大壮、夬、乾☰，很容易看出，这是一个阳气自下而上渐增的过程，这就提示两点：一，阳气越旺身体越壮；二，即使阳气未盛之小儿或少年，如复☳、临☱两卦时期，由于阳气在下，可以升而温煦、推动五脏六腑，促进气化，故量虽未足但状态仍然可观。

再将体质渐弱，病变日多的后半生卦排列出来：姤☴、遯☶、否☰、观☴、剥☶、坤☷，不难发现，这是一个阳气自下而上渐减的过程，这里还是提示两点：一，阳气越衰则身体越差；二，阳气衰减自下部开始，从前五卦之象来看，渐少的阳均浮于上，阳主升，阳在上除出现上部热象外，由于不能温煦、推动五脏六腑，促进气化，其于人体生理几可说毫无作用。阳不下温，则人体下部、内部就如前五卦下部以阴爻为主一般常现阴寒之征；当然推理上亦存因果倒转的可能，即因阴寒据于下、内，而易格阳于上、外。正如《医碥·发热》所云："阳虚谓肾火虚也。阳虚应寒，何以反发热？则以虚而有寒，寒在内而格阳于外，故外热；寒在下而戴阳于上，故上热也。此为无根之火，乃虚焰耳。"由年龄与卦的关系观之，年龄越大者出现阳虚阳浮的可能性就越大。当然，由于现代人生活方式的改变，未老先衰者也不在少数，他们中的不少人亦可参此理而察。若言虚火只见于阴虚，实为大谬。阳虚阳浮之治：一曰扶阳，一曰潜阳。扶阳者大家都明白，然为何要潜阳者？道理很简单，因为阳即便不足，只要处于下部，如复☷☳、临☷☱两卦者，则仍有可观、可用之处。

十二消息卦不仅可作时间阴阳消长之据，前人也用作通任督的周天功法的运作说明。明代尹真人《性命圭旨·普照图》谓："子时复气到尾闾，丑时临气到肾堂，寅时泰气到玄枢，卯时壮气到夹脊，辰时夬气到陶道，巳时乾气到玉枕，午时姤气到泥丸，未时遁气到明堂，申时否气到膻中，酉时观气到中脘，戌时剥气到神阙，亥时坤气到气海。"按照阴阳划分，则子、丑、寅、卯、辰、巳等六时为"六阳时"，当进阳火，通督脉；午、未、申、酉、戌、亥等六时为"六阴时"，当退阴符，通任脉。不少武者内练时也常以此为参。然练功最讲活求，此十二卦之应时应位，一般认为乃象征之辞，不必太过拘泥。但"申时否气到膻中"一句中的否卦应膻中之位却引出了医学上的一个有趣现象：否卦的"乾坤隔绝"转注到医学就是气失升降，血水阻滞之痞证，然痞证发生在那个部位最多？就是膻中，所谓的"心下痞"是也，这是必然还是巧合？

练养者于功理与时间利用上参的最多的是复、泰、乾、否四卦。

复卦☷☳：练功有活子时之说，谓人高度入静后，丹田气氤氲发动，每以复卦喻之。说复卦一阳者，即言此阳为生气之少火，以其一阳初生来象征阳精初动，氤氲化气。当此关键之时，练者在技术操作上当进火以应。《悟真篇》云："若到一阳来起复，便勘进火莫延迟。"此活子时之论又慢慢演化成了与复卦相应的一年之冬至，一天之子时为练功最佳时间的观念。因为此时一阳来复，此阳为纯粹之阳，其质地之纯柔有如婴儿，正是老子所言的"载营魄抱一，能无离乎？专气致柔，能如婴儿乎？"（《道德经·第十章》）试想，婴儿之气是何等的纯柔且生机勃勃，若能常得此气，生理上该是一种什么样的景象？

泰卦䷊：其时虽云在寅，但一般从寅到卯均可应，是时阴阳均平，心态也平，易于入静，且阳升过程自然而然，因此练养者多顺其自然，在无为状态下完成各自之修。

乾卦䷀：其时虽云在巳，但一般从巳到午均可应，是时阳气最隆，人体经气也最旺，最宜于疏通经络，操作上或借动功而通，或可入静而引。如果说子时所练在于求气之质，则巳、午时所练在于借气之量。

否卦䷋：其时虽云在申，但一般从申到酉均可应，是时阴阳之量也属均平，所差者在阴阳不交，故谓否。但"否极泰来"之语实可作参，否、泰两卦所异者在于阴阳之上下也，否卦乾上坤下，泰卦乾下坤上，故欲使否极泰来，行颠倒乾坤之法就是了。然乾坤如何颠倒？好办！意守丹田或下盘即是。皆因意念属火（阳），体内之气也属阳，练养者皆知，气随神行，意到则气到，若意守于下，则阳气自下，阳在下，则蒸阴而上，如此则成乾阳下坤阴上之泰卦。

既然谈到练功，就顺便一议养生。人有四态：泰为阴阳相协之常态；否为阴阳不交的病态；乾为修真者所求的纯阳仙态，此处之乾不是常人所说的阳气最旺之时，而是指阳气既旺也纯，才能称为纯阳；坤卦纯阴，是什么态？就不消说了。四态之中，纯阴是另一界，可以不论；否之病态属需修正而不是所欲求者；纯阳仙态是理想状态，但仙道难凭，凡夫俗子欲追实难；因此，最易有所作为的是阴阳相协之常态，即泰卦之态。观其象䷊就不难明白，泰者，一为阴阳均衡，二为阳下阴上相交而协，这两者，求阴阳均衡所需时日或多，求阴阳相交者，不管是采用站桩，意守于下，艾灸气海、关元、肾俞、命门、涌泉，还是用药之温潜都不难办到。阳在下的指征有二：肾暖、下肢暖。肾暖者，五脏之阳在下也；下肢暖者，一身之阳在下也。阳在下则暖五脏、煦六腑，蒸津化气而上，气于上复化为津以灌五脏，溉六腑，如是则水升火降阴阳互用而渐衡。有此两暖，泰已在握，祛病延年益寿之大局可定矣，在此基础上，再因应不同具体情况而施各法，是为锦上添花。不妨说，养生愈病之道，主要就是以泰卦之理，求泰卦之效，得泰卦之道。或曰：太简单了吧？答曰：大道至简！

十二消息卦可纯粹以理会之，《类经附翼·医易义》有："死生之机，升降而已。欲知升降之要，则宜降不宜升者，须防剥之再进；宜升不宜降者，当培复之始生。畏剥所从衰，须从观始；求复之渐进，宜向临行。此中有个肯綮，最在形情气味。欲明消长之道，求诸此而得之矣"一段，有以上基础作垫，就当作作业留给读者自己参研意会吧。

十二消息卦亦可纯玩其象，如从卦象应人体结构来看，复卦 ䷗ 最像人身中的脊柱，因为脊柱颈、胸、腰段均中空而通，就如复卦上面的五个爻，唯骶段封闭有如复卦之初爻。若以象会之，脊柱之病或应以通为务，其通之要又当在最下之阳爻做文章。观强脊之品如鹿茸、狗脊、补骨脂、骨碎补、杜仲、续断、胡桃仁、牛膝等不是补阳药，就是性温者，且都具温下元之功，不会又是巧合吧？其余各卦，就留给有心者自玩自悟、自娱自乐吧！

阴阳的对立制约、互根互用、交互感应、消长平衡及其相互转化之间不是孤立的，而是互相关联、彼此联系的。阴阳交感是阴阳关系的最基本前提，只有阴阳交感，阴阳两者在一个统一体之中才能产生各种变化；对立制约是阴阳最普遍的规律，阴阳彼此的进退影响甚至决定着消长平衡；阴阳消长是阴阳运动在量上的变化形式，阴阳消长稳定在一定范围内，就是动态平衡；阴阳消长又可发展为相互转化，阴阳的相互转化是阴阳消长达到极点而质变的结果；阴阳的互根互用说明了阴阳双方彼此依存，是对立制约、消长转化的前提。阴阳互藏显示的是阴阳深层次的对立，也表达阴阳互根互用，同时也是阴阳变化的内在动因。

太极图独用，或结合八卦、十二消息卦的排列布阵，均较纯文字表述，更能将阴阳学说的高深哲理和丰富内涵，以直观、形象、量化的形式呈现，使人们能"就图明理"。图简而意全，"易简"之道由是更觉可亲可感。

《周易》文本虽未见图，但图可看作易学的有机组成部分。

（四）阴阳相推道理衍

医学研究的对象是天、地、人。在农耕社会中，天、地、人的关系特别密切，老子的"人法地，地法天，天法道，道法自然"应该就是先民的生活与观察习惯，老子只是把它提升到哲学认识的高度。天地自然的规律最易彰显的就是寒去暑来、四季交替，日明夜暗、昼夜往来这些现象。这实际也是天地之道运作的载体代表——日、地相互关系的呈现。而上述规律性现象的背后都可见两种性质相反又相互依存的因素在起作用。于是参照日光向背现象，给这两种因素命名为"阴阳"。由是人们在长期的生活实践中遇到种种既相互关联、相互作用，又属性相对的事物或现象，如寒热、明暗、昼夜等，就以日光的向背加以引申，向日的地方光明、温暖，背日的地方黑暗、寒冷，于是古人就以光明、黑暗，温暖、寒冷分阴阳。在此基础上，取象比类，把向日所具有的种种现象与特征抽象出来，归属于阳；把背日所具有的种种现象与特征抽象出来，归属于阴。由是天地、日月、昼夜、水火、上下、升降、内外、动静……相互关联又相互对立的事物和现象，都以"一阴一阳"来概括。

阴阳除有属性的划分外，尚具普遍性的特性，即凡属于相互关联的万事万物，或同一事物的内部相关联的内容，都可以用阴阳来归类或分析，阴阳的对立统一是宇宙万物运动变化的总规律。这就是人们通过对各种自然和社会知识的总结概括，发展而成的最一般规律的理性认识。这种认识，今人称为哲学，古人称之为"道"。至此，阴阳从一般的日常观念上升到了"道"的范畴，故《素问·阴阳应象大论》曰："阴阳者，天地之道也，万物之纲纪，变化之父母，生杀之本始，神明之府也。"

阴阳是据参照系相比较而分，而阴阳中又可复有阴阳，使阴阳可不断的一分为二，以至无穷的无限可分性以及阴阳具有相互转化等特质又使阴阳具有相对性。阴阳的相对性又为阴阳之道的推演提供了合理的弹性空间。

据此，自然界的任何事物和现象都可以概括为阴和阳两类，任何一种事物内部又可分为阴和阳两个方面（普遍性），而每一事物内部的阴或阳的任何一方，还可以再分阴阳（相对性）。这种事物既相互对立而又相互联系的现象，在自然界是无穷无尽的。因此，以阴阳的相互作用就可概括自然界万事万物运动变化的规律。"阴阳之道"就成了医学领域最常遵循的法则。

据天地自然而来的阴阳之道，经理性的推演与归纳，就得出了其基本内涵（对立制约、互根互用、消长平衡、相互转化、交合感应）、基本特性（普遍性、相对性）、概念（阴阳是对自然界中相互关联的某些事物或现象及其属性对立双方的概括，含有对立统一的观念）及阴阳属性的分类。

而阴阳学说在中医的应用，即循此基本概念、分类、特性及内涵而演。通过阴阳学说在中医学中的运用，就可从中体会中医是如何地论道说理。上述太极图之用偏于阐道，以下内容更近说理，然道与理又可相互贯通。

1. 中医的阴阳分类

阴阳既然有分类作用并可作为分类依据，中医学当然也可据此以分类，即《素问·宝命全形论》所言："人生有形，不离阴阳。"于是就有了以下之分。

大体部位分阴阳，上部为阳，下部为阴；体表为阳，体内为阴；背部为阳，腹部为阴；四肢外侧为阳，内侧为阴；皮毛在外为阳，筋骨在内为阴。

气与血分阴阳，由于气无形，功能推动温煦，为阳；血有形，功能滋润营养，为阴。

内部脏腑分阴阳，由于六腑"传化物而不藏"，主动，故属阳；五脏"藏精气而不泻"，内守，故属阴。

又由于阴阳的无限可分，阴阳中还可以再分阴阳，如五脏再分阴阳，则心、肺居于上为阳，肝、脾、肾居于下为阴。而每一脏还可再继续划分阴阳，如心有心阴、心阳，肾有肾阴、肾阳等。

四诊则有色泽鲜明属阳，晦暗属阴；语声高亢洪亮属阳，低微无力属阴；症状特点热、动、燥属阳，寒、静、湿属阴；脉象数、浮、大、滑属阳，迟、沉、小、涩属阴。

八纲的表、热、实证属阳，里、虚、寒证属阴是阴阳分类在辨证方面的体现。正所谓："善诊者，察色按脉，先别阴阳。"（《素问·阴阳应象大论》）

药物中寒凉药属阴，可治疗温热病证；温热药属阳，可治疗寒凉病证。

自然界春夏属阳、秋冬属阴；白天为阳，晚上为阴；东南属阳，西北属阴……

2. 阴平阳秘的生理

阴阳的理想状态是"冲气以为和"的中和状态，中医生理学认为人体的正常生命活动，是阴阳双方在对立互根的基础上达致协调平衡的结果，即"阴平阳秘"状态。此状态的内在物质基础是精气血津液等的平均充盛，其功能体现就是脏腑经络协调运作，而形体、官窍、志、液、华的表现则是内在物质充沛与脏腑经络功能平衡协调的外显。

3. 阳明失调的病理

基于人体阴阳双方在对立互根的基础上达致协调平衡，即"阴平阳秘"为生理状态的逻辑前提。则各种因素导致体内阴阳失去协调平衡时，就属于病态。因此阴阳失调可说是疾病发生、发展和变化的基本原理。

疾病的发生，与正气和邪气密切相关。正气，指的是人体的机能活动、抗病能力、康复能力以及对自然与社会的适应能力的总称。据万事万物可以分阴阳的原则，正气当可分阴阳。邪气则泛指各种致病因素，邪气也可分阴阳，如火、暑为阳邪，寒、湿、痰、瘀为阴邪等。

在正邪相争中，正气中的阳用主要是对抗阴邪，而其阴用则主要对抗阳邪；而邪气中的阳邪主要伤人体阴液，阴邪则主要伤人阳气。由于人体正气有盛衰，正气中的阴、阳比例不同，分布部位不同；而不同的阴、阳邪气在侵犯人体时又各有自身一些更具体的致病特性。因此，邪正相争过程中就可因不同的邪正组合而产生各种错综复杂的病象。表现为阴或阳的偏盛、偏衰，互损，格拒与亡失等。以下我们逐一分解，以窥其理。

（1）阴阳偏盛

即阴或阳的偏胜（多），多即有余，有余即实。然何者有余？答曰：邪气。即《素问·通评虚实论》所言的"邪气盛则实"。换言之，阴或阳的偏胜，主要是阴邪或阳邪作用于机体所导致的以邪气盛为主的实证。

不同阴阳属性的病邪作用于人体，产生病理变化的阴阳性质多与病邪的阴阳属性一致，即阳邪作用于人体可形成机体阳偏胜；阴邪作用于人体可形成机体阴偏胜。《素问·阴阳应象大论》说："阴胜则阳病，阳胜则阴病。阳胜则热，阴胜则寒"为阴或阳偏盛的病机与特征定下了基调。

①阳偏胜（盛）：是指机体在疾病过程中由于阳邪作用而产生的一种阳盛有余，脏腑机能亢奋，代谢亢进，阳热过剩的病理状态。此阳邪既可外感于六淫之火、暑阳邪，或感阴邪而从阳（体质）化热，亦可内生于五志过极化火，或气滞、血瘀、痰浊、食积等郁而化火。

由于是阳邪有余所致，故属实证。阳的特征是热，故为热证。则其病机特点为阳盛而阴未虚的实热证。图88中阳鱼的虚线部分与阴鱼构成正常太极图，而阳鱼虚线外的部分则为阳盛（多出来）的部分。

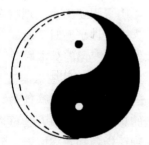

图88　阳偏盛

"阳胜则热"，故其主要表现是发热，或恶热，面红，目赤，舌红，脉数有力等；据阴阳对立制约原理，阳多了，阴就会减少，落实到此证，即阳邪多了就会损伤人体的阴液，而出现烦渴，小便黄短，大便干等伤阴的表现，此即"阳胜则阴病"。若伤阴严重，可再进一步发展成实热兼阴虚证。

阳气可代表功能，因此阳偏盛还可以表现出脏腑机能亢奋，除具上述基本症状外，不同脏腑的热可因各自功能及生理特性不同而有各自表现：

　　若肝火上炎，由于肝主疏泄，主升主动，肝火则表现为肝气升动太过的上部热象：头晕头胀，面红目赤，舌边红；肝在志为怒，肝火旺则烦躁易怒；肝经布身侧，肝火灼经则有两胁灼痛；肝藏血，肝火旺则迫血妄行而出现各种出血；肝藏魂，热扰魂动则见噩梦，梦呓，梦魇，梦游等。

　　若胃火上炎，由于胃主受纳腐熟水谷，现阳气过盛，则腐熟水谷功能过亢，故见消谷善饥；热灼胃脘，故胃脘灼热或灼痛；火热扰胃，胃失和降，故见胃气上逆诸症，如嗳气、恶心、呃逆、呕吐等；阳明经行于面颊及牙龈，胃火循阳明经上炎，可见痤疮、口疮、牙龈肿痛等。

　　如心火亢盛，热扰心神，则见心烦、失眠、多梦，甚至发狂；心开窍于舌，火热灼窍，可见舌疮。

　　如肺热壅盛，肺失宣降，则见呼吸气粗，咳喘声高；热灼肺络，故胸痛；热灼液为痰，则见痰黄稠；若肺热迫血妄行，则见咯血或痰中带血。

　　②阴偏胜（盛）：是指在疾病过程中机体出现的一种阴寒过盛，机能障碍或减退，以及阴寒性病理代谢产物积聚的病理状态。多因感受寒湿阴邪而成。

　　由于是阴邪有余所致，故属实证。阴的特征是寒，故属寒证。则其病机特点为阴盛而阳未虚的实寒证。图89中阴鱼的虚线部分与阳鱼构成正常太极图，而阴鱼虚线外的部分则为阴盛（多出来）的部分。

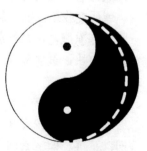

图89　阴偏盛

　　"阴胜则寒"，故临床上表现为寒象，如形寒肢冷，局部冷感或冷痛，舌淡，苔白，脉迟或紧；据阴阳对立制约原理，阴多了，阳就会减少，落实到此证，即阴邪多了就会损伤人体的阳气。阳气具有气化功能，今阳气受损，气化不足，则见分泌物、排泄物清稀，如泄下清稀、小便清长、流清涕、流清涎等，亦可见水、湿、痰、饮等阴寒性病理产物。此即"阴胜则阳病"。若伤阳严重，可进一步发展成实寒兼阳虚证。

寒邪最易伤的脏腑是肺、胃、肝及胞宫。阳气代表功能，由于"阴胜则阳病"，相应脏腑多表现出机能障碍或减退，除具上述症状外，不同脏腑的寒可因各自功能及生理特性不同而有各自表现：

若风寒犯肺，肺失宣降，可见咳嗽或气喘；肺失宣降，通调失司，水停为痰，则痰稀色白；鼻为肺窍，肺失宣发，故鼻塞；寒伤肺阳，其液失化与失摄，故流清涕；风寒犯表，皮毛闭塞，则无汗，卫气郁遏不得温外则恶寒；卫阳被郁，不得宣泄，则阳郁发热；寒性收引、凝滞，气血不通则头身疼痛；脉浮主表，脉紧主寒，故见脉浮紧。

若寒邪犯胃，胃阳受损，受纳腐熟功能障碍，则见纳呆；寒邪犯胃，气血凝滞，不通则痛，故胃脘冷痛，得温痛减，遇寒加剧；胃气上逆，则恶心、呃逆、嗳气、呕吐清稀；寒伤阳气，气化减弱，故口淡不渴或口泛清水。

若寒滞肝脉，由于足厥阴肝经绕阴器，抵少腹，上颠顶，寒性凝滞，气血运行不畅，不通则痛，故见少腹牵引阴部坠胀冷痛，或阴囊收缩挛痛，颠顶冷痛，疼痛得温痛减，遇冷加重。

若寒凝胞宫，寒性凝滞，则气血运行不畅而成瘀，故见经色紫暗夹血块；气血凝滞，不通则痛，故小腹冷痛，得温痛减，遇寒加重。

（2）阴阳偏衰

即阴或阳的偏衰（少），少即不足，不足即虚。何者不足？答曰：正气。即《素问·通评虚实论》所言的"精气夺则虚"。换言之，阴或阳的偏衰，是阴液或阳气减少所导致的以正气虚为主的虚证。阳虚则寒，阴虚则热，则是阳虚与阴虚的病变特征。

①阴偏衰：即阴虚，是指机体精、血、津液等物质的亏耗，使阴的滋润、濡养、宁静和制约阳热的功能减退，以致阳气相对偏亢的病理状态。多因阳邪伤阴，五志化火伤阴，汗、下、吐耗液，或久病伤阴而成。

由于是阴液不足所致，故属虚证；根据阴阳对立制约原理，阴不足，阳失制则显相对亢盛，阳的特征是热，故为热证。因此其病机特点为虚热证。图90阴鱼的虚线部分与阳鱼构成正常太极图，而阴鱼外侧实线与虚线间部分则为阴衰（减少）了的部分。

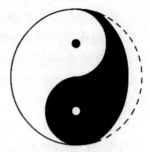

图90　阴偏衰

"阴虚则热"，由于此热仅是因阴液不足，不能制约阳气，致使阳气相对亢盛而致，而不是真正的阳盛有余，因此其热多低，表现为低热，五心烦热，甚至要借助时间因素，午后阳气入里，阳热被郁明显，则自里向外而透，而见午后或入夜骨蒸潮热；睡眠时，偏亢的阳气入阴，自内蒸津，兼且此时体表没有卫气（卫已入里）固摄，故见睡时汗出（盗汗），睡醒则卫气出表而能固摄，故醒时汗止；阴虚则火旺，虚火上炎，当见面红，但其火不若实热之盛，故难致满面通红，而仅见颧红，或借助时间之势的潮红；阴液不足，濡养功能减退则消瘦；滋润功能减退则见口干，小便短，大便干，舌上少津；阴液不足，脉道充盈不足则见脉细；阴虚有热则见脉数，舌红。

阳气代表功能，阳气相对偏亢可致脏腑功能虚性亢奋，除具上述症状外，不同脏腑阴虚可因各自功能及生理特性不同而有各自表现：

心阴虚，热扰心神可见心烦、失眠、多梦。

肺阴虚，肺失濡润可见干咳无痰，或痰少而粘，或声音嘶哑；若虚火迫血妄行，则痰中带血丝。

肾阴虚，虚阳偏亢可见阳强；虚火迫精可见遗精；阴液不养肾府，可见腰酸。

肝阴虚，目失濡养可见两目干涩，视物模糊；筋失所养可见手足蠕动，震颤；阴不制阳，肝阳上亢可见头晕头胀痛，面红目赤，烦躁易怒等。

阴虚的病机常表现为以下几个方向：

阴虚则热：表现如低热，潮热，五心烦热。

阴虚火旺：多见上部或局部症状，如虚火上炎的牙痛，咽痛，颧红；虚火迫动的遗精，出血。

阴虚阳亢：一般出现在肝系统而见头晕头胀痛，面红目赤，烦躁易怒。

阴虚失润：如肺失濡润可见干咳；目失濡养可见两目干涩，视物模糊；筋失所养可见手足蠕动，震颤等。

"阴虚则热"与"阳盛则热"在病机与表现上均有区别，阴虚则热是阳的相对多，虚而有热，热较轻，病势缓；阳盛则热是阳的绝对多，热象更明显，病势较急。

②阳偏衰：即阳虚，是指机体阳气虚损，机能减退，代谢活动减退，热量不足的病理状态。多因先天禀赋不足，或后天饮食失养，或劳倦内伤，或久病伤阳而成。

由于是阳气不足所致，故属虚证。根据阴阳对立制约原理，阳气不足，阳不制阴，阴则相对偏盛，阴的特征是寒，故为寒证。因此其病机特点为虚寒证。图91阳鱼的虚线部分与阴鱼构成正常太极图，而阳鱼外侧实线与虚线间部分则为阳衰（减少）了的部分。

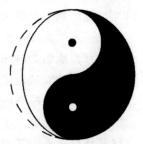

图91 阳偏衰

"阳虚则寒"，人体阳气虚衰，热量不足，则温煦作用减弱，而见畏寒肢冷，或局部冷感、冷痛而喜暖，舌淡，脉迟无力等症；虚则局部喜按；阳虚气化或运化功能的减弱可使津液停聚而成水湿痰饮；寒性凝滞、收引、血行不畅或脉络挛缩则可成瘀；阳的兴奋作用减弱，则精神不振，喜静；阳气的推动作用减弱，则见相关脏腑功能减退。

除具上述症状外，不同脏腑阳虚可因各自功能及生理特性不同而有各自表现：

若心阳虚，对心的鼓动作用减弱，可见心悸或怔忡；阳虚推动无力，血不上荣，则面色㿠白；心在液为汗，心阳虚不摄，则自汗出；心阳虚则寒凝心脉，心脉痹阻不通而见心痛。

若脾阳虚，阳虚失煦，则脘腹冷痛绵绵，喜温喜按；脾阳虚衰，运化失职，故纳呆腹胀，若水谷不化，下注大肠，则大便清稀或完谷不化；中阳虚衰，不能温化津液，则口淡不渴；阳虚不运，水湿溢于肌肤，则肢体浮肿而尿少；脾虚水湿下注，则女子带下清稀色白量多。

若肾阳虚衰，不能温养筋骨、腰膝，则腰膝酸软冷痛；肾阳衰惫，阴寒内盛，则本脏之色外现而见面色黧黑；肾阳为生殖的动力，肾阳虚弱，故性欲冷淡，男子阳痿，女子宫寒不孕；肾阳虚弱，固精摄尿之力减退，则尿频清长，夜尿多，男子滑精早泄，女子白带清稀量多；肾阳虚衰，火不生土，脾阳亦虚，则大便稀溏或五更泄泻；肾阳不足，气化失司，津停为水，泛滥肌肤，则全身水肿，小便短少；水性下趋，故腰以下肿甚，按之没指。

"阳虚则寒"与"阴盛则寒"在病机与表现上均有区别，阳虚则寒是阴的相对多，虚而有寒，病势缓；阴盛则寒则是阴的绝对多，以寒为主，虚象不明显，病势较急。

（3）阴阳互损

阴阳互损，指阴或阳任何一方虚损到一定程度时，病变发展影响到相对的一方，从而形成阴阳两虚的病理状态。

生理上，阳化气、阴成形，阳多以功能形式表现，阴多以物质形态呈现，阴阳互为根本，相互为用。病理上，基于互根原理，物质的亏耗，终会累及功能的化生；功能的不足亦会影响物质的化生，即一方的虚损就会导致另一方的虚损，从而出现"阴损及阳"或"阳损及阴"。如图92，图中大的太极图是生理性的基础太极图，小的太极图是互根不及，阴阳互损后的太极图。

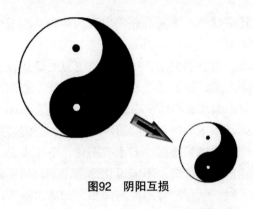

图92　阴阳互损

①阴损及阳：即阴虚到一定程度，阴液、精血等物质的亏耗影响及阳气的化生，形成以阴虚为主的阴阳两虚的病理状态。如阴液亏虚的病变，可见五心烦热，盗汗，口干，舌红，皮肤干燥，肌肉消瘦等证候；病至后期，累及阳气的化生不足，又可出现畏寒肢冷，神疲乏力，少气懒言，脉弱无力等阳虚症状，即为阴损及阳之证。

②阳损及阴：即阳气虚衰太过，导致阴的化生不足，形成以阳虚为主的阴阳两虚的病理状态。如肾阳亏虚之证，可因温煦不足而见形寒肢冷，腰膝酸冷；或气化功能减弱而见小便清长，夜尿；由于阳不能化生阴精，或尿多伤阴，则阴精渐亏，在原证基础上又可见皮肤干燥，烦热，口干，脉细弱等阴液亏损的症状，即为阳损及阴证。

阴阳两虚尚有一些不易为人注重的表现，如冬天怕冷，夏天也怕热，这是对外在阴阳环境的适应能力下降，意味着其对外环境调适的太极图缩小；再如进食食物或药物，既不耐寒，也不耐温，这是对内环境自我调适的太极图在缩小。人体太极图的缩小，就是阴阳两虚之征。

（4）阴阳格拒

阴阳格拒是指由于某些原因使阴或阳中的一方盛极，或一方虚极，双方盛衰悬殊，阴阳之间难以交感维系，相互格拒，从而形成真寒假热、真热假寒等复杂的病理现象。

①阳盛格阴：是指邪热极盛，深伏于里，阳气郁结于内，不能外达肢体，而格阴于外的一种病理状态。其特点为邪热深伏，此为真热；但由于阳气郁于内不能外达则外现假寒。病机特点是内真热、外假寒。本质上是较重的实热证。如图93，图中内部的白圈代表深伏于里的邪热；外部黑圈则代表阳气不能外达，阴占于外的情

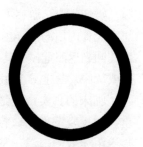

图93　阳盛格阴

形。黑白圈之间不以太极图中的S形线相连，表示阴阳间难以交感顺接，相互格拒。

此证多见于外感热病，邪热炽盛，本见壮热，面红，目赤，烦躁，气粗，舌红，苔黄厚，脉数大有力等症征，当热越盛而阳越郁时，由于阳郁不达四肢，就会出现四肢厥冷，脉象沉伏等格阴的"寒象"，且呈现出"热深厥亦深"的特征。

②阴盛格阳：其本质多为阳虚，亦偶见于阴盛，阴盛格阳的名称仅是为了与阳盛格阴对仗工整而用，这是古代文人的陋习，常至因词损意，沿用于医学，每易产生误导。

本证多由阳气虚少，阳气虚少则稀薄而上浮或外显，呈现出上部或外部假热的症状，而内里由于阳虚不温则见内寒或下寒之症；偶亦可见真正的阴盛于内，而逼迫阳气浮越于外的情形，两者均可形成真寒假热的病理现象。如图94，图中内部的黑圈代表阳虚或阴盛于内故阴占其位；外部白圈则代表阳气外

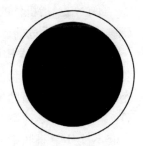

图94　阴盛格阳

浮或上越。黑白圈之间不以太极图中的S形线相连，表示阴阳间难以交感顺接，相互格拒。

以往对真寒假热的认识多认为见于极度虚寒病人，原本因阳虚而表现为面色苍白，精神萎靡，四肢逆冷，畏寒喜静，脉微细欲绝等症状，当病变发展至阳气被格浮越于外时，突然出现面色泛红如

妆，嫩红带白，游移不定，本不欲言者突然多语，本不欲食者突然思食能食，烦渴但喜热饮，脉大而无根等假热之象。是阴阳即将离决的回光返照危候。其内寒之象是真，而浮阳被格于外之象则假。此或从仲景白通汤、通脉四逆汤证而推，然此识太窄。

临床的真实情况是，虚阳浮越而现假热之象，不见得一定很重，如反复发作的口腔溃疡、舌疮、咽微痛、顽固性失眠，以清热滋阴无效的口渴，某些难治性高血压病、糖尿病等，往往能见此证踪影。此证实比想象中或教科书所言者多见。其假热的症状一般较明显，也是患者的主诉重心，而真寒的表现若不留意则易被忽略，同时习惯思维一见热就往阳盛或阴虚方向想，因此临床医生被这种情况蒙蔽的不在少数。临床若见清热、滋阴后反愈见热，或发作愈频者就得注意是否此证了。"火神派"或善用附、桂者往往对此证的辨识较有经验，但会否形成另一种思维定势，凡见热象就往这个方向靠，也需警觉。

（5）阴阳亡失

阴阳的亡失，指机体内的阴液或阳气突然大量亡失而致全身机能严重衰竭，是生命垂危的病理状态。

①亡阳：指机体的阳气突然亡失，导致全身属阳的功能严重衰竭，是生命垂危的一种病理状态。

亡阳时，机体凡属于阳的功能都会衰竭，尤以温煦、推动、兴奋、固摄等功能的衰竭最为突出。阳气衰亡不能固摄则冷汗淋漓；不能温煦形体则四肢厥冷；不能助肺呼吸则呼吸微弱；不能振奋心神则神志模糊或神昏；阳气外亡，无力行血，血液不能外荣肌肤则面色苍白；阳气散脱，无力行血，脉道失充则脉微欲绝。

②亡阴：指机体精血津液等阴液突然大量亡失，导致全身属阴的功能严重衰竭，是生命垂危的一种病理状态。

亡阴时，机体宁静、滋润、内守与制约阳热等功能均会衰竭。滋润功能严重衰竭则口渴欲饮；亡阴则阳热失制而见烦躁不安，气喘，手足温，脉数疾；阳热迫残液外泄则热汗如油。

由于阴阳之间存在互根互用的关系，阴亡，则阳气无所依附而耗散；阳亡，则阴液无以固摄而亡失，或无以生化而衰竭。因此，亡阴可导致亡阳；亡阳也会引起亡阴，终因"阴阳离决"而死亡。

　　（6）阴阳转化

　　先出现阳证，后转为阴证是阳证转阴；反之，先出现阴证，后转为阳证是阴证转阳。

　　4. 平调阴阳的治则

　　既然阴阳平衡是生理态，阴阳失去平衡协调的或盛或衰是病理态，则调整阴阳，损其有余、补其不足，纠正阴阳的偏盛偏衰，恢复人体阴阳的相对平衡即为治疗的总原则。

　　（1）损其有余

　　损其有余，即"实则泻之"，适用于有余的实证，即阴或阳任何一方偏盛有余的病证。

　　①泻其阳热：用于阳偏盛而致的"阳胜则热"的实热证。此处有余的是偏盛之阳，治宜清泻阳热，根据阴阳对立制约原理，阳热证须寒凉药以制之，此即"热者寒之"之意。同时，由于"阳胜则阴病"，每易导致阴液的亏减，则清其阳热时，亦须兼顾阴液的不足，即祛邪为主兼以扶正。

　　②损其阴寒：用于阴偏盛而致的"阴胜则寒"的寒实证，此处有余的是偏盛之阴，治宜驱散阴寒，根据阴阳对立制约原理，阴盛证须温热药以制之，此即"寒者热之"之意。同时，由于"阴胜则阳病"，每易导致阳气的不足，则温散其寒时，还须兼顾阳气的不足，亦为祛邪为主兼以扶正之法。

　　（2）补其不足

　　补其不足，即"虚则补之"，适用于不足的虚证，即阴或阳任何一方虚损不足的病证。

　　①阴阳互制之补虚：不论阴虚还是阳虚，总是一方不足，导致对另一方的制约不及而使相对偏亢。治宜据阴阳对立制约原理，补不足以制有余。

"阴虚则热"的虚热证，其病机为阴虚不足以制阳而致阳相对偏亢。治宜滋阴以抑阳，即"壮水之主，以制阳光"的方法。

"阳虚则寒"的虚寒证，其病机为阳虚不足以制阴而致阴相对偏盛。治宜扶阳以抑阴，即"益火之源，以消阴翳"的方法。

②阴阳互济之补虚：对于阴阳偏衰的治疗，张景岳还提出了阴中求阳，阳中求阴的治法，他说："善补阳者，必于阴中求阳，则阳得阴助而生化无穷；善补阴者，必于阳中求阴，则阴得阳升而泉源不竭。"（《景岳全书·新方八阵》）这实际是阴阳互根互用理念在治疗上的运用。

③阴阳并补：对阴阳两虚则可采用阴阳并补之法。但须分清主次而补。

或问：阴阳并补与"阴中求阳，阳中求阴"在操作上有何不同？

答曰：阴阳两虚时按阴虚与阳虚不同的组合比例来补，如4∶6、3∶7等，谓之阴阳并补。

而"阴中求阳"则用于单纯的阳虚。即阳虚时，以补阳为主，略加补阴药，一为制阳药的温燥，二可通过补物质（阴）以化生功能（阳），此阴阳互根互用之理；"阳中求阴"则用于单纯的阴虚。即阴虚时，以补阴为主，略加补阳药，一可化阴药之滋腻，二可通过补阳气（功能）以化生阴液（物质），仍是阴阳互根互用之理。至于补阳时需加多少补阴药，补阴时需加多少补阳药却没有一定之规，大多是意思意思就可以了。

④回阳救阴：亡阳者须回阳固脱。亡阳者，人体阳气大量向外向上亡失，须以附子、肉桂、人参等峻补其阳，同时以收敛、镇潜如山萸肉、龙骨、牡蛎等使阳气内敛、下潜以归位。同理，亡阴者须救阴以固脱。然中药中能急速救阴者不多，这里可借西医之力。

（3）寒因寒用，热因热用

对阴阳格拒者，须分清寒热真假。

阳盛格阴的本质是内真实热、外假寒，治以寒因寒用，以寒凉方药治疗具有假寒征象的病证，本质上仍是治（真）热以寒（药）。

阴盛格阳的本质是内真寒，外假热，治以热因热用，以温性方药治疗具有假热征象的病证，本质上仍是治（真）寒以热（药）。

　　可见，阴阳学说在中医学的说理过程，是在阴阳概念、阴阳分类、阴阳内涵确定的基础上进行推演的。

　　先将人体的部位或功能分别阴阳，自然界也分阴阳，人与自然的阴阳自可相应。

　　生理以阴阳平衡来阐明，病理则以阴阳失衡来解释。阴阳失衡有多种表现，总不离阴阳的分类与内涵的运用。"阴胜则寒"、"阳胜则热"是阴阳分类中某一特性（寒、热）在病理上的体现，"阴胜则阳病"、"阳胜则阴病"是阴阳相互间对立制约太过；"阴虚则阳亢"、"阳虚则阴盛"是由于一方不足导致另一方的相对过亢，是制约不及；阴阳互损是互根不及；阴阳格拒是阴阳间失去交感维系；亡阴亡阳是阴阳脱失，亡阴导致亡阳、亡阳导致亡阴是"孤阴不生、独阳不长"；阴证转阳、阳证转阴是阴阳转化。

　　治疗上的"寒者热之"、"热者寒之"用的是对立制约原理，直接制约过亢的一方；滋阴以抑阳、扶阳以抑阴仍是对立制约，只是通过补不足来制约相对过亢的一方，有点曲线运用制约法则的味道；"阴中求阳"、"阳中求阴"既是互根互用，亦含阴阳互藏之理；"寒因寒用"、"热因热用"表面上是顺应假象而治，实际上还是以寒药治真热（假寒）、以热药治真寒（假热），走到还是对立制约的路子，目的是恢复阴阳的交感与平衡。

　　至于前述的从一草一木悟一太极，从地气上升、天气下降悟人体水火升降，以及天道与人道感应相合的因时、因地而治等则是道中含理，理通于道。

　　中医不讲理吗？以上分析，那点不是建立在完整的逻辑体系上？之中有逻辑不通达之处吗？就算拿现代人津津乐道的逻辑演绎三段论来检验以上用阴阳学说说明的各种内容，不论是从道的视野还是从理的角度，不都圆通无碍吗？这种阴阳无处不在的应用普遍性无疑可使"一阴一阳之谓道"的道规律本质表露得一清二楚，且圆融剔透。

关于阴阳之道的运用，在后面的象、数、时、和等篇还有更多呈现。

第四节 五 行 之 道

五行，本义是木、火、土、金、水五种物质的运动及其变化。但在实际运用中却不是研究木、火、土、金、水五种物质本身，而是探讨以木、火、土、金、水为分类标志的五大系统的事物归类、联系以及类与类之间关系的学说。

五行归类的逻辑前提是"同气相求"、"同类相从"，正如《吕氏春秋·应同篇》所说："类固相召，气同则合，声比则应。"

五行学说与阴阳学说本是各自独立发展的学说，但在不断的相合或交叉使用中，逐渐就形成了互助、互补、互证、互洽、互融的倾向，言阴阳往往及五行，论五行往往涉阴阳。如"太极生两仪"，两仪为阴阳，然五行有生克，生属阳，而克属阴，又何尝不可以是阴阳两仪？"两仪生四象"，阴阳变则有太阳、少阳、太阴、少阴四象；生克变则有生我、我生、克我、我克四种关系，又何尝不可以视为四象？四种关系只需要五系统就可满足，这是数学常识。再进一步，太阳属火、少阳属木、太阴属水、少阴属金，阴阳与五行中的木、火、金、水四行，四象完全相对应，仅剩土这一行，又设多一个至阴与之相配。至此，五行与阴阳在说理论道上就可以互为补充、相互发明，见图95，形成了气—阴阳—五行的宇宙观共识。

如果说"一阴一阳之谓道"，则说理时，此"道"在显示阴阳规律的同时，其内蕴或相融的五行规律自然也在其中了。

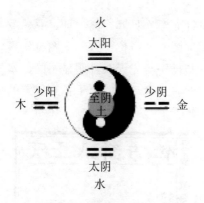

图95　四象配五行图

　　与阴阳学说相较，五行学说涉及的因素略多，但要而不繁，其生克之说也利于阐明国人擅长且喜欢的关系问题，因此，五行学说更利于构建框架。《素问·阴阳应象大论》说："天有四时五行，以生长收藏，以生寒暑燥湿风。人有五藏化五气，以生喜怒悲忧恐。"显现出五行、四时（或五时）、五脏、五气、五志的天人相应联系规律。这是古人认识宇宙万物相互联系，揭示事物联系规律及相互关系的世界观和方法论，而具有"道"的规律或法则特征。

　　医家融阴阳学说于五行架构中，推导与说明生理、病理，指导疾病的诊断、辨证、治疗，构建起天人合一、系统条理、关系清晰、临床实用的医学体系。

（一）后天八卦时空现

　　五行架构及相关内容，业医者都非常熟悉，但与之水乳交融，在说理上可相互发明的后天八卦对业界人士来说在感觉上可能就陌生多了。《易》之道既然无处不在，此图又可强化与细化对五行的理解，故笔者乐于推介。

1．卦位说

　　《易传·说卦》有"帝出乎震，齐乎巽，相见乎离，致役于坤，说言乎兑，战乎乾，劳乎坎，成言乎艮"之说。即从东方震卦开始，顺时针而渐次见巽、离、坤、兑、乾、坎、艮，与流传的后天八卦（图96）方位一致。该图见朱熹《周易本义》。这个图的八卦分布排序与先天八卦明显不同，本质上是一个时间流转与空间分布的时空合一图，至于各卦位置的分布存在什么道理？且看以下分解：

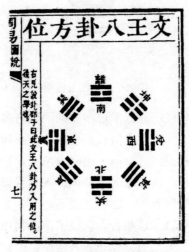

图96　后天八卦图

"帝出乎震"，震☳位图之正东，东方是旭日初升之位，充满勃勃生气，宇宙据此生气以演化万物；亦可理解为震为雷，东方的时空转换则对应春天，惊蛰雷响，春气盎然，万物复苏。

"齐乎巽"，巽☴居图之东南，巽为风。齐之意，言万物整洁齐一，日照东南，正是早上九点、十二点之间，此时阳光普泽，风吹万物，顺风而见欣欣齐整。

"相见乎离"，离☲居图之正南方，属火，象征光明，一天之中正是日当正午，离照当空，万物能见度最高之时；亦寓古圣先王坐北朝南，向明而治天下之意。

"致役于坤"，坤☷居图之西南，正是一年之中的长夏土位，地理的西南则是云南与"天府之国"四川，时与地均属坤土旺之位，故万物皆依赖坤地而获致养育。

"说言乎兑"，兑☱居图之正西，于是为秋，兑又为悦，万物至秋成熟而喜悦于收获。

"战乎乾"，乾☰居图之西北，为一天中交夜之时，正是阴（黑暗）阳（光明）交相接战的时候。

"劳乎坎"，坎☵居图之正北，其卦为水，一天中是子夜之时，正是劳作一天后以水洗具的时候。

"成言乎艮"，艮☶居图之东北，艮为山、为止，正是万物所成终结的地方，也是万物即将开始的地方。

文意或显于季节、时辰，或彰于地理方位。

这里先讨论时变：即在阴阳二气的交感作用下，顺次形成了春夏秋冬、晨昼昏夜的阴阳消长盈虚。正是"日往则月来，月往则日来，日月相推而明生焉。寒往则暑来，暑往则寒来，寒暑相推而岁成焉"（《周易·系辞下》）。

后人沿此意再发挥，就有了八卦与八节相配应而成的"八卦卦气说"。八卦配八节，即震——春分，离——夏至，兑——秋分，坎——冬至，艮——立春，巽——立夏，坤——立秋，乾——立冬，反映出万物春生、夏长、秋收、冬藏的因时规律，一年三百六十五天以整数论，取三百六十，卦有八个，则每卦各主天数为360÷8=45天，其转换点就表现在四正四隅的八节上。以经卦每卦三个爻，则八卦共有二十四个爻，应二十四节气，便于推导按顺时针方向运转的卦气。

而更详细的推导则以六爻卦配八节，见图97[1]。

《易纬·是类谋》云："冬至日在坎；春分日在震；夏至日在离；秋分日在兑。四正之卦，卦有六爻，爻主一气。余六十卦，卦主六日七分，八十分日之七。岁十二月，计三百六十五日四分日之一。六十而一周。"

在这里，震、离、兑、坎四正卦与其余六十卦所扮演的角色并不相同，四正卦对应春分、秋分、冬至、夏至，即二至二分，分主二十四节令；其余六十卦则均分三百六十五日。

[1] 张其成. 易图探秘［M］. 北京：中国书店，1999：25.

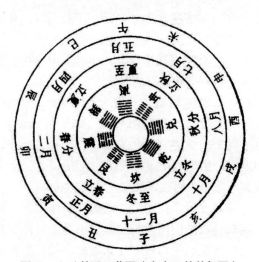

图97 六爻卦配八节图（京房八卦卦气图）

居东南西北正四方的四卦：震——东方、离——南方、兑——西方、坎——北方为四正卦，主四时，每卦有六爻，每爻主每年二十四节气中之一气。每卦从初爻至上爻所主如下：

坎卦☵，初六——冬至、九二——小寒、六三——大寒、六四——立春、九五——雨水、上六——惊蛰；

震卦☳，初九——春分、六二——清明、六三——谷雨、九四——立夏、六五——小满、上六——芒种；

离卦☲，初九——夏至、六二——小暑、九三——大暑、九四——立秋、六五——处暑、上九——白露；

兑卦☱，初九——秋分、九二——寒露、六三——霜降、九四——立冬、九五——小雪、上六——大雪。

六十四卦，除此四卦，尚余六十卦，每卦主六日七分（七分即一日之八十分之七）。另有将三百六十五天取整数为三百六十天，则每卦各主六日，此法虽不如前法精确，但由于简便，符合"易简"之意，反而使用较多。

这六十卦分配于十二个月，每月得五卦。此每月之五卦，《易纬·稽览图》更将其按等级分为天子、诸侯、公卿、大夫。

其中复、临、泰、大壮、夬、乾、姤、遯、否、观、剥、坤这十二卦为十二月的天子卦，又称辟卦，辟者君也，为十二月的主卦。究其原因，前面十二消息卦中已介绍，这是按一年阳长阴消从一阳到六阳，再阴长阳消从一阴到六阴顺序而来。以这十二卦分配于十二月，以当年复卦十一月起至翌年坤卦十月止，表示一年中阴阳消息之象。

所以这十二卦为天子卦，又称为十二消息卦（注：图98[1]中十二辟卦，靠近卦名之爻为初爻）。此即"卦气"。至于其余诸侯、公卿、大夫之分配，则未有如此明显的规律。

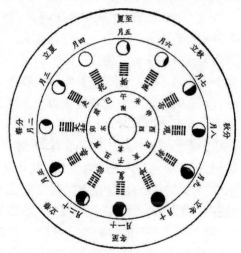

图98　十二辟卦周年周月合用图

这样，一年四季、十二个月、二十四节气、三百六十五天（或三百六十天）以及由计时单位——天干地支组合的六十甲子就排列成一种和地球自转、地球绕太阳公转以及月亮绕地球运转而形成的年、月、日周期相互同步的对应关系，且可与六十四卦对应配置。以表示一年内天地相对运动时阴阳之气的消长规律与卦的变化同步而行，这就是卦气。易学家们希望通过研究这些卦爻的变化来洞察天机时运，把握或窥探自然以及社会的变化发展规律。

[1] 欧阳红. 易图新辨［M］. 长沙：湖南文艺出版社，2006：130.

因《易传》对后天八卦的方位较先天八卦说得详细而准确，一般认为后天八卦是先有图后有文字，文字是据图而记。而给《说卦传》的文字方位正式命名为"后天八卦"或"文王八卦"的则是宋代的邵雍。

前述先天八卦时论及，一般认为，先天八卦是据文字而演，而现在的后天八卦则是据图而记文。于是就两图产生的先后就有了"先天八卦不先"、"后天八卦不后"之说。但细究之，若说《说卦传》中的两段文字所据不同，一是据图而记，一是无图所据亦可演，假如是同一作者，则在引据习惯上易启人疑窦，实情真是如此吗？另外，先天八卦中阴阳要义尽在其中（前已论及），而后天八卦则含阴阳显而五行（下将论及），以《周易》主论阴阳言，若后天八卦图早有，而主论阴阳的先天八卦图反后于后天八卦图似乎也于理不合。先天八卦吃亏主要在于文字描述没有后天八卦方位那么确定，但是否就能成为先天图迟于后天图的确据，还是先不忙着下定论为好。

宇宙是一个时空概念，刚才谈的是时间，以下则主论空间。若以中国全境为太极图，再以八卦所处的地理方位及卦意相配，您就会看到一种有趣的吻合。仍从震卦开始，顺时针方位逐卦而观。

东部配震卦☳，震为雷、为动，五行属木。我国华东江苏、浙江、江西、山东、安徽一带植物繁茂，黄海一带大的雷雨较多，居正东的山东人脾气豪爽但也多急躁。再往东是日本，资源不多但地震不少。

东南为巽卦☴所主，巽为风，因此东南沿海风多，风性开泄，故东南方人多腠理疏松而易感风。巽五行属木，东南方植物茂盛，生气勃勃。

南方炎热，火气大，离☲属火，故配南方。离象中虚，卦象外阳内阴，南方人的体质多外阳内阴，外热里寒，内虚多。离者丽也，离又为目，南方人多双眼皮、眼睛较大而好看。

西南为坤☷卦所主，坤为地、为众，坤地四川为"天府之国"，盛产粮食，且人口众多；云南许多地方是黄土，类似中原一带的土质特点，黄色为土之正色，土气足则植物茂盛。

后天八卦中还隐藏着另一个坤卦，位于中央，所以中原为黄土地，其人体形多厚实。

西部为兑卦☱所主，兑卦则大有说头：兑之本意为泽，虽五行属金，亦含水意，是为阴金。长江和黄河均发源于青藏高原腹地，为大冰川水融而成，这两大河流的源区山水相连，称为江河源区，约处后天八卦坤、兑间方位。冰川本为水，但水凝成冰，质固则有金意。且五行相生，水不自生，水由金生，金为水之源，正应金生丽水。《灵枢·经水》云："手太阴外合于河水，内属于肺。"景岳于《类经·经络类》注曰："手太阴经内属于肺，常多气少血，肺为脏腑之盖，其经最高而朝百脉，故外合于河水。"这里所言的"河水"者，黄河也。肺属金，为水之上源，配的正是兑卦，天人相应在此又见。

兑上缺，西边高原盆地非常多，应其上缺之象。

兑，五行属金，中国之西主要是西藏及新疆的一部分。西藏地下矿藏十分丰富。现已发现的矿产达70多种，而冰洲石、刚玉、水晶、玛瑙等矿产亦带金之特性。沙在五行属金，或土金相混之物，中国沙漠总面积约71.3万平方千米，其中新疆沙漠面积43万平方千米，占中国沙漠面积近60%。

西北为乾卦☰所主，乾五行属金，为玉、为结晶体。西北包括陕西、甘肃、宁夏、青海及新疆的一部分，蕴有丰富的金属矿藏，并有很多的结晶盐，新疆、甘肃、青海盛产玉石。中国沙漠主要分布在西及西北地区。金气肃杀，生气不足则土不肥沃，荒凉而少人，大西北地域辽阔，面积共计304万平方千米，占全国陆地面积的31.7%；人口约9 000万，仅为全国的7%。故前人有"春风不度玉门关"之叹。

北方寒冷，坎为水，水性寒冷，故北方配坎。坎中满☵，卦象外阴内阳，北方人体质多外阴内阳，外寒里热，内实居多。

东北为艮卦☶所主，艮为山，为隆起。东北著名的山有长白山、大兴安岭、小兴安岭等。东北人个高，鼻子多高隆。艮五行属土，东北的土很有特点，分布于我国松辽流域的黑土区，其土色黑应北方水色，艮应时为立春，又得东方春意之勃勃生气，水气生木，合东与北之利，是一种性状好、肥力高，非常适合植物生长的土壤，所谓："黑土地油汪汪，不上肥也长粮。"

这样，《说卦传》八个卦的卦意与时间流转及空间分布便有机地结合在一起，形成了一个时空一体的宇宙图景。但在其实际运用中，有两个走向是值得注意的。

其一是后天八卦在空间的应用似较时间为多，后世发展起来的一些起卦方法，如梅花易数，用的是先天数（卦序数），后天方位；在风水学中，尤其在看阳宅定地理方位，都是用后天八卦。比如一套房子，讲究的是规整，如果不规整，就要看凹凸的方位，如果东北方凹了一块，一般认为不利于家里小儿子的发展，因为东北为艮位，艮为少男，凹为退、为不足，如果家中没有小儿子，则为不利于家中最年轻的男性；再如西北方是阳台，凸了出去，则利于家中父亲事业，因为西北为乾，乾为父，凸为进，如此类推。这里对风水学不判对错真伪，只论其思路，这种思路无非就是把中国的地理山川形势缩小到一片区域、一个单位、一个院落、一套房子或一间房子。即中国这个大八卦中嵌套了无数个小八卦，而这些大小八卦同气相通，因此就可同格、同局相参。即"其大无外，其小无内"，"万位皆有一八卦"。由于文化上的同源，中医的方位参考很多用的也是后天八卦，《黄帝内经》的九宫八风实际就是洛书配后天八卦。

其二是《周易》主论阴阳，在《易传》虽初涉五行，但文字上阴阳与五行并没有太多的交集，却由于后天八卦的自然排布从时间到空间都与五行吻合，就使得阴阳与五行的结合在此找到了契机。

震☳在东属木，顺转下一位巽☴在东南，仍属木。

下一位离☲在南，属火，是为震巽木生离火。

下一位坤☷在西南，属土，为离火生坤土。

下一位西为兑☱，属金；下一位西北为乾☰，也属金。是坤土生兑乾金。

下一位北为坎䷜，属水，是为兑乾金生坎水。

以上卦位分布、呈现出五行的顺时针相生格局。

再下一位艮䷳属土，艮为止，万物所终，可以不计入五行生克。如果要算，则艮应立春，为春阳出土，已含木性，就如东北黑土地特别肥沃，适合植物生长，内含水之色，木之生气。可视为水生木的一种变化。

后天八卦的时空构架与之前学过的太极时空是一致的，我们以四正位之卦为例，见图99：

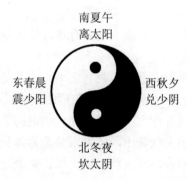

南夏午
离太阳

东春晨　　　　　　　　西秋夕
震少阳　　　　　　　　兑少阴

北冬夜
坎太阴

图99　太极—四象—卦象—五行时空

震䷲，方位在东，位少阳之位，五行属木，时间应一年之春，一日之晨；

离䷝，方位在南，位太阳之位，五行属火，时间应一年之夏，一日之午；

兑䷹，方位在西，位少阴之位，五行属金，时间应一年之秋，一日之夕；

坎䷜，方位在北，位太阴之位，五行属水，时间应一年之冬，一日之夜；

后天八卦与太极图都是中央为土，藏一坤卦䷁，位至阴之位，时间应一年之四时——辰、未、戌、丑月或时（注：土应长夏并非主流说法，因土统四行，因此土应四时才是主流提法）。

在这里时空是一体的，阴阳、四象、卦象与五行也是一体的。

阴阳与五行虽重心不同，实可互相印证。

以地面为基准，木火位于地上，属阳；金水位于地下，属阴。

进一步细分：

木从土出，性生发，类似于太阳初出地平线，阳气虽具而未盛，故属少阳；

火可离土，天上的太阳之火更是离开地面而高悬，温度、明亮度大，阳的特性较木明显，故属太阳；

金埋土中，质重而降，正如落日之降，此时阳消阴长又未至极，正是少阴；

水曰润下，水往低处流，地下有水，可居至深之处，且其性寒，正当太阴之位；

土居木火（阳）、金水（阴）之中，正是交通阴阳的枢纽，故中医曰至阴，至者到也，此为从阳到阴，从阴到阳的转枢处。

隋代萧吉在《五行大义·辨体性》中说："木居少阳之位，春气和煦温柔，弱火伏其中，故木以温柔为体，曲直为性。火居太阳之位，炎炽赫烈，故火以明热为体，炎上为性。土在四时之中，处季夏之末，阳衰阴长，居位之中，总于四行，积尘成实，积则有间，有间故含容，成实故能持，故土以含散持实为体，稼穑为性。金居少阴之位，西方成物之所，物成则凝强，少阴则清冷，故金以强冷为体，从革为性。水以寒虚为体，润下为性。《洪范》云：'木曰曲直，火曰炎上，土爱稼穑，金曰从革，水曰润下'，是其性也。"

可见，阴阳与五行，可相互发挥，相互补充。因此，五行之道与阴阳之道实可互通，前面阴阳之道所论及的例证以五行之道解释亦无不可，只不过说理的侧重点略有不同而已。较为全面的解说应是阴阳与五行互补互证。

中医由此形成了五时—五方—阴阳四象—五行—五脏的藏象模式。由于此框架的基本数字是五，因此人们对五行的熟悉程度就大于四象。尽管后天八卦含阴阳而合五行，但在实际应用中人们却多以较熟悉的五行来操作，故后天八卦在演变过程中五行的比重就逐渐大于阴阳。正如景岳所云："伏羲八卦，分阴阳之体象；文王八卦，明五行之精微。"（《类经附翼·医易义》）这就是本篇将先天八卦置于阴阳之道，后天八卦置于五行之道来讨论的缘由。

2. 卦位医用

后天八卦在中医常用于对人体各部进行分区诊断及治疗，亦可配五脏以说明其在太极八卦中的位置及气机升降的方位。这里仅探讨后天八卦对人体各部分区诊断及治疗的意义，而五脏系统与卦之配及其应用将在《象之篇》中展开。

（1）面部望诊

《素问·刺热》曰："肝热病者，左颊先赤；心热病者，颜先赤；脾热病者，鼻先赤；肺热病者，右颊先赤；肾热病者，颐先赤。"这里，肝属木配震卦居左，心属火配离卦居上（颜即额），脾属土配坤卦居中，肺属金配兑卦居右，肾属水配坎卦居下（颐即下颌），见图100。说明面部四正卦及中土坤卦病热时的征象，正与文王后天八卦的排列次序一致。后世将其外延为望诊上的左颊候肝，右颊候肺，额上候心，下颌候肾，鼻子候脾。见图101。

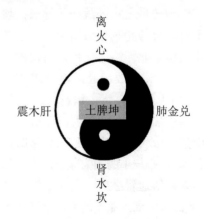

图100　五行—五脏配卦

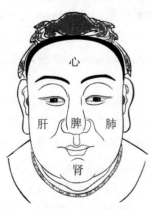

图101　望面之候

（2）五轮八廓

眼科有五轮八廓之辨，中医诊断学教科书仅介绍了五轮学说而未及八廓。五轮学说源于五行。《灵枢·大惑论》有："五藏六府之精气，皆上注于目而为之精。精之窠为眼，骨之精为瞳子，筋之精为黑眼，血之精为络，其窠气之精为白眼，肌肉之精为约束，裹撷筋骨血气之精而与脉并为系，上属于脑，后出于项中。"大体指出了眼的不同部位与脏腑的内在联系。

其中胞睑属脾胃为肉轮，内外两眦属心和小肠为血轮，白睛属肺和大肠为气轮，黑睛属肝胆为风轮，瞳神属肾与膀胱为水轮，合称五轮。称为轮者乃喻眼睛圆而转动似车轮。辨证时可通过观察各轮外显症状去推断相应脏腑的生理、病理，强调了眼是脏腑生理、病理的外应。

八廓指水廓、风廓、天廓、地廓、火廓、雷廓、泽廓、山廓（《世医得效方》），从八之数及其命名就可知八廓衍生自八卦，是将眼分为八个部位而分别与八卦及脏腑相配应的学说。明代王肯堂《证治准绳·七窍门上》对八廓配八卦方位及其所属脏腑进行了详细论述："（八廓）应乎八卦，脉络经纬于脑，贯通藏府，达血气往来，以滋于目。廓如城郭，然各有行路往来，而匡廓卫御之意也。乾居西北，络通大肠之府，藏属肺，肺与大肠相为阴阳，上连清纯，下输糟粕，为传导之官，故曰传导廓；坎正北方，络通膀胱之府，藏属于肾，肾与膀胱相为阴阳，主水之化源，以输津液，故曰津液廓；艮位东北，络通上焦之府，藏配命门，命门与上焦相为阴阳，分输百脉，故曰会阴廓；震正东方，络通胆府，藏属于肝，肝胆相为阴阳，皆主清净，不受浊秽，故曰清净廓；巽位东南，络通中焦之府，藏属肝络，肝与中焦相为阴阳，肝络通血以滋养中焦，分气以化生，故曰养化廓；离正南方，络通小肠之府，藏属于心，心与小肠相为藏府，为谓阳受盛之胞，故曰胞阳廓；坤位西南，络通胃之府，藏属于脾，脾胃相为脏腑，主纳水谷以养生，故曰水谷廓；兑正西方，络通下焦之府，藏配肾络，肾与下焦，相为藏府，关主阴精化生之源，故曰关泉廓。藏府相配，内经已有定法，而三焦分配肝肾者，此目之精法也。盖目专窍于肝而主于肾，故有二络之分配焉。左目属阳，阳道顺行，故廓之经位法象亦以顺行。右眼属阴，阴道逆行，故廓之经位法象亦以逆行，察乎二目两眦之分，则昭然可见阴阳顺逆之道矣。"可见其八廓定位参照的是后天八卦，而卦与脏腑配属则以卦的五行与脏腑五行相应为凭。左眼属阳，阳道顺行，故八廓之位法亦顺行为正八卦；右眼属阴，阴道逆行，故八廓之位亦以逆行为左右互换的反八卦（见图102）。

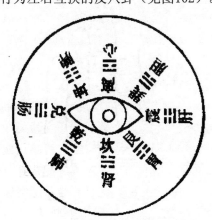

图102　右眼八卦[1]

至于八廓之用，明代傅仁宇《审视瑶函》论："夫八廓之经络，乃验病之要领，业斯道者，岂可忽哉，盖验廓之病与轮不同。轮以通部形色为证，而廓惟以轮上血脉丝络为凭，或粗细连断，或乱直赤紫，起于何位，侵犯何部，以辨何脏何腑之受病，浅深轻重，血气虚实，衰旺邪正之不同，察其自病传病，经络之生克顺逆而调治之耳。"即言辨八廓之用是通过观察轮上呈现的血脉丝络的形状、粗细、连续、中断、乱曲、直线、多寡、色泽，以及从哪个卦位开始，向哪个卦位发展，以判断疾病的虚实、轻重、气血状态以及脏腑定位等。

---

[1] 杨力. 周易与中医学［M］. 北京：北京科学技术出版社，1997：241.

（3）掌八卦

手掌八卦图也是以后天八卦配属，可参考图103，由于方便，诊断上掌八卦用得比较多。手有左右，左手属阳为顺，阳道顺行，八卦顺布，即以拇指方为左位，在八卦分布中：正南（上）离位候心病，正北（下）坎位后肾病，正东（左）震位候肝病，东南巽位候胆病，正西（右）兑位候肺病，西北乾位候大肠病，西南坤位候脾病，东北艮位候胃病，中宫是劳宫穴候心病。右手属阴为逆，阴道逆行，八卦是反布，即将图103左右对调。

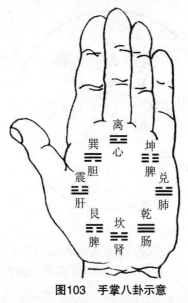

图103 手掌八卦示意

诊断时可以望诊与按诊结合，各卦部位一般以丰满、皮滑、肉软、色泽明润为健康；以凹陷、肉薄、肉硬、粗糙、青筋暴露、纹理散乱、无光泽、颜色苍白或晦暗、疼痛或不适感为有病。

以上手八卦，亦可用于治疗，樊云介绍了小儿推拿在操作手法上沿八卦的不同方向进行的运八卦："运八卦有顺运、逆运和分运之分。术者一手持患儿四指以固定，掌心向上，拇指按定离卦，另一手食指、中指夹持患儿拇指，拇指自乾卦运至兑卦（顺时针），运100～500次，称顺运内八卦；若从兑卦运至乾卦（逆时针），运100～500次，称逆运内八卦（运至离宫时，应从拇指上运过，否则恐动心火）。根据症状，可按部分运，运100～200次，称分运八卦。顺运内八卦：宽胸理气，止咳化痰，行滞消食。逆运内八卦：降气平喘。分运：乾震顺运能安魂，巽兑顺运能定魂，离乾顺运能止咳，坤坎顺运能清热，坎巽顺运能止泻，巽坎逆运能止呕，艮离顺运能发汗。"[1]

文中对顺运八卦、逆运八卦、分运八卦的作用机制未作讨论，笔者试以图103卦之分布冒昧析之。

顺运内八卦：这容易理解，循的是坎水、震木、巽木从左而升，离火、兑金从右而降之路，如此肝升、肺降，气机运转则能宽胸理气，止咳化痰；气机一旋，坤艮脾胃自转则行滞消食；水升火降按理还能交通心肾。

逆运内八卦：起于兑金肺，终于乾金大肠，肺与大肠相表里，其意或为气从肺而下大肠则为降气平喘。

分运："乾震顺运能安魂"，肝藏魂，从乾金经坎水艮土至震木顺转，一能升水以涵木，二能使肝气生发条达而顺肝之性，故能安魂。

"巽兑顺运能定魂"此句的"定魂"疑应为"定魄"。一者"安魂定魄"是一古代习惯用语，二者兑属肺，肺藏魄，从巽木经离火坤土而兑金是一个相生过程，也是一个气机从上而下的降气过程，肺得养得降，性顺自然魄定。

"离乾顺运能止咳"，从离火经兑金再到乾金，是一个从上而下的降肺气的过程，当然能止咳。

"坤坎顺运能清热"，从坤土经兑乾金而坎水，越往下阴性越明显，自能清热。

"坎巽顺运能止泻"，从坎水而艮土至震木巽木是一个上升过程，重心是疏肝，肝之疏泄有助脾运化之功，肝得条达则脾得

---

[1] 樊云. 初探计传统易学思想在推拿疗法中的体现 [J]. 甘肃中医，2006，19（1）：4-6.

升而健运，自然泄止。

"巽坎逆运能止呕"，呕为气上逆，从巽而震而艮而坎之逆运是一个气降的过程，能制气逆自不为奇。

"艮离顺运能发汗"，从艮土而震木而巽木而离火是一个升散的过程，故能发汗。

个人感觉推八卦不一定要左旋或右转，应可卦与卦之间直接沟通，如从离火直下坎水，再从坎水直上离火，或可直接引心火下行，导肾水上腾而成水火既济；艮位东北为胃土，坤位西南为脾土，脾胃两者，生理上纳运协调、升降相因、燥湿相济，病理生常相互影响，艮坤两者刚好在对角线上，因此，从艮而坤，再从坤而艮，来回推运，或能协调脾胃。总之，各脏腑间都有自具特点的功能关系，或可通过相应卦位的推摩沟通，达到功能的协调，运用之妙，存乎一心。

人体存在大小不同的八卦，有掌八卦、眼八卦，就可有腹八卦、足八卦、耳八卦等，其方位与脏腑对应关系多大同小异，不一一赘述。

（4）脏腑八卦

藏象的"象"源丰富，卦象是其仿象之一。脏腑配卦，主要是参后天八卦的方位、卦义及其所属五行而配。其中肝五行属木，配东方震☳、东南巽☴两卦；心五行属火，配南方离卦☲；脾胃五行属土，脾配西南坤卦☷，胃配东北艮卦☶；肺五行属金，配西方兑☱、西北乾☰两卦；肾五行属水，配北方坎卦☵。具体内容的发挥，见于《象之篇》的藏象部分。

八卦方位既可用于体内，也可用于体外，甚或内外合一。比如练气功，一般多坐北面南，因《周易·说卦》有"圣人南面而听天下，向明而治"之说，即古圣先王坐北朝南面向光明而听治天下。南方在后天八卦为离卦所在，离为火，象征光明；先天八卦南方则为乾阳之位，故南方尽得天阳之德为八方之贵位。一般而言，练气功欲增益的是阳气，故多面南而向阳。但这并非一成不变的，面南只不过说明了面对的方向有可能影响气功锻炼的效果，因此练功时可据不同的环境与需要作出相应的变通。如早晨旭日东升则面东，中午日悬天中则面南，黄昏日落西山则面西，半夜明月高挂则面北。亦可结合个体五脏之需而调，肝虚者面东，肾亏则向北，心虚者朝南，肺虚者对西。

再次强调，后天八卦的时空与太极图是完全一致的，只不过太极图是以东南西北四正位加上中位与时间相配，与五行直接对应，也常配四象；后天八卦则更细一点，是以四正四隅八方与时间相配，亦与五行配属。在具体使用上太极图是时空均用，但似乎是时间因素如春夏秋冬、昼夜晨昏等用得较多；后天八卦则更重视方位。但这仅是习惯问题，并无一定之规。在使用频率上，医学应用太极图更多，而术数类则太极图与后天八卦图均广泛使用。

（二）五行变通尽其利

五行学说常被诟病之处是它的归类时显粗疏，关系或存机械，但五行机制是否机械不一定是在系统本身，很可能是在应用者身上。五行归类的粗疏并非无变通之法，只不过是我们误以为教科书的五行学说就是五行的全部内容，"不识庐山真面目"罢了。故五行的拓展应与时俱进，使"变而通之以尽其利"（《周易·系辞上》）。

1. 脏气法时需适变

（1）基本内容

天人关系是中医医道探讨的核心问题之一，这种关系体现在医学模式上就是以气—阴阳—五行之道为指引，构建出气—阴阳—五行—五时—五方—五脏系统这么一个天人一体的藏象模型。

脏气法时理论源于《素问·藏气法时论》，这里的"脏气"，指的是以生理功能或病理变化为表现的五脏（五行）系统之气，"时"，则指五行所配属的季、日、时辰；"法"者，效法也，所法者，天地之气也，意为五脏系统之气当随天地五行时气运转而产生可推测的盛衰变化，并可以此为据，对人体的生理、病理，甚至预后作出预见性判断，从而指导临床实践。

之所以拿《黄帝内经》脏气法时来说事，是因为该理论在观念正确的前提下，五行运转在具体应用上可能存在机械或粗疏之处，若能矫而正之，可为五行理论如何变通提供思路。

《素问·藏气法时论》曰："病在肝，愈在夏，夏不愈，甚于秋，秋不死，持于冬，起于春，禁当风。肝病者，愈在丙丁，丙丁不愈，加于庚辛，庚辛不死，持于壬癸，起于甲乙。肝病者，平旦慧，下晡甚，夜半静……"内容为肝病在不同季、日、时的轻重演变。这段之后还有心、脾、肺、肾如何法时的相关描述，格局及原理一样，因此，明白了这一条，就可举一反三，读懂其余四脏了。

上文牵涉到较多五行配属基本知识，为方便解释，现将相关内容列表于下。见表9。

表9　脏气应时五行配属表

五行	木	火	土	金	水
天干	甲乙	丙丁	戊己	庚辛	壬癸
五脏	肝	心	脾	肺	肾
五季	春	夏	辰、戌、丑、未月（四季），长夏	秋	冬
时间	平旦、日出	日中	日昳（未时），辰、戌、丑、未时	下晡（申时）	夜半

上文注解于下：

①以季论之：病在肝，愈在夏。此以肝为我，肝属木，夏属火，肝病遇夏，此木生火。一般解作处于我生之季，属相生关系，故愈；或解作夏天火盛可克金，金则势难克肝木，故愈。

夏不愈，甚于秋。秋天，金气旺而克肝木，故甚。

秋不死，持于冬。冬水生肝木，故相持而病不发展。

起于春，禁当风。肝病至春是脏气与季相应，故有起色；风气通于肝，故凡有肝病者，必禁当风以防犯之。

②以日论之："肝病者，愈在丙丁；丙丁不愈，加于庚辛；庚辛不死，持于壬癸；起于甲乙"。丙丁属火，肝病遇丙丁日，与上段之遇夏同义；庚辛属金，与上段之遇秋同义；壬癸属水，与上段之遇冬同义；甲乙属木，与上段之遇春同义。

③以时论之："肝病者，平旦慧，下晡甚，夜半静……"。平旦属木，与春天、甲乙同格局，"慧"者，有起色也，以其脏应其时；下晡属金，与秋天、庚辛同格局，"甚"者，加重也，以其金克木；夜半属水，与冬天、壬癸同格局，"静"者，病安也，以其水生木。

这段经文的大意是：一脏有病，遇被克季、日、时加重，遇我生季、日、时好转或痊愈，遇生我季、日、时则病安而不发展，在本脏所主季、日、时则有起色。我们参照表9内容看以下四脏的描述，不难发现其格局、原理与逻辑推演与上文肝之述如出一辙。

"病在心，愈在长夏，长夏不愈，甚于冬，冬不死，持于春，起于夏。禁温食热衣。心病者，愈于戊己，戊己不愈，加于壬癸，壬癸不死，持于甲乙，起于丙丁。心病者，日中慧，夜半甚，平旦静。"

"病在脾，愈在秋，秋不愈，甚于春，春不死，持于夏，起于长夏。禁温食饱食，湿地濡衣。脾病者，愈在庚辛，庚辛不愈，加于甲乙，甲乙不死，持于丙丁，起于戊己。脾病者，日昳慧，日出甚，下晡静。"

"病在肺，愈在冬，冬不愈，甚于夏，夏不死，持于长夏，起于秋。禁寒饮食寒衣。肺病者，愈在壬癸，壬癸不愈，加于丙丁，丙丁不死，持于戊己，起于庚辛。肺病者，下晡慧，日中甚，夜半静。"

"病在肾，愈在春，春不愈，甚于长夏，长夏不死，持于秋，起于冬。禁犯焠㶸热食温炙衣。肾病者，愈在甲乙，甲乙不愈，甚于戊己，戊己不死，持于庚辛，起于壬癸。肾病者，夜半慧，四季甚，下晡静。"

该篇的概括性条文是："夫邪气之客于身也，以胜相加。至其所生而愈，至其所不胜而甚，至于所生而持，自得其位而起。"即云邪客某脏，逢相克之时则病加。至我所生之时则愈；至我被克之时加重；至生我之时病不发展；至本脏当位之时而有起色。

《素问·藏气法时论》强调五脏疾病的发生、发展、演变与预后在于病变与时间的五行制化关系，五脏之气必与天时五行之气相应，而察其脏气盛衰，当法天时，堪为中医时间医学的鼻祖，可贵之处是使天人合一观念落到了临床操作实处，而不仅仅是一个凌空蹈虚的理念。

（2）可商之处

观念的正确不等于具体推导方式不存粗疏，个人认为可商榷之处至少有二。

其一，心、肝、脾、肺、肾病是一个模糊笼统的概念，脏病有虚有实，以上推导的逻辑前提是不同时节之气应于某脏，则某脏处于脏气虚的状态方能成立。但若邪气客于身，可因"邪气盛则实"而为实证，如是实证，可以说推导基本不成立，结论甚至可能是相反的。

其二，即使以某脏脏气虚为据，其五行生克逻辑仍存可推敲之处。问题主要出在："至其所生而愈"（至我所生之时则愈），"至于所生而持"（至生我之时则病相持不发展）。即我生它时（愈）优于它时生我（持或静），这显然违反了五行相生本理，按五行本理，我生它时是我被耗损，它时生我是我得益。因此，我生它的状况不应优于它生我，而应是它生我优于我生它。

一些注解对"病在肝，愈在夏"（我生它时）以夏天火盛可克金，金受克则势难克木，故愈来作解，表面看好像有一定道理，但终难完全弥补自身生他人的损耗。说"减在夏"或可，说"愈在夏"这种最好的结果则不能无疑。因为以相同逻辑，则"夏不愈，甚于秋"，因秋天强金克肝木，故甚；是否也可加注为秋天虽然金克木，但金可生水，水可生木，木得水之救，病可不为甚了？因此，我生它时优于它时生我在五行相生的形式逻辑上是存在问题的。

上述两点，均使其临床指导性及实用性在一定程度上受到影响，因此，寻求变通之法就成为必然。

（3）变通之法

变通之法亦有二：

其一，五行逻辑变通。个人认为，于《内经》前后发展起来的五行休王理论或有借鉴、补充或校正作用。西汉刘安《淮南子·地形训》的"木壮，水老，火生，金囚，土死……水壮，金老，木生，土囚，火死"应是五行休王的雏形；东汉班固《白虎通·五行》所说的"是以木旺，火相，土死，金囚，水休"是五行休王理论的定形；隋代萧吉《五行大义·论四时休王》的"五行体休王者，春则木王，火相，水休，金囚，土死……冬则水王，木相，金休，土囚，火死"则将五行休王与季节挂钩。

明代万民英的《三命通会·论五行旺相休囚死并寄生十二宫》阐述了五行的"旺、相、休、囚、死"五种状态及其推演的内在逻辑："盛德乘时曰旺。如春木旺，旺则生火，火乃木之子，子承父业，故火相；木用水生，生我者父母，令子嗣得时，登高明显赫之地，而生我者当知退矣，故水休。休者，美之无极，休然无事之义。火能克金，金乃木之鬼，被火克制，不能施设，故金囚；火能生土，土为木之财，财为隐藏之物，草木发生，土散气尘，所以春木克土则死。夏火旺，火生土则土相，木生火则木休，水克火则水囚，火克金则金死。六月土旺，土生金则金相，火生土则火休，木克土则木囚，土克水则水死。秋金旺，金生水则水相，土生金则土休，火克金则火囚，金克木则木死。冬水旺，水生木则木相，金生水则金休，土克水则土囚，水克火则火死。"

若将时间与五行休王规律联系，则其规律如下：

春天，或属木的日、时——木旺、火相、水休、金囚、土死；

夏天，或属火的日、时——火旺、土相、木休、水囚、金死；

长夏，或属土的日、时——土旺、金相、火休、木囚、水死；

秋天，或属金的日、时——金旺、水相、土休、火囚、木死；

冬天，或属水的日、时——水旺、木相、金休、土囚、火死。

这里，旺（王）、相、休、囚、死的排序，代表的是五行之气从旺到衰依次下降的五种状态。

旺为气盛，是五行之气与时令相当，如木（肝）处春天、平旦、甲乙时日；

相为气生，是五行处于被生状态，如木（肝）处冬天、夜半、壬癸时日；

休为静休，是五行处于生别行状态，如木（肝）处夏天、日中、丙丁时日；

囚为囚禁，为五行处于克别行状态，如木（肝）处长夏、日昳、辰、戌、丑、未月时，戊己时日；

死是气衰极，为五行处于被克状态，如木（肝）处秋天、下晡、庚辛时日。

仍以肝病为例，以五行休王规律推之，则肝病（木）在春天或属木的日时——旺，在夏天或属火的日时——休，在长夏或属土的日时——囚，在秋天或属金的日时——死，在冬天或属水的日时——相。

五行休王与《素问·藏气法时论》经文相较，最大的不同就在于脏气法时理论是我生它时（愈）优于它时生我（持或静），而五行休王理论则是我生它时（休）差于它时生我（相），体现出我生它时——亏，它时生我——利的五行相生本理的内在逻辑。

两者的细致比较，见表10。

表10　脏气法时理论与五行休王理论的肝病不同时段状态比较

方法	例	属木时状态	属火时状态	属土时状态	属金时状态	属水时状态
脏气法时	肝病	次佳（起）理：处本位	最佳（愈）理：我生时	缺项理：我克时	最差（甚）理：时克我	中等（持）理：时生我

续表

方法	例	属木时状态	属火时状态	属土时状态	属金时状态	属水时状态
五行 休王	肝 病	最佳（旺） 理：处本位	中等（休） 理：我生时	次差（囚） 理：我克时	最差（死） 理：时克我	次佳（相） 理：时生我

因此，脏气法时所"法"之时，修正为五行休王之时应更合理。五行休王理论在后世虽然对术数影响较大，但医家亦时有使用。邢玉瑞等认为："五行休王，是我国古代医家认识自然界万物生长化收藏规律及人体五行精气活动节律的一种理论，……以此可指导对疾病的诊断，判断病势的进退、转归和预后。"[1]

其二，病证相参变通。前述脏气法时的具体推导是建立在不同时气应于某脏，则某脏处在脏气虚状态的逻辑基础上。"法时"之大观念虽正确，但不辨虚实的具体理则显疏漏，终影响其实施。如何变通？不仅参之以脏病（气），更参之以证（气），或是一法。

仲景之后，辨证论治形式渐兴，至今已趋成熟，《素问·藏气法时论》年代是以病为据来讨论，若辨证论治为主流的今天还以肝病、心病等代入以指导临床，无疑是胶柱鼓瑟，不得要领了。

以下不妨以具体证相参而论，看看与纯就病而论，有何不同！仍以肝系病为例：

先看肝气郁结证。肝气郁者，至夏阳气开散，其郁应减，说"愈在夏"当属有理；至秋天气敛肃，肝气既难舒展，亦不得升发，因此"甚于秋"有据；至冬，虽水能涵木，但寒性凝滞，对气郁似乎是利害参半，故"持于冬"虽勉强，但尚可接受；至春，木气升发，条达舒畅，因此"起于春"理据十足。与《素问·藏气法时论》条文一对照，几乎天衣无缝。此时或会感叹，

---

[1] 邢玉瑞. 中医方法全书 [M]. 西安：陕西科学技术出版社，1997：8.

经典就是经典！但且慢，先别下结论，推多两个证感觉可能就不一样了。

再看肝火上炎证。肝火上炎者，至夏火气更增，炎上更甚，还能说"愈在夏"吗？恐怕应是"甚于夏"吧。至秋，秋气凉降，一扫炎热之火，一降上炎之势，能说是"甚于秋"吗？应是"减于秋"吧。至冬，天地寒冷，阳气内藏，肝气势难升发，肝火势难以旺，更有向愈之机，是"持于冬"吗？应是"愈于冬"吧。至春，木气升发，肝火上炎本就是肝气升发太过，今又得木气助升，岂非火上添油？还能说"起于春"吗？应是"加于春"吧。几与《素问·藏气法时论》条文完全相反。

三看寒凝肝脉证，春天，春阳发动，但乍暖还寒，寒证或有减轻之机，但减轻有限，说"起于春"略见勉强；至夏，寒遇火即化，"愈于夏"正确；至秋，天气转凉，寒证略加，说"甚于秋"言过其实，最多说"增于秋"；至冬，寒证遇寒时，没道理还"持于冬"，应是"甚于冬"了，此证对错参半。

分析了三个证，得出三种结果，肝气郁结证之应时基本符合经文，肝火上炎证之应时与经文完全相反，寒凝肝脉证与经文对比，则对错参半。

因此，在脏气法时观念指导下，病证合参，具体病证的应时规律如上文般据病证的阴阳五行特性与喜恶来推定应是一种方法上的进步，或可使该观念的应用有着更大的临床实用性及可拓空间。

上文的讨论是否意味着《黄帝内经》错了呢？这恐怕不是一个简单的对错问题，而应以历史的眼光来看。脏气法时的观念是完全正确的，此观念在医学领域很可能具原创性。以脏病为观察单位，下意识地把脏病当作虚证以当时的认识水平来说也不算大错，因为形式逻辑本就不是古人所擅。至于生我、我生与后世的五行休王略有不同，也在可议范围内。

笔者之所以拿《素问·藏气法时论》的经文来讨论，无非是想引出两个话题：一，对中医经典应如何看待？二，对它学科知识应如何借鉴？

其一，对中医经典应如何看待？现在有一个奇怪的现象。一提中医，就是以《黄帝内经》、《伤寒杂病论》为代表的四大经典。以《黄帝内经》字眼所串的书名可说多如牛毛，但内里与其相关的实际内容却不多，对经典的过度消费与崇拜容易使人产生一种误解，以为除了经典外，中医界值得一提的东西就不多了。如果是这样的话，整个中医一两千年医学理论的提升、医学经验的积累、各家学说的发展岂不通通是白忙活了？《黄帝内经》与《伤寒杂病论》的确是中医学发展过程中的两座高峰，但中医学的真正丰满却是后世。从以往的迷信动物实验到重新重视经典，这本是回归原味中医的一种好现象。但时现一些矫枉过正的倾向也值得注意：就是一提经典就是"句句是真理"、"一句顶一万句"，一有疑窦，或存可商之处，就只能往前人是正确的方向解，只讲信，不讲疑。为尊者讳、为贤者讳、为经典讳，本就是国人做学问的陋习，中医界的表现也不落人后。这是重视经典还是迷信经典？一本书如果只能信，不能疑，那肯定不是自然科学的书，而是宗教书。但《黄帝内经》与《伤寒杂病论》是宗教书吗？一门学科、一部经典可以被棒杀，也可以被捧杀的。

在这里，笔者无意贬低经典的学术价值，但经典代表的毕竟是当时的认识水平，就算作者如何超卓，也仅仅是超越同代水平，不可能独领风骚两千年，如果真的是独领了风骚两千年，那是中医学科的幸还是不幸？大家不妨想想。仲景当时开方可参的药物可能仅在以《神农本草经》为代表的中药著作中的几百味药之内，如果在有近万种药物可选的今天，仲景开的方还会一样吗？肾气丸中的桂枝现不多改成肉桂了吗？桂枝加桂汤现在所加的桂不也经常是肉桂而不是原方的桂枝了吗？这既是对仲景的致敬，也是对仲景方的完善。在仲景年代，舌诊应用并不普遍，闻诊、问诊也难说发育良好，如果在四诊方法较完备的今天，仲景再写《伤寒杂病论》，难道水平不应该更高吗？同样，在《黄帝内经》年代，已有脏气法时的观念已经很了不起了，但书须活读而不是死搬。《素问·藏气法时论》的精髓就在"脏气法时"这四个字上，而不是在其具体的模式上，模式是仅供参考的，您可以因病、因证、因见识而活用。

《黄帝内经》的伟大之处就在于构建起中医学的框架，并建立了很多原则性观念。后世医家所做的就是在《黄帝内经》框架中添砖加瓦，丰富充实。但正如血肉不能替代骨架，骨架同样也不能取代血肉一样。骨架、血肉、脏腑、经络、筋脉、皮毛俱全才是活生生的人。《黄帝内经》并不是中医的全部，也不能说是中医的最高峰。正如现在一个中学物理教师的物理水平肯定高于牛顿，但仍无损于牛顿在物理学界的地位及伟大一样，因为他是站在牛顿这样的巨人肩膀上了。《黄帝内经》与《伤寒杂病论》等经典，就是肩扛后人的巨人。既然如此，后人所做的就应该是站上去，而不是五体投地的顶礼膜拜。

因此学习经典，不应是"理解的要执行，不理解的也要执行"的死读，而应是与时俱进，活学活用，以经典的思想、观念、原则活解现今碰到的理论与临床问题。通篇《周易》，一字以蔽之——"活"；中医思维，一字以蔽之——"活"，活看中医经典，中医才能学得活泛。

其二，对其他学科知识如何借鉴？我们常常津津乐道的是中医与天文、地理、气象、农业、物候、兵法的结合，却避而不谈中国古代与中医同一框架、同一说理方法的术数，唯恐沾上了术数的迷信色彩。事实上中医发展与不同的术数门类一直存在或多或少的互动，卦气学说对中医因时制宜的运作不无影响，五行休王对脏气法时可相互补充，中医的各种诊图与术数的相应部位相图多相互启发。更由于术数类没有类似于中医藏象、经络、气血津液、病因等内容对阴阳五行的补充或填充的作用，其说理只能全凭阴阳五行，因此在方法学上被逼得只能将阴阳五行细化、深化以解说千变万化的世事，其所算是否准确？不在本文讨论范围内，但其方法学上的细化与深化或者不无可参考、可借鉴之处，只要存合理之处，置于医学，加以变通，应无不可。之前从五行休王借解就是一例，以下纳音五行的介绍，则属方法学上对中医正五行的尝试性补充与修正，不妨看看这到底是一种有害之术还是一种有益之助。

2. 纳音五行援医用

（1）理论介绍

纳音五行，医学对其引用极少，但不等于其对医学就毫无启发之处，以下就试援以为用，看看是否有些意思？

中医学一般用的是正五行，正五行用作理论框架无疑是成功的。但若用之以说细理，从正面来说是简洁，如从反面来说亦可云简陋。一些事物的五行归类多少有点勉强，甚至牵强。仅有的生克关系面对复杂的自然与人体亦稍嫌简单与呆板。

其实，五行学说本身是不断发展的，正五行外，还有将六十甲子和五音十二律结合起来，以六十甲子的每两个年干支字代表一种特殊性质的演变五行，古人称之为"纳音五行"。如"甲子乙丑海中金"，即甲子年、乙丑年出生的人，其年命五行属性是金命，而金有多种，海中金为其中一种，其余仿此。纳音五行有着自己的归纳与推演方式。见表11。

表11　纳音五行归纳

五行＼地支	水行	木行	金行	土行	火行
子丑	丙子丁丑涧下水	壬子癸丑桑柘木	甲子乙丑海中金	庚子辛丑壁上土	戊子己丑霹雳火
寅卯	甲寅乙卯大溪水	庚寅辛卯松柏木	壬寅癸卯金箔金	戊寅己卯城头土	丙寅丁卯炉中火
辰巳	壬辰癸巳长流水	戊辰己巳大林木	庚辰辛巳白蜡金	丙辰丁巳沙中土	甲辰乙巳覆灯火
午未	丙午丁未天河水	壬午癸未杨柳木	甲午乙未沙中金	庚午辛未路旁土	戊午己未天上火

续表

五行\地支	水行	木行	金行	土行	火行
申酉	甲申乙酉 井泉水	庚申辛酉 石榴木	壬申癸酉 剑锋金	戊申己酉 大驿土	丙申丁酉 山下火
戌亥	壬戌癸亥 大海水	戊戌己亥 平地木	庚戌辛亥 钗钏金	丙戌丁亥 屋上土	甲戌乙亥 山头火

不难看出，纳音五行的每一行中，又分为特性和强弱不同六种状态。

木：大林木、杨柳木、松柏木、平地木、桑柘木、石榴木。

火：炉中火、山头火、霹雳火、山下火、覆灯火、天上火。

土：路旁土、城头土、屋上土、壁上土、大驿土、沙中土。

金：海中金、剑锋金、白蜡金、沙中金、金箔金、钗钏金。

水：涧下水、井泉水、长流水、天河水、大溪水、大海水。

这里，我们看到了什么呢？就是木、火、土、金、水五行多了下一层次的分类，各有多种。可用于应变正五行所不能充分说明的问题，一定程度上避免了正五行分类上的勉强或牵强的尴尬。如瘦高形的人，以正五行归类，就是单纯的木形人。但以纳音五行，则瘦高而挺拔者，可为松柏木形，硬朗，虽瘦，但瘦得果然精神，多体健；若瘦高而形弱者，可为杨柳木形，多体弱。

尤有意义的是，正五行仅有正常态的生克、异常态的母子相及与乘侮关系，对于人体复杂的生理、病理的解释常常显得力不从心。而纳音五行除生、克、乘、侮、母子相及外，还多了不生（我不生、不生我）、不喜生、过生、反生、不克（我不克、不克我），甚至喜克等关系。大大扩充了五行的解说空间，使之更趋灵活、实用，可因应更复杂的情况。

纳音五行细分类中各自的特性及喜恶大致如下。

①金类：剑锋金最为坚硬，此金是火煅炼而成，所谓百炼钢

化绕指柔，绕指柔再经淬砺而成百炼剑，不但不畏火克，反而喜火来克；此金造化，需水以淬，非水不能生，又为水反生金。

钗钏金者，火炼而成，故不甚畏火，可谓不被克；此金为美容首饰，日间太阳火下显，夜间覆灯火下耀，亦有喜火意味。

海中金在海水里，除霹雳火可雷轰海底外，一般的火是克不着的，不被克中仍稍有制约；又金在水中，依水之润以御火，颇有水反生金之意。

白蜡金见火就融，十分忌火，这就不是一般的火克金，而成火乘金了。

沙中金之所生为流动之水，因沙地松而易渗，所以水很快就会被渗走，可谓不生；此金非炉火不能制，故除炉中火外，不畏它火，亦有不被克之意。

金箔金畏火，生水之力不太强，较缺个性。

钗钏金、金箔金、白蜡金因其质轻软而少锋锐，所以基本上都不能克木，是为不克。

②水类：大海水，大溪水波澜壮阔，水势极盛，尤其是大海水，除克不了天上火、霹雳火外，其余的火均受其克，由于势大，容易形成乘。

天河水亦善克火。

大海水和天河水，不怕土克，大海水是因其势大，天河水即雨，则因其位高，水在天上，沛然作霖，土在地下，如何能克？此为不克；若天河水泻，大海水涨，甚至可冲破土造之堤，可成反克（侮）。

大海水虽然量多，却是咸水，无法生木，此为不生。

涧下水能润泽地表之物使之昌茂，极易生木；其水势不大，湍湍流淌，所谓易涨易退山溪水，极易被土所克；其克火之力亦很孱弱。

井泉水其水清冽、汲养不穷，此水生于金而出于木，故善生木而喜金。

长流水就是一般的水，比较缺乏个性。

③木类：大林木、平地木因为数量多而不易受金之克，略有不被克之感，但仍怕最锋利的剑锋金。

松柏木不太畏剑锋金，因为这是栋梁之材，不砍不成材。

大林木极易生火，一旦火起，易成燎原之势。

而屈曲的桑柘木、石榴木所生的火势就不会很大，此为生之不足；石榴木性辛如姜，略带金气故不甚畏金，此为不被克。

杨柳木枝干柔弱最怕剑锋金，一遇即折，这不是被克，而是被乘了。

④火类：就火势而言，天上火、霹雳火最猛。天上火近似于太阳火，由于位置高，一般不怕水克，是为不克，但碰上不一般的天河水，还是怕的，因此，不克中亦不至于完全无制。

电闪雷鸣往往伴随着狂风暴雨，因此霹雳火反喜水，尤喜天河水，可助其势，这是喜克。

山头火可燃之物仅限山头，因此火势不旺。

山下火从下炎上，可燃之物较多，因此火势旺盛持久，山下火另有荧火之意，不甚畏水。

覆灯火乃夜明之火，以木为心，以水为油，故喜木生，又以井泉水、涧下水为真油，略见喜水（克）之意；此火只有豆大火苗，对金的克制有限，基本上是不克，但白蜡金除外，仍有可克之物，聊以自慰。

炉中火个性不甚鲜明。

⑤土类：生金能力最强的是沙中土，为土之最润者，土润则生，且沙本来就是土金相合之物。

路旁土最有意思，平田万顷，庄稼赖以资生，是长养万物之土，生金之力亦足。此土喜火暖之，为顺生；喜水润之，为反克变生；喜金（锄具）相助，为反生。但由于是植物喜生之处，如夏枯草就喜生路旁，故极易被木所克或乘。

大驿土为大道坦途，通达四方，厚德载物，亦能生发万物。

屋上土即瓦，与壁上土一样，土气很薄，均在不长植物之处所，所以不易被木所克，是为不被克，但亦难以长养万物。

城头土取堤防之功而克水力强。

（2）医学试用

纳音五行能否用于医学？应该是不难回答的。如肝属木，主疏泄，喜条达而恶抑郁，功用类木，这是肝系统的主基调。但每个人的肝特性都一样吗？有些人肝火易旺，不就类大林木极易生火，一旦火起，易成燎原之势吗？有人肝气易郁，不就类屈曲的桑柘木吗？有的人肝系柔弱，不就如杨柳木的枝干柔弱吗？若以上三类人通通用一个"木"字来概括，则未免粗糙，但若以纳音五行为替，个性即扬。因此，纳音五行较之正五行更具个性，可对正五行形成补充、修正与细化作用应无疑义。如果说中医的"辨证论治"是个性化治疗的话，纳音五行走的就可能是个性化分析的路子，两者同轨。

理论的深化、细化或局部创新，总要在实际操作中验证，看是否有可取之处。以下就试以纳音五行来类比中医的部分生理病理：

① 相生。

木生火：平地木易助山下火，就如肝疏泄，行气机，可助心行血；肝藏血以济心，可使心有所主，即肝木济心火。

火生土：山下火可暖路旁土，如心阳温脾阳以助运化，为心火温脾土。

土生金：沙中土易生沙中金，如脾的健运、化生气血可以益肺气，即脾土助肺金。

金生水：海中金与大海水就是名实相符的金水相生，如肺气清肃下行的是气与水，则有助于肾的纳气及主水功能，即肺金滋肾水。

水生木：润下水、井泉水、天河水（雨）可生所有的木，如肾阴可以滋肝阴，以濡目润筋，使肝阳不亢，即肾水滋肝木。

②相克。

木克土：平地木可疏路旁土，使土质松而长养万物，如肝升助脾升，肝疏泄助脾运化，即肝木疏脾土。

土克水：城头土为堤防土，可防水泛滥，如脾运水湿可助肾主水，即脾土制肾水。

水克火：天河水可制山头火、山下火、天上火，如肾阴升于上以济心阳，使其不致过亢，即肾水济心火。

火克金：炉中火可炼沙中金，如心阳的温煦可以抑制肺气清肃太过，即心火暖肺金。

金克木：剑锋金可削平地木，如肺降可防肝升太过，即肺金制肝木。

③乘。

山下火遇大海水、大溪水即熄，如肾水泛滥，水气凌心。

屋上土、壁上土怎承大林木？如肝旺乘脾，致脾失健运。

白蜡金逢炉中火，一见即化，如肺阴虚易被心火灼。

④侮。

金箔金、钗钏金怎制大林木？一碰就崩，好比肝火犯肺，木火刑金。

屋上土、壁上土遇大溪水、大海水则一冲即散，如肾水泛滥使脾土湿遏。

⑤过生（不喜生）。

大林木易助山头火、山下火，如临床常见的肝火引动心火。以木为我来看属于过生（火），若以火为我来看则属不喜（木）生。

⑥不生。

金箔金如何能生诸般水？如肺阴虚不能助肾阴，此我不生；路旁土逢覆灯火如何能倚其煦土生物？如心阳衰微不能暖脾土，此不生我。

⑦反生。

海中金藏于大海水，则水能润金，如肾阴足则肺阴得滋，此为反生。尤在泾在《医学读书记》中就有反生之论："木火有相通之妙，金水有相涵之益，故不特木能生火，而火亦生木；不特金能生水，而水亦生金。水之生金，如珠之在渊；火之生木，如花之含日。"

⑧喜克。

松柏木为阳木,喜金削其繁枝,以成栋梁之材。生理之肝类之,肝为少阳之脏,肝气肝阳常为有余,易升易动,喜肺之降以制之,且肺通调水道,如国之地势西水东流以润肝柔肝。

⑨不克。

金箔金怎克大林木?就如弱肺遇肝旺。以金为我来看是我不克木,若以木为我来看则是金不克我。

就五行的生克制化而言。明代郎瑛《七修类稿·生克制化》的评述颇为精辟与独到:"生、克、制、化,古今所言。然生、克、化皆易见,独制字则难明。盖制者,缘生中有克,克中有用也。凡生中有克者,谓如木生火,火盛则木为灰烬;火生土,土盛则火被遏灭;土生金,金盛则草木不生;金生水,水盛则(金)必沉溺;水生木,木盛则水为阻滞,盖虽生而反忌,此所谓生中有克。凡克中有生者,谓如木克土,土厚则喜木克,是为秀耸山林;土克水,水盛则喜土克,是为搏节堤防;水克火,火盛则喜水克,是为既济成功;火克金,金盛则喜火克,是为锻炼全材;金克木,木盛则喜金克,是为斧斤斫削,盖因克以为美,此所谓克中有用。故称之曰制者,乃不拘于生、克之中也。"此解,以"不拘于生、克之中"的变通,突显了一般不太为人注意的"生中有克,克中有用"中的"过生"、"喜克"现象,外延了"制"的内涵。

读者可能会产生疑问,除五行本有的生克关系外,现在又出现了不生、过生、反生、不克、喜生等关系,会否打乱了五行原本的逻辑构架?应该说,不会!生克仍是五行间最基本的关系,纳音五行的不生、过生、反生、不克、喜生等不过是在正五行生克前提下的多种微调机制的体现:其一,就如乘侮理论就是在五行固有的生克关系基础上发现力量对比可产生变化而发展出来一样,不生、过生、反生、不克、喜生也是由于两行间力量对比的变化而致。其二,在正五行生克关系基础上,纳音五行更细的分类赋予了下一级五行丰富的个性，这些个性也构成了对正五行关系的补充。不生、过生、反生、喜生是对"生"的丰富；不克是对"克"的完善，并没有在"生"、"克"二字外另立关系，仍是在基本的生克逻辑下运作，但却可因应较正五行更复杂、更立体的关系，应是一种方法学上的进步。

除说明关系的功用外，五脏生理病理也可借纳音五行来体现，试以肝（木）为例：

大林木极易生火，一旦火起，易成燎原之势，极似肝火上炎，此火电闪雷鸣，兼具霹雳火性。由于火性炎上而金性沉降；火性热而金性凉，大林木本就不甚畏金，在这种情况下应反喜金。此木易生火之局更喜寒水润之、制之。故脏气法时，应在属金水之季、日、时证减。

平地木亦易生火，但其烈度略逊于大林木，较类肝阳上亢。肝阳上亢者为水不足，故尤喜水润，涧下水、井泉水能润泽地表之物使之昌茂，极易生木而类肾阴，可为其助。阳上亢则喜金沉降，故不畏金而反喜金。故脏气法时，应在属金水之季、日、时证减，以水时尤佳。

肝气郁结颇类桑柘木之屈曲，气机郁伴随情志郁，桑柘木之质不坚，亦难成大林，故畏金克，金气沉降收敛，不利于肝气生发，舒展条达。脏气法时，在属金之季、日、时病甚，在属木之季、日、时则肝气得舒而病见起色。

肝血虚者类杨柳木，质柔而畏金喜水。脏气法时，在属金之季、日、时证增；在属水木之季、日、时证或得生或得位而好转。

正常之肝或类松柏木，松柏木为阳木，肝为少阳之脏，肝气肝阳常为有余；松柏挺拔，肝气升发舒展，亦有挺拔之意。

亢龙有悔，物不可极，此《易》之意。中国的传统习惯也告诉我们，做事（包括写书）应留有余地。因此，余下的心、肺、脾、肾四脏内容就由读者慢慢自品，看能不能品出一些新意来。当然，纳音五行不是为医学而设，因此，不可能完全与医学丝丝入扣。但笔者认为，只要或存启发处，就值得研究。如果说"研究"两字，太过严肃，那我们就慢慢把玩，在半研半玩的轻松氛围中逐渐熟悉一种较陌生但或有用的说理工具吧！

相较之下，不难看出，正五行过于方正，方正则板硬，缺乏圆通。同时，五行生克关系模式亦时显简单，不足以全面反映复杂事物间的复杂联系。纳音五行因各具个性，将原来平面的五行关系，拓扑为立体模式，由于连环作用，关系更显错综复杂，丰富多彩。人体是一个复杂的有机体，随着中医学的发展，生理、病理愈加复杂，分析工具就应与时俱进。中医学的思维特征之一就是取象比类，"象"详则理细，是属必然。作为工具，纳音五行与正五行相较，具有少呆滞、多变通、形象、到位的特征。尤其在讨论关系时，用之，时有庖丁解牛之效。

宋代徐升《渊海子平·五行生克赋》中有一段话，虽未能把五行的诸般变化一一尽括，但若能读通，倒也能明了十之七八，从而使我们对五行的意象有更丰富的把握，对其关系有更复杂精准的考量。

假如死木，偏宜活水长濡；譬若顽金，最喜红炉煅炼。太阳火，忌林木为仇，栋梁材，求斧斤为友。火隔水不能熔金，金沉水岂能克木。活木忌埋根之铁，死金嫌盖顶之泥。甲乙欲成一块，须加穿凿之功；壬癸能达五湖，盖有并流之性。楛木不禁利斧，真珠最怕明炉。弱柳乔松，时分衰旺；寸金尺铁，气用刚柔。陇头之土，少木难疏；炉内之金，湿泥反蔽。雨露安滋朽木，城墙不产真金。剑戟成功，遇火乡而反坏；城墙积就，至木地而愁伤。癸丙春生，不雨不晴之象。乙丁冬产，非寒非煖之天。极锋抱水之金，最钝离炉之铁。甲乙遇金强，魂归酉兑；庚辛逢火旺，气散南离。土燥火炎，金无所赖；木浮水泛，火不能生。三夏熔金，安制坚刚之木；三冬湿土，难堤泛滥之波。轻尘撮土，终非活木之基；废铁销金，岂是滋流之本。木盛能令金自缺，土虚反被水相欺。火无木则终其光，木无火则晦其质。乙木秋生，拉朽摧枯之易也；庚金冬死，沉沙坠海岂难乎？凝霜之草，奚用逢金；出土之金，不能胜木。火未焰而先烟，水既往而犹湿。大抵水寒不流，木寒不发，土寒不生，火寒不烈，金寒不熔，皆非天地之正气也。然万物初生未成，而成久则灭。其超凡入圣之机，脱死回生之妙，不象而成，不形而化。固用不如固本，花繁岂若根深。且如北金恋水而沉形，南木飞灰而脱体。东水旺木以枯源，西土实金而虚己，火因土晦皆太过。五行贵在中和，以理求之，慎勿苟言，掬尽寒潭须见底。

以上原文，乍看易眼花缭乱，且原非作医学之解。但活看之下，大部分亦可作医学解，只要有心揣摩，其实并不太难。这里，笔者不逐句作解，只取或有启发之语，以正五行、纳音五行与阴阳学说结合发挥。读者也可以因应自己的知识背景，作出自己的解读。

"假如死木，偏宜活水长濡"：并无出奇之处，无非是水能涵木，杨柳枯木遇涧下活水或有生机，于医学如肝阴、肝血虚者宜滋肾水以养木。

"譬若顽金，最喜红炉煅炼"：虽云火克金，但顽金经红炉火煅则可成剑锋金、钗钏金等有用之金。譬如风寒犯肺、寒邪束肺、肺寒留饮、肺阳虚证均不畏火而反喜火暖之，寒金遇火反成用，此为喜克。笔者临床每因应具体证而分别选用麻黄汤、小青龙汤、苓甘五味姜辛汤、麻黄附子细辛汤等红炉火以煅顽冷之金。

"太阳火，忌林木为仇"：太阳火即天上火，本不忌木，此句意在大林木极易生火，一旦火起，易成燎原之势，太阳火再加大林木生火，则成火上加火，火中添油。如本有心火，又见肝火来助，势必燎原，此为母子相及，亦可理解为不喜生。应是龙胆泻肝汤与导赤散之治。

"栋梁材，求斧斤为友"：木本畏金克，但栋梁材如松柏木须削去繁枝方能成材，正如肝木本易亢，需肺金来制，方不过亢，实为喜克，喜有制。如此则刚脏娇脏互济，肝升肺降，共同调理气机，这是常态下的金克木。

"火隔水不能熔金"：火被水乘而息微，如何能够熔金？正如水气凌心，心阳虚衰如覆灯之火，又如何能够暖肺金，则肺亦易寒。这是一个五行连环局之演，一脏被乘而弱，则不能克其所胜之脏。在临床中，这种情况还可以有下文，肺寒失于宣肃则水停，寒水又可反侮于心使心阳更衰而成恶性循环。逢此状况，笔者喜选少阴之局的四逆汤、真武汤加减。

"金沉水岂能克木"：金沉水中即成海中金，金在海中又如何能克平地之木？金应制木，言的是生理，但若肺寒留饮，如金沉水中，气机不降又如何能与肝相协而成左升右降之太极圆转？这种种不克，实为无克之力。遇此境，小青龙汤、苓甘五味姜辛汤与理肝药同用可应之。

"活木忌埋根之铁"：即言木遇强金，如杨柳木遇剑锋金，其根被伐，则生气全无，五脏之中唯肺火易见高热，高热则灼阴，五脏之阴皆可被灼，阴即水，肝木最喜水，肝气肝阳常为有余，肝阴肝血常为不足，阴受损，尤其肝肾之阴受损，则如井泉水枯。对肝而言，就真是伐其根了。强金伐木是为乘。制强金以白虎、泻白之属；活树根或用一贯煎、杞菊地黄丸以滋。

"死金嫌盖顶之泥"：土本生金，若肺金本弱而见痰聚饮留，宣肃无力，又遇湿阻于脾，脾失健运，水湿不运，则成"脾为生痰之源"、"肺为贮痰之器"的死金逢盖顶之泥的格局。此为不生。见此局，自是陈夏六君子汤加减之治。

"甲乙欲成一块，须加穿凿之功"：甲乙均属木而配肝胆，其中甲为阳木配阳腑之胆，乙为阴木配阴脏之肝。肝与胆相表里，肝与胆功能联系的枢纽就是疏泄，肝气能疏通发泄，则其气自升而能调气机，促进血与津的运行，调畅情志，促进脾胃运化，促进男子排精、女子排卵。肝气疏通则胆气自降，胆汁分泌排泄自能正常。独木不成林，肝与胆功能配合，就如大林木之间，根络相连，疏通水土，方成一片互通生机，其"穿凿之功"就落实在"疏泄"两字上。

"壬癸能达五湖，盖有并流之性"：壬癸均属水而配肾与膀胱，其中壬为阳水配阳腑膀胱，癸为阴水配阴脏之肾。肾与膀胱相表里，两者的功能配合主要表现在水液代谢方面，其中主要靠肾阳的温煦气化作用，坎阳能化水，则水自长流，如大海水、大溪水，升则布五脏六腑以为用，此为"达五湖"；降则至膀胱为尿而外排，此为一脏一腑之水"并流"而下。

"樗木不禁利斧，真珠最怕明炉"：说的是弱木恐逢强金，弱金（真珠五行也属金，但质不坚，其金气之弱可见）恐遇猛火。弱木逢强金前已有例；弱金遇猛火则如肺阴虚者又逢心火旺，如炉中火灼白蜡金，结果可知，此言相乘之理。见此格，笔者每以黄连阿胶汤变通（入沙参、百合、麦冬等）以应。

"弱柳乔松，时分衰旺"：此句证印证了之前的脏气法时说。《黄帝内经》仅有脏气法时观念，脏气本身却没有强弱的假设。此句弱柳即杨柳木，可理解为肝虚；乔松即松柏木，可理解为肝强。肝虚者，"愈在夏"、"甚于秋"、"持于冬"、"起于春"虽存可商榷之处，但基本靠谱；肝强者如肝火上炎，则刚好相反，前已论证，应是"甚于夏"、"减于秋"、"愈于冬"、"加于春"，此即"时分衰旺"。当中蕴含的辩证思想显然比《黄帝内经》时代又进了一步。

"寸金尺铁，气用刚柔"：金为软金，其气柔；铁为硬金，气性刚。不同的人，其肺气有着或刚或柔之分，功能自然就有或弱或强之别。则其气之刚、柔所带来的生、克走向就完全不同了。肺气刚强者，我生者（肾）强；生我者（脾）则需耗更多的力，易弱；我克者（肝）弱，此为乘；克我者（心）也须费更多的力而偏弱。气柔弱者，生发无力，故我生者（肾）也弱，此为不生；生我者（脾）则两看，从纯逻辑角度看，生弱者并不费劲，应较易，但要把弱者生至平衡状态，则又不易，所以须因应生它行者所求的最终目的而活看了。由于自身克制无力，因此，我克者（肝）强，此为不克，严重者甚至可反克（侮），如肝火犯肺；克我者不费劲，因此克我者（心）也强，此为乘。

"陇头之土，少木难疏"：陇头之土类似于屋上土、壁上土，土薄则植物不生，反过来又可至木不疏土，医学上称土

（脾）虚木（肝）乘。当为逍遥散之治。

"炉内之金，湿泥反蔽"：土本生金，但蔽炉湿泥却非生金之土，如脾虚有湿，湿成痰而贮于肺，肺反遭殃，此土如何能生金？此为不生。仍以陈夏六君子汤主之。

"雨露安滋朽木，城墙不产真金"：木已朽，病入膏肓，虽有雨露之滋，亦无济于事；城墙土虽为土，却非产金之土，譬如脾虚，自身虚尚未能自补，如泥菩萨过江，如何还能保佑他人？肺金自不能指望脾来生。两句讲的都是不生，但前句的不生，是生机全无；后句的不生仅是无力而生，程度不同。脾虚不生金者，四君子汤加山药易建功。

"剑戟成功，遇火乡而反坏；城墙积就，至木地而愁伤"：这两句最适合以脏气法时来论。剑戟之金，本不畏火，但此处应该是泛指一般的金，肺病（尤其是虚证），遇属火的季、日、时，即为金遇火乡，病多加重。城墙土本就薄，就如脾虚，遇属木的季、日、时，即为土至木地，病亦加重。此为脏病逢乘己之时，真的是时运不济了。

"甲乙遇金强，魂归酉兑；庚辛逢火旺，气散南离"：这两句不仅可看作脏腑关系异常，连相应的时空关系也被考虑到了。甲乙属木，就如肝遇旺肺（强金），本就有克伐太过之虞，若再遇酉（属金地支，代表属金的西方或属金的季、日、时）兑（后天八卦居属金的西方，或代表属金的季、日、时），则金一强再强，肝魂能不离恨？同理，庚辛属金，就如肺系遇心火旺，本就被戕太过，若再遇属火的南方，属火的离卦（后天八卦居属火的南方，或代表属火的季、日、时），则火上加火，肺金焉不气散？

"土燥火炎，金无所赖；木浮水泛，火不能生"：这里讨论的已不仅是两行之间的关系，而是三行之间的联动效应了。火本生土，但若火成燎原，则土燥，此为过生，土性本湿，干湿适中才能化生万物，今土燥自然生金之力弱，就如心火过旺灼胃土，胃土过燥则难以生肺金，同时火旺还可以直灼肺金，肺金受火之灼，又得不到土之生，是为五行难救。何以救之？泻心、清胃、凉肺，兼润土以生金！何方为选？笔者善以黄连阿胶汤合竹叶石膏汤应之。或疑，这两个方都不是为此证而设的，可以吗？还记得《易之篇》所谈到的"辨机论治"吗？认真推敲一下，两方相合，则泻心有黄连、竹叶、连心麦冬，清胃有黄连、石膏，凉肺有石膏、黄芩，润土以生金则有麦冬、鸡子黄、阿胶，更有白芍合甘草酸甘化阴以增滋润之功，甘草、粳米、人参扶正生津，并防石膏、黄芩、黄连伤正碍胃。还记得吗？在气机升降圆运动中我们谈过，心、肺、胃均是太极从右从阴而降的一组，其用以降为顺，这里石膏以质重为降，黄芩、黄连以味苦为降，更有半夏善降右半圆之气逆，方与病机不正丝丝入扣吗？这就是"治随机变"，"辨机论治"在深度、灵活度上优于"辨证论治"于此再证。

水本生木，现在大海水灌，大溪水涨，洪水滔滔，则木连根拔起而漂浮水上，此为因过生而亡，譬如爱可利人，溺爱则是害人，木浮水上就是湿木，如何能够生火？就如肾水泛滥，肝既得不到正常肾阴之滋，更得不到肾阳之煦，本身生机无源，如何还能生心火，同时泛滥之肾水又可直接凌心，心火被制，就如缺油之覆灯火，又得不到肝木之助，残灯如何能不灭？遇此情景，真武汤或可尽人事，若以力量更强的李可破格救心汤则说不定会重现生机。

"三夏熔金，安制坚刚之木；三冬湿土，难堤泛滥之波"：上句言制可因时而解。金克木为常理，但若逢夏天，火盛克金，金被克就无力克木了。譬如肝郁者，气郁多为有余之证，视为坚木亦通，若自身肺金旺，则气敛降之力强而易使肝气不得升散，但若逢夏天，火可制金，金被熔制，又安能克坚木，木于此可谓得时之助。下句所言之"堤"实可作"制"来解，但此制可因时而衰，土本制水，但冬天水旺土湿，湿土之堤，自不能防水之泛滥。如肾水泛滥又逢冬，脾之运化赖阳气，逢冬则脾阳弱，自然克制无力。当此局，实脾饮为余心属。

"轻尘撮土，终非活木之基；废铁销金，岂是滋流之本"：

轻尘撮土，如屋上土、壁上土岂能生物，此句之木不一定是指五行之木，更可能是泛指土应化生之物，若脾虚不能化生气血，则难充"后天之本"之责；金本生水，但废铁销金，则难成滋流之水，就如肺弱、通调水道失职，如何使水精四布，就更不用说下输于肾以助益肾水了。此言弱则难生。两种情况似乎都可以用四君子汤加味以解决。

"木盛能令金自缺，土虚反被水相欺"：金本克木，大林木虽畏剑锋金，但若林太大，成莽莽原始森林，恐怕剑锋金也得砍崩，此类医学的己盛则"侮所不胜"，肝火犯肺是其典型。泻白散合黛蛤散或其所适。土本克水，但屋上土、壁上土这些薄土如何能克盛水，反是盛水可冲走薄土，同样是侮，却因己虚，使己所胜"轻而侮之"。就如弱脾若逢肾水泛滥，不但无力克制，反可至水漫中原，水侮弱脾。实脾饮、五苓散、参苓白术散都是可选之方。这里提示的是"侮"有"己盛"与"己虚"所致两种模式。

"火无木则终其光，木无火则晦其质"：火不得木助能燃多久？其光易终；木用之一是燃烧，即因火而显其质。此言相生关系者可相互彰显，并不见得是单向之生。我们常说肝藏血，供心所主，为木生火；难道心主血脉，运血全身就无助于肝藏血？如若无助，则肝所藏之血又从何而来？正是木能生火，火显木质，相得益彰。就如血虚时往往是心肝并补，为互益之举。

"乙木秋生，拉朽摧枯之易也；庚金冬死，沉沙坠海岂难乎"：乙木即阴木，如杨柳木，弱柳逢秋金，不死一身残，故云"拉朽摧枯之易"，与脏气法时的肝虚者"甚于秋"同义。"庚金冬死"这句并非按正五行生克关系而论，若按正五行金应夏死而非冬死，此处从实际情况出发，作了一些权变。"庚金掌天地肃杀之权，主人间兵革之变。在天为风霜，在地为金铁，谓之阳金……畏癸水而溺……煅炼庚金，遂成钟鼎之器，叩之有声，若遇水土沉埋则无声也，所谓金实无声。至于子地，水旺之乡，金寒水冷，子旺母衰，亦遭沉溺之患，岂能复生？故庚金生于巳而死于子。经云：金沉水底。正此谓也。"（《三命通会·论天干阴阳生死》）"子"即冬时，五行属水，原来庚金至冬，则金沉水底，无声无息。可见五行生克虽有常，但常中可变，正符合《易》之道的常中有变。变的依据是实际情形，绝不画地为牢，作茧自缚。庚金为阳金，配脏腑为大肠，不妨看看大肠最常见的病证是什么？西医曰：慢性结肠炎。慢性结肠炎若按中医辨证，脾（大肠）阳虚十居七八，或同时兼有湿热。阳虚之本，至冬加重，岂非"金沉水底"？如果没有"庚金冬死，沉沙坠海岂难乎"这一句，五行，终究还是机械循环之套，有了这一句，则在规则之外，尚可因变而变，实用多了，也可爱多了。正如法律不谈人情，但定法本就有人之常情的考量。因此，有时也可说：法律不外人情，或法律不碍人情，后一句似更值欣赏。

"凝霜之草，奚用逢金；出土之金，不能胜木"：凝霜之草即嫩弱之木，不逢金也生机甚微，就如久病重病，多死于被克的季、日、时，但也不一定非死于被克的季、日、时不可，因为生机本渺渺，随时就可一缕香魂归故里，此为不逢克也显弱。

刚出土之金，未经火炼，实质还是矿石，金之形质尚未具足，当然不能克木。此为弱不克强。

"火未焰而先烟，水既往而犹湿"："火未焰而先烟"，是说凡事皆有先兆，就看您能否敏感地捕捉到，如阳热体质就是热证的发展基础。这类人多易感热邪，一旦发病，易往热的方向发展或转化。由于其平时热象不是太著，仅是冬不畏寒而夏畏热，或进食耐寒不耐热，医者一般不太会留意。医者水平的高低，除了治效的评价外，有时还要看其能否看出火未焰前之烟而行未雨绸缪之举。"水既往而犹湿"：是说事（物）过会留痕，如热性病后多伤气阴，寒性病后多伐阳气，可提示医者注意治疗中的善后处理。

"大抵水寒不流，木寒不发，土寒不生，火寒不烈，金寒不熔，皆非天地之正气也"：水寒则成冰自然不流，就如肾阳虚衰，不能温液化水，则水停为患，此真武汤之治；阳主生，阴主杀，木寒生机缺乏当然不发，就如肝阳不振，自不能疏泄生发，或为吴茱萸汤所主；土暖生物，寒则不生，就如脾阳虚如何能运化水谷，成气血生化之源？此理中之属；火性本热，但若火不足，自然不烈，就如心阳不振，此四逆辈之选；金若寒则对冲了火之温，自然难熔，就如久寒束肺，速温难效，此苓甘五味姜辛汤或麻黄附子细辛汤之择。"火神"之说，多以阴阳为凭，其实五行之据也不难寻，这句不就是吗？这里整句所言的还是五行之变，谓五行可在特殊情况下均受制于同一行。

"固用不如固本，花繁岂若根深"：不就是固本培元的治则或养生理念吗？

"且如北金恋水而沉形，南木飞灰而脱体。东水旺木以枯源，西土实金而虚己，火因土晦皆太过"：金本位于西，生北水太过则谓之"北金"，结果是"沉形"；木本位于东，生南火太过谓之"南木"，结果是"飞灰"；水本位于北，生东木太过谓之"东水"，结果是"枯源"；土本位于中，生西金太过谓之"西土"，结果是"虚己"；火本位于南，生中土太过，结果是"晦暗"。此言过生它行而致己虚。就如子生病，爱子心切，则舍己救子，终为子病及母。虚则补其母为对治之法。

"五行贵在中和，以理求之，慎勿苟言，掬尽寒潭须见底"："掬尽寒潭须见底"，其底为何？答案揭晓——"五行贵在中和"，"得中"是古代文化永恒的主题，如何得中？五行的平衡是在生克变幻中，在时空转换中不断求取的。如何知道是"得中"还是"失中"？以五行之理，以变化之道求之。

仍以该书原句作结："大哉干支，生物之始。本乎天地，万象宗焉。有阴阳变化之机，时候浅深之用。故金木水火土无主形，生克制化，理取不一。"

以上之解，初看感觉或如观万花筒，眼花缭乱，复杂无比。但细细品之，却又觉得真正到家的临床思维可能比这些还要复杂。生、克、乘、侮、母子相及、不生、不喜生、过生、反生、不克、喜克、生中有克，克中有生，五行有救、五行无助、五行联动、因时、因地、因势而变化无穷。虽然繁复，但不就是讨论关系吗？中医学本就是研究关系的学问，因此，我们可以充分发挥国人善于搞关系的光荣传统，把这些关系尽量搞得清爽明白。我执笔之人既可写得自得其乐，您看的人也可当作一种思维游戏，开心寻乐，玩得通达，道就在其中了。以上一大段如果您能完全看得明白，难道您不觉得对五行的理解与把握又上了一个层次吗？

由于纳音五行被广泛应用于紫微斗数、子平术或堪舆等领域，一些人可能会不喜欢，甚至不认可，或觉得把这些东西引入中医，可能会玷污了中医。但如果笔者现在告诉您，纳音五行不一定是源于术数，就如正五行一样，只是一种前人发明的研究关系的体系呢？据清代学者钱大昕考证，纳音五行形成于汉魏时期，而非"唐以后"八字命理术的产物。作为说理体系或工具，术数可以用，医学当然也可以用。这样，怕中医被玷污了的人大概可以松一口气了吧？但果真心存此见，笔者就会觉得奇怪了，为什么说不源于术数就可松一口气？不管纳音五行起源如何，东西不还是那个东西吗？难道内涵不重要，出身才重要吗？不看内涵，只看出身，这跟文革的唯成分论有什么区别？科学的探讨应该是无边界、无禁区的，只要研究态度认真，研究方式科学、合理就属可行。在科学研究领域，如果还存唯成分论思想，还要以此来画地为牢、作茧自缚或上纲上线的话，那就真的只能无语问苍天了。

孙思邈在《千金要方·序例·大医习业》的"凡欲为大医，必须谙《素问》、《甲乙》、《黄帝针经》、明堂流注、十二经脉、三部九候、五脏六腑、表里孔穴、本草药对，张仲景、王叔和、阮河南、范东阳、张苗、靳邵等诸部经方，又须妙解阴阳禄命、诸家相法，及灼龟五兆、《周易》六壬，并须精熟，如此乃得为大医。若不尔者，如无目夜游，动致颠殒。次须熟读此方，寻思妙理，留意钻研，始可与言于医道者矣。又须涉猎群书，何者？若不读五经，不知有仁义之道。不读三史，不知有古今之事。不读诸子，睹事则不能默而识之。不读《内经》，则不知有慈悲喜舍之德。不读《庄》、《老》，不能认真体运，则吉凶拘忌，触涂而生。至于五行休王，七耀天文，并须探赜。若能具而学之，则于医道无所滞碍，尽善尽美矣"提出大医应当具备的素养至少有四：其一，深谙各种医学典籍，具备深厚的医学专业素养；其二，涉猎群书，通儒、释、道、诸子百家，明仁义之道，知古今之事；其三，旁通天文地理等自然科学的相关学科；其四，探赜《周易》六壬、五行休王等术数。如此方能达到"无所滞碍，尽善尽美"之境。

关于术数本身是精华多于糟粕还是糟粕多于精华，不在本书讨论范围。但术数研究及其应用从不同方面拓展了阴阳五行的运用空间却是不争的事实，其理论的蔓衍有时较医学更深广而细致。阴阳五行本就是认识世界与解释世界的方法论，作为经完善后解释空间更大、应变性更强的方法，术数可用，医学取其合理或有启发之处作为借鉴亦当无不可。近年的中医理论研究多热衷于实验方式的"研究中医"，或多或少地忽略了本身内涵挖掘的"中医研究"，除可能是不尽合理的评价体系引导外，不知是否与恐被"迷信"沾身的潜在意识有关呢？

3. 五行互藏生机展

五行互藏，就如阴阳互藏的阴中有阳、阳中有阴一样，是指五行中任何一行可再含下一级的五行。即呈木（内含木、火、土、金、水）、火（内含木、火、土、金、水）、土（内含木、火、土、金、水）、金（内含木、火、土、金、水）、水（内含木、火、土、金、水）的二级构架。

（1）五行互藏源流

①《黄帝内经》的五行互藏思想：五行互藏的思想，在《黄帝内经》已显。《灵枢·阴阳二十五人》中，在大类别的木、火、土、金、水五行人中，又细分出次一级的五个类型，如木型之人，又可分为上角、太角、左角、钛角、判角五型；土形之人，又有上宫、太宫、加宫、少宫、左宫的不同

等，五大类与次一级的五小型相乘，合为二十五型。这里虽有五五二十五的框架，但仍未算真正的五行互藏，因为其次一级的分类并不是木、火、土、金、水。如角音就是木音，上角、太角、左角、钛角、判角，无非就是在大类木的基础上再把木本身细分成五种不同的木，在方法学上与纳音五行的每一行再细分几种不同特性的同行相类，仍未是一行中含次一级五行的正式五行互藏。

《灵枢·五色》所言的"明堂者，鼻也……明堂骨高以起，平以直，五脏次于中央，六腑挟其两侧"则是在鼻是脾之外应，五行属土的大类前提下，"五脏次于中央"，即鼻（土）还可以再细分五脏（五行）所辖，真正体现出五行互藏思想。

而将这种思想落到实处的则是《素问·刺热》，其言："肝热病者，左颊先赤；心热病者，颜先赤；脾热病者，鼻先赤；肺热病者，右颊先赤；肾热病者，颐先赤。"这是在心其华在面，面属火的大类前提下再进一般细分为左（颊）肝木、右（颊）肺金、上（颜）心火、下（颐）肾水、中（鼻）脾土。即面在五行之中属于火，但其自身又分别有下一级的五行结构系统。

相似的还有《灵枢·大惑论》的"五脏六腑之精气，皆上注于目而为之精。精之窠为眼，骨之精为瞳子，筋之精为黑眼，血之精为络，其窠气之精为白眼，肌肉之精为约束"。这是在目为肝之窍，五行属木的大前提下，以骨代肾水、筋代肝木、血代心火、气代肺金、肌肉代脾土，大体指出了下一级五行所代在眼的不同部位及与相应脏腑的内在联系，为后世五轮学说的形成奠定了理论基础。

②五行互藏思想发展：五行互藏的思想在中医的发展过程中影响渐大，并体现在诊断、中药、方剂、经穴以及藏象等方面。

舌诊的发展明显继承了五行互藏以局部诊全体的思路。心开窍于舌，故舌之整体五行属火。但舌的不同部位可再与脏腑相对应，舌尖候心肺、舌边候肝胆、舌中候脾胃、舌根候肾，形成了次一级的五行。见图104。

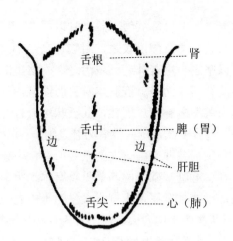

图104 舌的分部与脏腑对应

这种思路在中药的应用中也不乏见，《辅行诀脏腑用药法要》有："经云：在天成象，在地成形，天有五气，化生五味，五味之变，不可胜数，今者约列二十五种，以明五行互含之迹，以明五味变化之用。"明确了中药的五味可有五中有五的互含之变。并辅例证："味辛皆属木，桂为之主，椒为火，姜为土，细辛为金，附子为水。味咸皆属火，旋覆[花]为之主，大黄为木，泽泻为土，厚朴为金，硝石为水。味甘皆属土，人参为之主，甘草为木，大枣为火，麦冬为金，茯苓为水。味酸皆属金，五味[子]为之主，枳实为木，豉为火，芍药为土，薯蓣为水。味苦皆属水，地黄为之主，黄芩为木，黄连为火，白术为土，竹叶为金。此二十五味，为诸药之精，多疗五脏六腑内损诸病，学者当深契焉。"

可能不少读者会对上文"味辛皆属木……味咸皆属火……味甘皆属土……味酸皆属金……味苦皆属水"的五行与五味搭配给弄糊涂了，因为这里除了"味甘皆属土"一句与原五行一致外，其余的都与五行与五味的常规搭配不一致。何解？这里的搭配应是以《素问·藏气法时论》对五脏苦欲之治为据，"肝欲散，急食辛以散之，用辛补之，酸泻之"；"心欲软，急食咸以软之，用咸补之，甘泻之"；"脾欲缓，急食甘以缓之，用苦泻之，甘补之"；"肺欲收，急食酸以收之，用酸补之，辛泻之"；"肾欲坚，急食苦以坚之，用苦补之，咸泻之"。这里的补泻之义，不是补虚泻实的补泻，而是就五脏本身喜恶而言，"顺其性者为补，逆其性者为泻"之补泻。因此，其五味对五行并不是正五行的配属，而是以五脏所欲，顺其性者为补之配。

以上仅为释疑，并非引用该文的重心所在，引该文的重心是五味在分属五行、五脏基础上的药又见再有木、火、土、金、水的下一级之分，以味甘皆属土为例，人参为土中之土药，甘草为土中含木之药，大枣为土中含火之药，麦冬为土中含金之药，茯苓为土中含水之药。其潜在意思是调脾胃的药物可以再进一步精确细分，分别对应的是脾胃中所含木、火、土、金、水功能的失调，则其潜在的逻辑就是五脏在具五行特性或功能的基础上，还有下一级的五行功能，为五脏再藏下一级的五行建立了逻辑基础。

《神农本草经百种录》论磁石道："凡五行之中，各有五行，所谓物物一太极也。如金一行也，银色白属肺，金色赤属心，铜色黄属脾，铅色青属肝，铁色黑属肾。石也者，金土之杂气，而得金之体之多。何以验之？天文家言，星者金之散气，而星陨即化为石，则石之属金无疑。而石之中亦分五金焉，磁石乃石中铁之精也，故与铁同气，而能相吸。铁属肾，故磁石亦补肾。肾主骨，故磁石坚筋壮骨；肾属冬令，主收藏，故磁石能收敛正气，以拒邪气。知此理，则凡药皆可类推矣。"这是在金行的大前提下再分下一级五行来论证"铁色黑属肾"，然后再以石属金，石之中亦分五金，磁石乃石中铁之精，"故与铁同气，而能相吸。铁属肾，故磁石亦补肾"来展开磁石的功效推导。

方剂方面，清代高鼓峰《医宗己任编·二十五方总图》也有发挥："足厥阴肝足少阳胆木主病变见五症用药之法：肝与胆自病为正邪，用逍遥散泻木中之木；之心病为实邪，用七味饮泻木中之火；之脾病为微邪，用小柴胡汤泻木中之土；之肺病为贼邪，用左金丸泻木中之金；之肾病为虚邪，用滋肾生肝饮泻木中之水。手少阴心手太阳小肠火主病变见五症用药之法：心小肠自病为正邪，用归脾汤泻火中之火；之脾病为实邪，用远志饮子泻火中之土；之肺病为微邪，用龙骨丸泻火中之金；之肾病为贼邪，用导赤散泻火中之水；之肝病为虚邪，用养荣汤泻火中之木；足太阴脾足阳明胃土主病变见五症用药之法：脾与胃自病为正邪，用六君子汤泻土中之土；之肺病为实邪，用四君子汤泻土中之金；之肾病为微邪，用理中汤泻土中之水；之肝病为贼邪，用建中汤泻土中之木；之心病为虚邪，用香连丸泻土中之火。手太阴肺手阳明大肠金主病变见五症用药之法：肺大肠自病为正邪，用泻白散泻金中之金；之肾病为实邪，用生脉散泻金中之水；之肝病为微邪，用生金滋水饮泻金中之木；之心病为贼邪，用黄芪汤泻金中之火；之脾病为虚邪，用补中益气汤泻金中之土。足少阴肾足太阳膀胱水主病变见五症用药之法：肾膀胱自病为正邪，用六味饮泻水中之水；之肝病为实邪，用疏肝益肾汤泻水中之木；之心病为微邪，用八味丸泻水中之火；之脾病为贼邪，用右归饮泻水中之土；之肺病为虚邪，用左归饮泻水中之金。"这里在每一对脏腑经络名称所统下的之心病、之脾病、之肺、之肾病、之肝病就是五脏所藏的下一级五行之病的代称。

经穴方面，每一脏腑都有一条相连的经脉，脏腑有五行，与之相配的经脉当然也有五行。在此大五行的前提下，每一经脉的井、荥、输、经、合五输穴又有木、火、土、金、水之分。《难经·六十四难》曰："《十变》又言，阴井木，阳井金；阴荥火，阳荥水；阴俞土，阳俞木；阴经金，阳经火；阴合水，阳合土。"因此五输穴的作用之一就是据自身五行属性主治所属脏腑经脉（大五行）中所藏相关五脏（下一级五行）的病证。如脾经井（木）穴隐白，可治脾之肝病，如土壅木郁、土虚木乘等；其荥（火）穴大都，可治脾之心病，如心脾两虚；其输（土）穴太白则治本脏病证如脾气虚、脾阳虚、湿阻脾胃等；其经（金）穴商丘可治脾之肺病，如土不生金的脾肺气虚；其合（水）穴阴陵泉可治脾之肾病，如脾肾气虚、脾肾阳虚。五输穴配属五行不但是"五行互藏"在针灸的具体应用，还隐含了更具体的"五脏互藏"内蕴。见表12、表13。

表12　阴经五输穴五行配属

经　名	井（木）	荥（火）	输（土）	经（金）	合（水）
足厥阴肝经（木）	大敦	行间	太冲	中封	曲泉
手少阴心经（火）	少冲	少府	神门	灵道	少海
手厥阴心包经（相火）	中冲	劳宫	大陵	间使	曲泽
足太阴脾经（土）	隐白	大都	太白	商丘	阴陵泉
手太阴肺经（金）	少商	鱼际	太渊	经渠	尺泽
足少阴肾经（水）	涌泉	然谷	太溪	复溜	阴谷

表13　阳经五输穴五行配属

经　名	井（金）	荥（水）	输（木）	经（火）	合（土）
足少阳胆经（木）	窍阴	侠溪	足临泣	阳辅	阳陵泉
手太阳小肠经（火）	少泽	前谷	后溪	阳谷	小海
手少阳三焦经（相火）	关冲	液门	中渚	支沟	天井
足阳明胃经（土）	厉兑	内庭	陷谷	解溪	足三里
手阳明大肠经（金）	商阳	二间	三间	阳溪	曲池
足太阳膀胱经（水）	至阴	通谷	束骨	昆仑	委中

　　五行互藏观念虽自《黄帝内经》始，且一直在中医各领域应用，但真正明确提出五行互藏概念的却是明代医家张景岳。他在《类经图翼·五行统论》中说："第人知夫生之为生，而不知生中有克；知克之为克，而不知克中有用；知五之为五，而不知五者之中，五五二十五，而复有互藏之妙焉……所谓五者之中有互藏者，如木之有津，木中水也；土之有泉，土中水也；金之有液，金中水也；火之熔物，火中水也……火之互藏，木钻之而见，金击之而

见，石凿之而见；惟是水中之火，人多不知，而油能生火，酒能生火，雨大生雷，湿多成热，皆是也……土之互藏，木非土不长，火非土不荣，金非土不生，水非土不蓄……木之互藏，生于水，植于土，荣于火，成于金……金之互藏，产于山石，生诸土也；淘于河沙，隐诸水也；……由此而观，则五行之理，交互无穷。"不但明确了五行互藏的概念，同时也阐释了其中道理。

（2）五脏互藏发挥

五行互藏在中医学可发挥的领域甚多，基于五行系统是中医的框架性结构，而该系统又是以五脏为中心的内外时空架构，因此五行互藏的核心内容应是五脏互藏，如五脏互藏理论能有所丰富或突破，使之更严密，当能更好地说明五脏功能，从而与中医临床结合得更紧密，或可带动整个五行学说乃至中医框架的升级、更新，成为五行2.0版本。老树尤可发新枝，中医这棵树（木）虽老，但根深，只要土壤（土）肥沃，灌溉（水）得宜，阳光（火）充足，削去（金）残枝，五行具足，扬弃得宜，自当新枝繁茂，生机勃勃。

张景岳在《景岳全书·脉神章》说："凡五藏之气，必互相灌濡，故五藏之中，必各兼五气。"即言每一脏既有本脏的主气，也含它脏糅杂之气，其体现主要有三：

其一，每一脏（行）功能并不表现为清纯一气，同时亦显五行它气特征；

其二，每一脏（行）功能均受它脏（行）或多或少的影响；

其三，每一脏（行）均可以影响或调控它脏（行）功能。

这种据五脏间的实际关系而设的架构，可把五脏之间的联系拓展得更有深度、广度，说理逻辑性更强，从而更具实用效应。

首先，中医五脏的构建颇为复杂，应是以古代较为粗糙的大体解剖为雏形，不断融入与之相关的活体观察内容，并以精气学说、阴阳学说，尤其是五行学说为说理或糅合工具，结合天人相应观念，以及在漫长的医学发展过程不断的临床实践印证或反证，然后去粗取精、去伪存真而建成。由于五行学说是其基本骨架，甚至有些功能，如肝主疏泄，就有将人体中具有属木性质的功能贴入早已确定属木的"肝"这个生理病理符号，使之成为肝的主要功能的痕迹。当然之中还要经过活体观察相关指征，临床印证的补充、修正、完善以及自洽过程，使理论逐渐成熟并成型。

因此，五脏中的每一脏功能或特性均"主要"表现在与其相应一行的特征相吻，这是无疑的。但藏象的来源并不仅是五行单独起作用，其"象"源丰富，"主要"并非全部。因此，要正确并较精确地说明五脏的功能与特性，更精细的方式就有产生的必要，而互藏的五行对原来上一层级的五行无疑有着很大的补充、校正作用。且其所补充并不仅仅局限在源于五行的功用，几乎各种不同"构象"方式而来的功能，都能得到较仅具一级的五行更合理的解释。明代赵献可在《医贯·五行论》中指出："五行各有五，五五二十五，五行各具一太极，此所以成变化而行鬼神也。"清代何梦瑶《医碥·五脏生克说》也说："知五脏各具五行，则其关涉之故，愈推愈觉无穷，而生克之妙，不愈可见哉。"以下就试以此"愈推愈觉无穷"之法分析：

以往的五脏互藏理论，多为"木之有津，木中水也；土之有泉，土中水也；金之有液，金中水也"等朦胧的描述，并未与具体生理功能或特性结合得太紧密，因此其参考意义有限，这里尝试以景岳"凡五藏之气，必互相灌濡，故五藏之中，必各兼五气"的三点体现为凭，对五脏的功能与特性逐一分析，以图进一步完善五脏互藏理论，但初步探讨，疏漏难免。

①肝：肝五行属木。木之本性主要表现在：肝主疏泄，调畅气机，调畅情志，主生、升，喜调达而恶抑郁等方面。这是肝系功能与特性的主基调。

木中之火：木能生火，古时还钻木取火，则木中本含火之意已蕴。肝为刚脏，体阴而用阳，在志为怒，生理上已现火性；病理上肝气肝阳常为有余，木中火性则尽显无遗。

木中之土：肝具生发之性，土具生化之功，植物生之在土、长之在土，木之生发亦赖土之生化；肝升有助脾胃枢轴运转，脾胃枢轴运转同样也可助肝升，此木含土性。

木中之金：肝气疏泄，促进胆汁分泌、排泄，促进男子排精以及女子排卵、排经，其疏泄方向并非如木本性之向上，而是向下，虽然用植物的根是向下长的亦可解，但究非木之本性，解释上略显局束。而向下却是金的本性，此为金气之隐。

木中之水：肝藏血，藏魂。植物春生、夏长、秋收、冬藏。藏者应冬，五行属水，此水性之应。

他脏之气揉：肾水养肝木，心主血于诸经而肝藏之，脾胃枢轴运转有助肝升，肺降肝升则人体气机太极运转。

肝影响他脏：肝具生发之气，五脏皆赖其气生升启迪。

②心：心五行属火。心主血脉，这一功能虽从解剖而来，却颇具火征，火燃之象鼓翕，正如心之舒缩搏动；火性发散，心血四布；火色为赤，血色亦赤；火燃中空，五脏之中，惟心中空，内有心房与心室。

心藏神仍显火性，神无形质，五行中唯火亦难言形质，形而上配形而上。神有识神与元神之分，识神是后天之神，有思有虑，为后天对客观事物有所知、有所识，表现为由"任物"到"处物"的意识思维感应认知过程，是以自我意识为主体的思虑神，七情六欲生于兹。因此，识神易动难静、难收、难制，每易外驰，其性类火，火性飞扬。

心为阳中之太阳，病理上，心为阳脏而恶热，火性尽显。

火中之土：识神为思虑神，思为脾之志，则识神不独具火性，亦隐土性；心主血的另一解为心生血，然心对血之生仅表现为心阳化赤，而"脾胃为气血生化之源"，故真正生血、化血以奉心者为脾胃土，心脾和，则血液充，此心藏土性。

火中之水：元神为先天之神，与生俱来，是主宰人体生命活动之神，为生命活动自存的内在机制及规律。《玉清金笥青华秘文金宝内炼丹诀》中指出："元神者，乃先天以来一点灵光也。"张锡纯认为它 "无思无虑，自然虚灵"（《医学衷中参西录·人身神明诠》）。其性类水，水性清净，在无思无虑，自然虚灵状态下主宰和调节人体生命活动，此为火中水性。心主血，血属阴，亦为火中之水。心为火脏，配卦为离 ☲，离中阴爻，寓有阳中有阴，火中含水之意。

火中之金：元神的调节及对人体生命活动的主宰以清静及内敛为前提，正所谓的"精神内守，病安从来"。敛者金性也。

火中之木：心主血脉，喜通畅，体内行走最畅者莫过于气，所谓气行则血行，畅气行者，肝之疏泄也，能说火中不含木气？

他脏之气揉：肝藏血以充心，肺朝百脉助心行血，脾化生血液充养心脉，肾水上交于心而成既济。

心影响他脏：《灵枢·邪客》谓："心者，五藏六府之大主也，精神之所舍也。"《素问·灵兰秘典论》曰："心者，君主之官，神明出焉。"此火耀四行，心以一脏御余脏。

③脾：脾五行属土。脾主运化，土性生化，则"化"为土之本性。然则"运"从何来？岂不闻"天行健"，坤土则"承天而时行"？在一年十二个月中，我们比较熟悉的长夏属土并非主流的土所配的时间，主流或影响较大的配法是每个季节的最后一个月属土，习称季月，即一年中有四个月属土，且平均分布，每间隔两个月即有一个月属土，体现出土载四行，四季轮转的土"运"之性。脾主升清是天地交感中"地气上为云"的体现，仍为土象。脾统血可视为土制水之象。

土中之木：升清之"升"实有肝气相助，肝升可助脾升，此土中含木。

土中之水：脾统血，血为液，则土中含水；脾为阴土，阴土者，湿土也，湿性类水，亦土中之水；脾藏意，藏者水性。

土中之金：统血之"统"有摄纳之意，内摄是金性之属。

土中之火：脾为阴土而喜火，暖土才能生化万物，其运化、升清、统血功能莫不赖阳气，此土中之火。

他脏之气揉：脾土运作赖肾阳以暖、心阳以煦，肝木以疏，肺气以调、行水以润。

脾影响他脏：脾为后天之本，气血生化之源，诸脏莫不赖气血充养；四季轮转之土"运"亦示土统四行。

④肺：肺五行属金。肺为华盖，位最高，位高者，其气降，此交感之理。肺主肃降，降则带敛，金之本性；肺朝百脉，血朝内聚，亦显金意。

金中之木：肺主宣发，向上、向外，如木性之升扬；肺主一身之气，于自然界，气常以风显，风属木。

金中之火：肺主宣发，向上、向外，除类木之升扬，亦类火之发散；肺主一身之气，气性温，属阳，类火；肺朝百脉，百脉者心所主。均为金中含火。

肺司呼吸。呼者宣发，木火性扬；吸者肃降，金性内寓。

金中之水：肺主行水，通调水道，"为水之上源"，金中水见；肺藏魄，藏者水性也。

金中之土：肺主治节，节者节奏，土载四行，四季轮转节奏现，金中隐土。

他脏之气揉：肝升肺降气机自调，脾土可生肺金，心血可充百脉，肺肾之阴金水相生。

肺影响他脏：肺主一身之气，主治节。诸脏莫不赖之推动、激发与调控。

⑤肾：肾五行属水。肾藏精、藏志，水至冬则坚凝固密，故曰"封藏之本"，此水之本性；肾主纳气，纳者藏也，亦水之本性；肾主水，水性更显。

水中之金：肾主纳气，纳者下纳，互藏之金见。

水中之火：水者坎 ☵ 也，本意为水，两阴爻中藏一阳爻，即水中藏火，水可蓄、可流、可化气升腾，坎中之阳——水中之火功不可没，故云："肾为水火之脏。"

水中之木：肾主生长、发育与生殖，蕴木生发之力。

水中之土：肾主生长、发育与生殖，含土生化之功。

他脏之气揉：心阳下煦方成既济，后天脾可养先天肾，肺肾之阴互滋，肝肾精血互生，肾受五脏六腑之精而藏之。

肾影响他脏：肾气、肾阴、肾阳是脏腑气、阴、阳的根本。诸脏以肾为根。

（3）五脏所藏五行之药

五脏既有互藏，亦应有相应药物以调之。

①五脏之土药：《本草思辨录》云："土寄旺于四时，而人身之土亦然。天地生补土之物以为人用亦然。白术补土，为补土之本宫，固医无不知矣。窃谓补心中之土者莲实也，补肝中之土者薏苡也，补肺中之土者山药也，补肾中之土者鸡头实也。白术而外，四物皆饮馔之常品，可见心肝肺肾土有所歉，亦赖饮食以补之。"见图105。白术、莲子、薏苡仁、山药、芡实何以为各脏之土药？以下试释之：

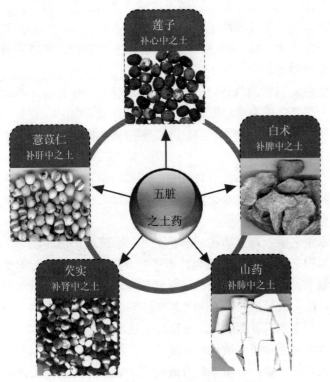

图105　五脏之土药

白术：脾为阴土，喜燥而恶湿，白术补脾祛湿，最合脾宜，为补土之本宫。《本草求真》曰："白术专入脾。缘何专补脾气，盖以脾苦湿，急食苦以燥之，脾欲缓，急食甘以缓之（《内经》）。白术味苦而甘，既能燥湿实脾，复能缓脾生津，湿燥则脾实，脾缓则津生。且其性最温，服则能以健食消谷，为脾脏补气第一要药也。"

莲子：《本草备要》云："甘温而涩，脾之果也，脾者黄宫，故能交水火而媾心肾，安靖上下君相火邪，古方治心肾不交，劳伤白浊，有莲子清心饮，补心肾有瑞莲丸。"此药既补脾止泄，又养心安神，故谓补心中之土。心脾两虚者尤宜。

薏苡仁：《本草思辨录》谓："薏苡之主治，肝居首，肺次之，胃以下皆其所递及。方书胃病无治以薏苡者，盖其补土，止补肝中之土，所谓五脏皆有土也。前人以惟视薏苡为补中土之药，故谓其力和缓，然用之中的，为效极速，何和缓之有哉？"余意以为薏苡仁之所以补肝中之土者，是因为其健脾基础上又能利水渗湿，水利则气行，顺肝的条达之性。且肝主筋，《神农本草经》云："主治筋急拘挛，不可屈伸，风湿痹。" 故肝胆湿热有碍脾者，笔者喜用薏苡仁，一以去湿，二以疏泄，三以健脾。

山药：《本经逢原》云："山药入手、足太阴，色白归肺，味甘归脾，大补黄庭，治气不足而清虚热。"补肺中之土意明矣。肺脾气虚者，笔者必用。

芡实：鸡头实者，芡实也。《本经逢原》云："芡生水中而能益脾利湿，观《本经》所主，皆脾肾之病。遗精浊带，小便不禁者宜之。"《本草新编》谓："夫补肾之药，大都润泽者居多，润泽则未免少湿矣。芡实补中去湿，性又不燥，故能去邪水而补神水，与诸补阴之药同用，尤能助之以添精，不虑多投以增湿也。"其功为补脾止泻，固肾涩精，补肾中之土无疑矣。

《本草思辨录》所述五脏之土药，既有理，亦有趣，笔者欲仿此意，不揣浅陋，疏理出五脏之火药、五脏之木药、五脏之水药、五脏之金药，以就正于方家。

②五脏之水药：水性滋润，水者阴也，补五脏之水者，即补五脏之阴以润之。熟地补水，为补水之本宫；补心中之水者，麦冬也；补肝中之水者，白芍也；补肺中之水者，沙参也；补脾中之水者，黄精也。见图106。

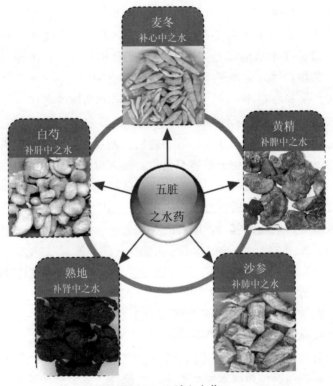

图106　五脏之水药

熟地：《本草新编》曰："或问熟地入于八味地黄丸中，何独为君？盖八味丸补肾中之火也。然火不可以独补，必须于水中补之。补火既须补水，则补水之药必宜为君矣。方中诸药，惟熟地乃补水之圣药，故以之为君。有君则有臣，而山药、山茱佐之；有臣则有佐使，而丹皮、泽泻、茯苓从之。至于桂、附，反似宾客之象。盖桂附欲补火而无能自主，不得不推让熟地为君，补水以补火也。"其于八味地黄丸是否为君药，大可见仁见智，但其于六味地黄丸、知柏地黄丸、杞菊地黄丸、左归丸等补肾阴为主的方中多为君药，无愧于"补水之圣药"称谓，故为补水之本宫。从这个功能上讲，龟板可作为候补之药。《本草纲目》曰："龟、鹿皆灵而有寿。龟首常藏向腹，能通任脉，故取其甲以补心、补肾、补血，皆以养阴也。"《本草经疏》云："肾为五脏阴中之阴，阴虚则火热偏至，而为惊恚气、心腹痛，此药补肾家之真阴，则火气自降而寒热邪气俱除矣。"《本经逢原》谓："龟禀北方之气而生，乃阴中至阴之物，专行任脉，上通心气，下通肾经，故能补阴治血治劳。"龟板滋阴益肾，通任脉，其性静，与肾性最合，惟名气与应用率不及熟地，故只能屈居候补。

麦冬：《本草乘雅半偈》云："麦门冬，叶色尝青，根须内劲外柔，连缀贯根上，凌冬不死，随地即生。以白色可入肺，甘平可入脾，多脉理可入心，凌冬可入肾，长生可入肝，虽入五藏，以心为主，心之肾药也。"麦冬的功效是养肺、胃、心之阴，麦冬有心，并可清心除烦，则可为补心中之水药。候补药物——百合。识者可比较两者而自择。

白芍：《本经逢原》曰："白芍药酸寒，敛津液而护营血，收阴气而泻邪热。"《本草新编》云："滋肝平木之药，舍芍药之酸收，又何济乎？"《医学衷中参西录》谓："味苦微酸，性凉多液（单煮之其汁甚浓）。善滋阴养血，退热除烦，能收敛上焦浮越之热下行自小便泻出，为阴虚有热小便不利者之要药。为其味酸，故能入肝以生肝血；为其味苦，故能入胆而益胆汁；为其味酸而兼苦，且又性凉，又善泻肝胆之热，以除痢疾后重（痢后重者，皆因肝胆之火下迫），疗目疾肿疼（肝开窍于目）。"补肝中之水药有力的竞争者是鳖甲、枸杞子、女贞子，然终因白芍以酸入肝，且柔肝之力著，更合肝阴之性而胜出。

沙参：《本草思辨录》云："沙参生于沙碛而气微寒，色白而折之有白汁。茎抽于秋，花开于秋，得金气多。味微甘则补肺中之土，微苦则导肺气而下之，金主攻利，寒能清热，复津润而益阴。故肺热而气虚者得之斯补，血阻者得之斯通，惊气寒热，咸得之而止。"《本草乘雅半偈》谓："色白而乳，肺金之津液药也。"《医学衷中参西录》说："味淡微甘，性凉，色白，质松，中空，故能入肺，清热滋阴，补益肺气。"养肺阴之药虽然还有天冬、百合、麦冬等，但作为补肺中之水的竞争者，应非沙参之敌。

黄精：《本草纲目》谓："黄精受戊己之淳气，故为补黄宫之胜品。土者万物之母，母得其养，则水火既济，木金交合，而诸邪自去，百病不生矣。"《本经逢原》云："黄精为补中宫之胜品，宽中益气，使五脏调和，肌肉充盛，骨髓坚强，皆是补阴之功。"语中"戊己"者，土也，黄精色黄入脾，补脾之气阴，故谓其补脾中之水，当无异议。但脾为阴土，喜燥而恶湿，脾阴虚较少见，故黄精在补水之品中不算热门之药。竞争对手——石斛，此药在古代名气不及黄精，但现代的使用率则高于黄精，其长在补胃阴，而胃为阳土，喜润而恶燥，胃阴虚常见，因此较多用。此处选的是补脏阴而不是补腑阴之药，故黄精胜出。

③五脏之火药：火性温热，火者阳也，温五脏之火者，即补五脏之阳以煦之，或散五脏之寒以暖之。桂枝补火，为补火之本宫；补肾中之火者，附子也；补肝中之火者，吴茱萸也；补脾中之火者，干姜也；补肺中之火者，生姜也。见图107。

桂枝：《本经疏证》谓："凡药须究其体用，桂枝色赤，条理纵横，宛如经脉系络，色赤属心，纵横通脉络，故能利关节，温经通脉，此其体也……盖其用之道有六，曰和营，曰通阳，曰利水，曰下气，曰行瘀，曰补中。"桂枝不独走表，其色赤通心，辛甘化阳，亦善温心阳、通心脉，与心主血脉，喜通的功能与特性完全相合，桂甘龙牡汤、炙甘草汤均用此意。逢心阳虚，笔者必用此药。温里助阳药中温心的不多，附子也有夺冠之力，唯附子另有重任，本着不能兼职的原则，补火之本宫药，桂枝当选。

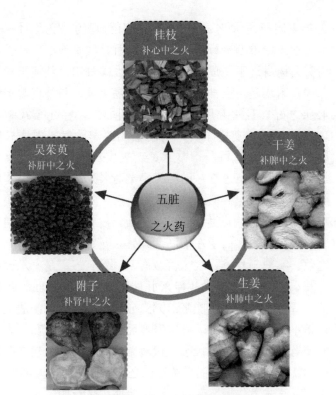

图107　五脏之火药

　　附子：《本草备要》云："辛甘有毒，大热纯阳。其性浮而不沉，其用走而不守，通行十二经，无所不至。能引补气药以复散失之元阳，引补血药以滋不足之真阴，引发散药开腠理，以逐在表之风寒，同干姜、桂枝温经散寒发汗。引温暖药达下焦，以祛在里之寒湿。"《本草求真》曰："附子专入命门。味辛大热，纯阳有毒，其性走而不守。通行十二经，无所不至，为补先天命门真火第一要剂。凡一切沉寒痼冷之症，用此无不奏效。"肾中之火即坎中之阳，就如油中之火，是为真火。且肾在下，火性炎上，肾暖则五脏六腑皆温。唯走而不守，气力雄壮的附子能担此大任。不少补阳方虽然方解不以此药为君，但实际上发挥最大效力的是它，真正有实力者，是如何打压也打压不住的，所以近年来附子之大火一把，不是没有道理的。竞争者——肉桂。《医学衷中参西录》谓："味辛而甘，气香而窜，性大热纯阳。为其为树身近下之皮，故性能下达，暖丹田，壮元阳，补相火。"桂、附均是"火神派"或持虚阳易上浮、易外现观点的医家的心头之好，且常并用，但附子之用较广，在几个补阳代表方中的实力显示，奠定了其不可动摇的江湖地位，肉桂只能屈居次席。

吴茱萸：《本草求真》曰："吴茱萸专入肝，兼入脾、胃、肾、膀胱。辛苦燥热，微毒。专入厥阴肝、气分，散寒除胀。"《本草思辨录》谓："吴茱萸树高丈余，皮青绿色，实结梢头，其气臊，故得木气多而用在于肝。叶紫、花紫、实紫，紫乃水火相乱之色。实熟于秋季，气味苦辛而温，性且烈，是于水火相乱之中，操转旋拔反之权，故能入肝伸阳戢阴而辟寒邪。味辛则升，苦则降；辛能散，苦能坚；亦升亦降，亦散亦坚；故上不至极上，下不至极下，第为辟肝中寒邪而已。"温肝的药物本就不多，即便有，大多功效不也强，像吴茱萸这样性热力猛之药温肝中之火本就是实至名归，而吴茱萸汤之名更使其地位无可争议。

干姜：《本草崇原》云："太阴为阴中之至阴，足太阴主湿土，手太阴主清金。干姜气味辛温，其色黄白，乃手足太阴之温品也。"《本草思辨录》谓："干姜以母姜去皮依法造之，色黄白而气味辛温，体质坚结，为温中土之专药，理中汤用之。"干姜为太阴之药，脾肺俱温，但理中汤用之以温脾已深入人心，四逆汤更用之以温中土镇附子之火于下焦，因此成为温脾中之火的不二药选。

生姜：《雷公炮制药性解》云："生姜辛入肺，肺得所胜，则气通宣畅。"《本经逢原》谓："生姜辛温而散，肺脾药也。"其效解表散寒、温中健胃止呕、化痰止咳，定位以温肺胃为主。本来干姜温肺之力也强，但温脾之名更著，是以温肺中火之位就由生姜坐镇。正是打虎不离亲兄弟，上阵还须父子兵。

④五脏之木药：木性疏达，调五脏之木者，即舒五脏之气以

顺之。柴胡舒木，为舒木之本宫；舒心中之木者，薤白也；舒肾中之木者，沉香也；舒肺中之木者，紫苏也；舒脾中之木者，陈皮也。见图108。

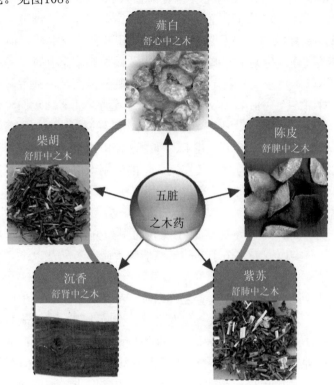

图108　五脏之木药

柴胡：《本草经疏》谓："柴胡禀仲春之气以生，兼得地之辛味。春气生而升，故味苦平，微寒而无毒，为少阳经表药。"《本经逢原》说："柴胡能引清阳之气，从左上升，足少阳胆经之药。"《本草思辨录》云："人身生发之气，全赖少阳，少阳属春，其时草木句萌以至丰茂，不少停驻……柴胡乃从阴出阳之药，香气彻霄，轻清疏达。"《医学衷中参西录》言："味微苦，性平。禀少阳生发之气，为足少阳主药，而兼治足厥阴。肝气不舒畅者，此能舒之；胆火甚炽盛者，此能散之；至外感在少阳者，又能助其枢转以透膈升出之。"作为肝中之木药，柴胡有一强而有力的竞争对手——香附。这是笔者所斟酌的诸药中高下最难取舍的一对。我们先看看香附在气药中的地位。《本草纲目》谓："香附之气平而不寒，香而能窜，其味多辛能散，微苦能降，微甘能和，乃足厥阴肝、手少阳三焦气分主药，而兼通十二经气分。生则上行胸膈，外达皮肤；熟则下走肝肾，外彻腰足。"《本草求真》甚至说："大凡病则气滞而馁，故香附于气分为君。"女病郁多，故女科称香附为圣药、仙药。我们再看看朱丹溪用治气、血、火、食、痰、湿六郁的越鞠丸，共有五味药：香附、川芎、栀子、苍术、神曲，拎出来个个都是各自领域的大将，却以香附为君。其在气药中的江湖地位几乎无药能撼。但事情往往坏就坏在"几乎"两个字，这两个字一出，就意味着屠龙刀要逢倚天剑了。柴胡能压香附一头，自有其出奇制胜之处，说其奇，奇就奇在柴胡在现代的中药分类中连行气药都不是，其分类属解表。至于柴胡何以能胜香附，不妨从以下几个方面参详。

以效论：柴胡胜在禀春之气以生，少阳属春，春气生而升，春气一至，万物俱生，人身生发之气，全赖少阳。则柴胡与香附较，不以力胜，而以与肝生升之性相投而脱颖。以名论：柴胡之用，自仲景始名，仲景为医圣，香附虽也用出名门，但医圣喜用，在医家就近乎于庙堂之药了。且疏肝之名方，如四逆散、逍遥散、柴胡疏肝散等均奉柴胡为君。以药缘论：柴胡配白芍，疏肝柔肝，正合肝体阴而用阳；配枳实，一升一降，调畅气机；配黄芩，一疏少阳半表之邪，一清少阳半里之热，同入少阳肝胆，使枢机和畅。配桂枝，具有太、少二阳并治，解表退热之功。更可畏的是柴胡还是引经药，也就是说志同道合者以之为领头大哥。香附虽也有与当归、良姜等配，但配偶、兄弟、药缘终不如柴胡。以交锋论：在名方中，柴胡与香附同时现身于一个方并不多见，但还是有柴胡疏肝散之例，这里光看方名就知道香附已屈居下风，谁为君，谁为臣也就心中有数了。至此，香附应该是败得口服心服，不曾想既生瑜、何生亮之憾在药界也有。柴胡与香附之争告诉我们：实力很重要，但与服务对象投缘更重要，合用，有时就是最大的能力；出身名门自然有利，但自己也要争气；人缘一定要好，良配、良朋是人生的大助力，当好好珍惜；有机会、有能力，又众望所归能做带头大哥时就别谦让，谦虚是美德，矫情却不是。这些都具备了，又能像柴胡一样不霸气、不张扬，有君子之风，那就真的是上境界了。

薤白：《本草思辨录》谓："药之辛温而滑泽者，惟薤白为然。最能通胸中之阳与散大肠之结。故仲圣治胸痹用薤白，治泄利下重亦用薤白。"治胸痹有瓜蒌薤白白酒汤、瓜蒌薤白半夏汤、枳实薤白桂枝汤。薤白通心中之木气，当无疑义。候选1：檀香，《本草经疏》有："日华子云：檀香，热，无毒。治心痛，霍乱，肾气腹痛，浓煎服。"陈修园《时方歌括》的丹参饮由丹参、檀香、砂仁组成，以化瘀行气止痛为效，以心胃诸痛，兼胸闷脘痞为证治要点。檀香辛温，在此方的作用是行气，解结气而除心痛。候选2：降香，降香是黄花梨的根部心材。《本草经疏》谓："降真香，香中之清烈者也，故能辟一切恶气……上部伤，瘀血停积胸膈骨，按之痛或并胁肋痛，此吐血候也，急以此药刮末，入煎药服之良。"《本经逢原》云："降真香色赤，入血分而下降，故内服能行血破滞，外涂可止血定痛……又虚损吐红，色瘀味不鲜者宜加用之，其功与花蕊石散不殊。"现代用于治心脏病心血瘀阻证，从其色赤、取根部心材角度也与心合。檀香、降香之惜在药贵而难寻。三药中薤白的优势不在于效强，而在于常用，蜀中无大将，廖化作先锋，它是否就是最佳药选，笔者没十足把握，识者可自择。

沉香：肾主蛰藏，肾之木药需行气不伤气，疏中有藏，行中有纳，最为难找，幸好有沉香。《雷公炮制药性解》云："沉香属阳而性沉，多功于下部，命、肾之所由入也。"《本草备要》谓："辛苦性温。诸木皆浮，而沉香独沉。故能下气而坠痰涎……其色黑体阳，故入右肾命门。暖精助阳，行气不伤气，温中不助火。"沉香的对手不多，也不强，砂仁或可勉而为之。《本草纲目》说："韩𢡟《医通》云：肾恶燥，以辛润之。缩砂仁之辛，以润肾燥。又云：缩砂属土，主醒脾调胃，引诸药归宿丹田。香而能窜，和合五脏冲和之气，如天地以土为冲和之气。故补肾药用同地黄丸蒸，取其达下之旨也。"《本草分经》谓："能润肾燥，引诸药归宿丹田。肾虚气不归元，用为向导，最为稳妥。"砂仁虽然能"引诸药归宿丹田。香而能窜，和合五脏冲和之气"，然此功知者似不太多，且其用终归以脾胃为主，因此，沉香胜出，应无太大悬念。

紫苏：其叶称紫苏叶，茎枝称苏梗，茎叶合用称全紫苏。此处入选的是全紫苏，肺主宣发肃降，因此，肺之木药最好是宣降皆备。《本草备要》云："叶发汗散寒，梗顺气安胎。"《本草纲目》谓："其味辛，入气分；其色紫，入血分。故同橘皮、砂仁，则行气安胎；同藿香、乌药，则温中止痛；同香附、麻黄，则发汗解肌……同桔梗、枳壳，则利膈宽肠。"全紫苏所以当选是因为苏叶发散，善宣肺；苏梗顺气，善降肺，茎叶合用则宣肃均具，为笔者所喜。它药亦有宽胸行气如薤白、枳壳等，终不如紫苏之与肺性完全相投。

陈皮：功用理气健脾、燥湿化痰。《本草崇原》曰："橘实形圆色黄，臭香肉甘，脾之果也。其皮气味苦辛，性主温散，筋膜似络脉，皮形若肌肉，宗眼如毛孔，乃从脾脉之大络而外出于肌肉毛孔之药也。"《本草备要》云："能燥能宣，有补有泻，可升可降。辛能散，苦能燥能泻，温能补能和。同补药则补，泻药则泻，升药则升，降药则降。为脾肺气分之药。脾为气母，肺为气籥。"对手：木香，《本草乘雅半偈》曰："木香，香草也。名木者，当入肝，故色香气味，各具角木用。亦入脾，故根枝节叶，亦各具宫土数。入脾则夺土郁，入肝则达木郁。"句中所云的"宫土数"为五，源于河图，即"五"这个数对应土，在人身则对应脾胃。李时珍 《本草纲目》引唐代王悬河 《三洞珠囊》："五香者，即青木香也。一株五根，一茎五枝，一枝五叶，叶间五节，故名五香，烧之能上彻九天也。" 时珍用引文，说明并非亲自观察所得，然木香的根枝节叶是否均是五数，还是某一部分其数五，则需考究或存疑。但木香又名"五香"，则五数之说，恐非空穴来风。木香临床所用确以行脾胃之气为主，但无论如何，其用不及陈皮之广，名头也不如陈皮响，竞争不过陈皮是自然之事。

⑤五脏之金药：金性敛降，调五脏之金者，即顺五脏所藏之金气以敛降之。五味子敛金，为敛金之本宫；敛心中之金者，酸枣仁也；敛肾中之金者，桑螵蛸也；敛脾中之金者，益智仁也；敛肝中之金者，山茱萸也。见图109。

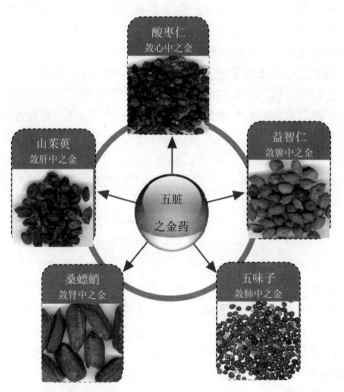

图109　五脏之金药

五味子：《雷公炮制药性解》谓："入肺、肾二经。滋肾中不足之水，收肺气耗散之金。"《本草乘雅半偈》云："五味俱全，酸收独重，重为轻根，俾轻从重，故益降下之气也。咳逆上气者，正肺用不足，不能自上而下，以顺降入之令。"《医学衷中参西录》说："性温，五味俱备，酸、咸居多。其酸也能敛肺，故《本经》谓主咳逆上气；其咸也能滋肾，故《本经》谓其强阴益男子精。"其入选以其效虽泛但力强，且苓甘五味姜辛汤、小青龙汤已为其敛肺之功作了出色的广告。有力竞争者——诃子，功效涩肠敛肺、降火利咽。《本草衍义补遗》曰："下气，以其味苦而性急喜降。《经》曰：肺苦急，急食苦以泻之，谓降而下走也。"诃子备选，主要是其作用较专门，涩肠敛肺，肺与大肠相表里，均属金系统。近似功效的尚有罂粟壳，但由于众所周知的原因，此药终难广用。

酸枣仁：《本草乘雅半偈》说："味酸入肝，色赤入心。"《景岳全书》谓："其色赤，其肉味酸，故名酸枣。其仁居中，故性主收敛而入心。"枣仁生用味甘，性平，功效清肝胆虚热、宁心安神；炒后增强醒脾补阴、敛汗宁心之功。酸枣仁既敛肝也敛心，唯敛肝之说，山茱萸已深入人心，枣仁亦难与之争锋。幸好，一颗红心，两种准备，失之东隅，收之桑榆。敛心之选反无强劲对手。

桑螵蛸：《神农本草经读》谓："螵蛸，螳螂之子也，气平属金，味咸属水。螳螂于诸虫中，其性最刚，以其具金性，能使肺之治节申其权，故主疝瘕，女子血闭，通五淋，利水道也。又具水性，能使肾子作强得其用，故主阴痿，益精，生子，腰痛也。"《神农本草经百种录》云："桑螵蛸，桑上螳螂所生之子也。螳螂于诸虫中最有力，而其子最繁，则其肾之强可知。人之有子，皆本于肾，以子补肾，气相从也。"其效补肾壮阳、固经缩尿涩精。选桑螵蛸者是因肾之不摄多由阳气虚，此药标本兼治。有力竞争者：沙苑子，严格来说，敛肾中之金，桑螵蛸与沙苑子均属标本兼治之品，旗鼓相当，难分伯仲。所以选桑螵蛸是因古本草对其描述多于沙苑子，所据较足，且桑螵蛸在桑螵蛸散中为君药，以当今评价体系视之，就如曾做过某一级项目的主持般，身份自然就提高了。

益智仁：《本草求真》云："益智专入脾、胃，兼入肾。气味辛热，功专燥脾温胃，及敛脾肾气逆，藏纳归源。"《本草备要》谓："辛热。本脾药，兼入心肾，主君相二火"。《本草乘雅半偈》曰："顾茎发中央，缀子十粒，具土体之位育，土用之成数，昭然可徵矣……味辛气温，功齐火热者，脾以阳为用也"。益智仁功效温脾开胃摄唾、暖肾固精缩尿，脾肾双敛，但以敛脾为主，不似补骨脂、菟丝子，虽也是脾肾双敛，但以敛肾为主。同具敛脾之功的莲子与芡实，因一补心中之土，一补肾中之土去了，不得兼职，益智仁胜出。

山茱萸：《神农本草经读》谓："山萸色紫赤而味酸平，秉厥阴少阳木火之气，手厥阴心包、足厥阴肝，皆属于风木也；手少阳三焦、足少阳胆，皆属于相火也。"张锡纯的《医学衷中参西录》云："山萸肉，味酸性温。大能收敛元气，振作精神，固涩滑脱。因得木气最厚，收涩之中兼具条畅之性，故又通利九窍，流通血脉，治肝虚自汗，肝虚胁疼腰疼，肝虚内风萌动，且敛正气而不敛邪气，与他酸敛之药不同……山茱萸得木气得厚，酸收之中，大具开通之力，以木性喜条达故也。"将山茱萸敛木中之金气说得最是明白。现代医家亦喜用大剂量的山茱萸来敛欲从厥阴脱失之元阳，李可的破格救心汤是其中运用的典范。古、近代医家论述，现代医家印证，使山茱萸独孤求败而不得，无可争议的冠军。

关于五脏之金药，另有一说。由于金石常并称，古人往往有以石代金的习惯，则以五色之石入五脏为据，石膏色白，清肺泄热，为肺中之金药；朱砂色赤，清心安神为心中之金药；礞石色青，平肝坠痰，为肝中之金药；禹余粮色黄，入脾止泻，为脾之金药；磁石色黑，纳气补精，为肾中之金药。

至于方剂与互藏五行之配，在常用方中也能配个十之七八，仍余二三则须刻意去找。但考虑到方与药毕竟不同，方之意最宜活求，执死方不能治活病，活方须在临床组，这里就不作添足之举了。

五行如卦，互藏似爻。五行互藏理论是五行学说的深化与延展，在方法学上揭示了事物的分类可从无限多的层次、角度划分，以应变自然万物与人体纵横交错复杂多变的关系。在医而言，使得五行学说可在更深层次，以更多角度对医之道、理、法、方、药进行分类及推究学理、阐发奥义。正是"愈推愈无穷，而生生之妙，不愈可见哉！"

毋庸讳言，正五行在中医的一些领域已渐有淡出之势。但作为中医学体系的主框架并有着天人内外五行相应规律的实用指导意义，其目前仍存未尽价值又是事实。有价值却不得不淡出，这种矛盾是如何产生的？究其因，是该体系存在某些方法学上的局限而使其后期在医学领域的发展趋缓。那么，这种矛盾能否解决，这就要看其本身是否存在方法学上的发展与修正空间了，如果有，而我们又能充分利用，是否就意味着柳暗花明可期呢？因此，挖掘它、充实它、修正它、完善它，使它更具说理与应用效应，不就可让它从淡出而转身为重渲的浓墨重彩而再现亮色了吗？这难道不值得尝试？

中医之海深且广，只要愿意下网，笔者想不应无所得吧？纳音五行的介入，五行互藏的明晰化，就属笔者的尝试性下网。是否有得，交由读者评判。由于是"试"，所以不成熟，甚至谬误之处在所难免，一些内容将被非议也在意料之中，但不试又如何能知在中医之源——传统文化中寻找中医发展的新动力，而使老树发新枝有无成功的可能？事实上，从传统文化的角度看，中医这个领域可供深化、细化的空间实在是太大了，我们已经错失了不少时机，中医要发展，实在是时不我待，大家不妨想一想，只要真正的中医人都能抱拳拳之心，不计名利得失，以自己的所长，纷纷在中医之海中试水下网，中医的发展前景又当如何？当这片海能真正地闹腾起来而成为"热海"时，中医又何愁不能振兴？

为医当如何"法"道

第一节　中道VS西学

中医若要重归"医道"，揭示其道与学、理、术、技的关系，则思考东方悟道与西方达理思维模式的差异，将对中医如何循自身内在规律发展大有启益。而要讨论这些问题，中道与西学的比较，就是前提。

在东西方不同的文化背景下，中华医道体道明理、道器合一的道—理—学—术—技体系与实践性方式，与西方医学析理研器而不论道是几乎完全不同的学科范式。东方着重的是在自然和生命的无限变易过程中寻找其本原与规律，复用于探索自然和生命更深的奥秘与原理；西方关注的是在有形的物质结构中寻找世界和人体的实质。虽然同观一座山，但不妨一者横看成岭，一者侧看成峰，各有所得，亦各有所略，视界角度不同，彼所得者此所略，此所得者彼所略，观景互补，当更显山色的瑰丽与层次的丰富。

问题就在于，当横看的人多了，一方面由于集体心理暗示作用，使人们下意识地从众；另一方面，也有些人以文化优越感与强势话语权告诉你，山的实象只在横看，侧看是不对的，看山的视野及标准应该统一成横看。同时，看山就应看山的石头、泥土、树木，以及构成它们的更微观结构，那才是山的本质。而山的雄伟、秀丽、挺拔、孤险等种种气韵以及轮廓起伏、山脉走向，春夏秋冬叠变，云遮雾掩等均不是山的本质，山所处的自然背景与环境更与山无关。您会怎么看？山仅仅是石头、泥土、树木以至于物质微粒吗？景色是如何构成的？

但是现实往往就是这么吊诡，当有人很认真，当然，也很强势地告诉我们，物质结构是这个世界的唯一实象，还原分析是寻找自然真相的唯一途径，这个世界存在着唯一的科学标准，不以此标准衡量、不以此途径研究物质结构，就不是科学，就不是现代化，并以评价体系的形式将这种"认真"固化下来，于是，集体从众心理发挥作用了，一窝蜂地去横看石头、泥土、树木及其内部结构，去寻找山的本质。笔者不反对横看，更不反对研究石头、泥土、树木及其内在结构，因为那确是山的部分实象，也可弥补侧看的视野不足。但现在的问题是不少观景者下意识地将部分当作了全体，并在实际操作中有意无意地试图以还原论的方法肢解元气论的对象，以横看视野全面取代侧看的视角景观。这种运作的潜台词很分明，侧看不符合唯一。但科学的标准是唯一的吗？我们在前面已经讨论过，关于科学划界问题在西方大体经历了逻辑主义的一元标准-历史主义的相对标准-消解科学划界-多元标准等阶段，显示出科学划界标准从清晰走向模糊、从一元走向多元的倾向。既然还原论思维不可能完全认识复杂世界的所有层面，因此，以之作为判断每一学科或思维方式是否科学的标准，其不合理性就显而易见了。当我们什么都说与西方接轨时，不知为什么，人们却有意无意地忽略了西方科学哲学界所讨论的科学的标准已越来越走向多元这个对学科发展有深远影响的趋向。

如果以西理验中理仅是作为一种方向性探讨或尝试，个人认为还是有益无害，这至少可以开阔我们的视野，看到探讨自然与人体更多的可能性。但这仅是一种方向性的探讨或尝试吗？说其是唯一的体系评价价值观或许武断，但其他价值观的声音的确近乎"沉没"而需要打捞。像刘力红博士行"中医研究"之路的《思考中医》这样的书，若置于现今的科研主流评价体系，其价值能否比得上一篇SCI论文是不消说的，甚至若以之申报职称，能否抵得上一篇核心期刊论文还难说得很。因为，没有人能给得出"影响因子"数据。但如刘博士之书对业界的触动、影响，果真就比不上一篇SCI论文？《思考中医》尚且是一个有影响力的例子，若研究的影响力不如此书，其结果就不用提了，行中医研究之路的尴尬由此可见。

现代科学讲究的是"合理"，中医学关注的是"合道通理"，两者的着力点是不同的，因此，如果仅以合理（还原分析之理）为科学标准，中医显然是落在了所谓的科学标准或语言陷阱中了，因为中医之理是与"道"相通的自然之理，而不一定是实验室之理。而且中医在"理"之上还有一个"道"。因此，要解构或进一步重构中医（这是近年来中医各种化研究主要或试图要做的事），首先就要证明循天地自然之道而来的理不是理，循此理指导了几千年的医学实践很可能是虚幻的；当然，东方之道更不是道，同时还须证明还原分析之理是唯一的理，以此理来指导中医临床实践优于现在的中医之理，否则，所据何在？

作为现代人，笔者从小受的是现代科学教育，自然也喜欢现代化，但我们也应该清醒地看到，中医现时的现代化，从思维到方式都不是从学科自身内源性上自然而然地生发而来的，而是一种外来的加附、嫁接或转基因，明显缺乏一种自然演化过程，这种加附、嫁接或转基因如果以平心静气的态度让其慢慢积累经验，自然渗透，也难说完全没机会摸索出一些对中医有益的良性发展方式。

但我们看到更多的却是以急功近利的浮躁之心，对中医进行为"化"而"化"的各种非柔性插入、嵌入或零割，中道与西理缺乏一种真正有效的融合机制。原来主观上的中学为体，西学为用，"西学"为"中体"服务的发展理念在实际研究中已逐渐反客为主，大多成了西学为体，中学为用。渐失本根的中医不仅至今未被承认为"科学"，反而因 "中道"的渐失而导致了自身理论某种程度的异化或弱化，躯干虽在运作，元神渐已失落。本来天地万物自然而然之理，正正是天经地义之理，但在现时的语境中，这"依乎天理……因其固然"（《庄子·养生主》）且经实践印证的理已不算理，一定要以还原分析之法求理，舍此均不是理，不知这算不算被强势夺了"理"？因此，中医不是不讲理，而是在当今中华文化失语的语境下被夺了"理"。国医大师邓铁涛把这种现象称作"泡沫中医"，因为"在五颜六色的表象下面，已经没有了中医的内涵"。一语中的，诊出病根。

我们老是说，中医的发展应该是继承与发扬并重，但实际上我们继承了几许？发扬的又是什么？是循学科体系内在规律的发扬还是漠视科学与学科规律的科学"大跃进"？是循自然之道还是遵还原论规则来对元气论对象进行扬弃？

或曰：科学的发展本来走的就是扬弃之路。这话没错，但关键是扬的是什么？弃的又是什么？

扬的是什么大家心中有数，不少人只是扭不过体系惯性，面对现实难得糊涂一把罢了。

说到弃了什么呢？实在容易回答——弃的是中医之道。因为"道"这东西没法以指标求证，当然就不在"唯科学主义"思维下的所谓"科学"考量范围内了。因此，现时的"研究中医"方式，说其"离经"或许有些言重，但若说其"叛道"，却无大冤枉。以仿效别人为发展方向，而且按大家心照的规则几乎是唯一的方向，这几乎等于让中医中途掉头，重走西医发展之路。而要融入西方主流科学体系，中医就必须丢弃很多与西方认识论不一致的内容，譬如"道"。因为西方科学主观上没有求道的欲望，客观上没有求道的方法。但中医如果没有了"道"以及与之相通的理，它还是中医吗？把道不离器的学问当作纯粹的器来研究，以原子还原元气，以切割置换整体，以分析取代综合，以时髦却未必达意的名词置换内蕴丰富且实用的术语，以细碎之理置换规律之道，以小聪明置换大智慧，真的划算吗？不是说"实践是检验真理的唯一标准"吗？在科学的标准已越来越趋向于多元的今天，已经历数千年实践检验的中医，有没有必要自我双规式地把自己放在一个被审查、被仲裁的苦境之中？难道中医的发展只有这华山一条路？中医是不是该考虑建立与自己的学科内涵相匹配的评价体系了？

其实，有一个问题或需思考：若以英文来翻译杜甫的诗确可使杜诗大意或作者之名得以在西方流传，但杜诗的内涵及意境经此翻译就真的提高了吗？还是实际降低了？以还原论方式对中医内涵的解读，是不是也近似于以英文来翻译杜诗？我们所求的到底是中医在西方世界的流传或得到部分认可，还是中医自身内涵的真正提高？这两者谁属刚性需求，谁属柔性需求本来是很清楚的，但现行的评价体系却似乎让本来的刚者化作了绕指柔，而本来的柔者却转成了百炼钢，谁解其中味？

中医发展最可怕的结果是什么？是学别人的东西学不到位，又把自己本原的东西丢弃了。如果是这样一种情况，中国古代有一句话、一个成语可以形容。话曰："画虎不成反类犬。"成语谓："邯郸学步。"不伦不类的异化才真真可使本来包含科学内核的中医变得不那么科学了。因为，如果其内部都不能自圆其说，还谈何能令人信服？

以简单的逻辑推算，中医不管什么化，如何化，其发展无非存在以下几种可能：

一，以还原分析为代表的现代研究所得不能成功地融入固有的中医体系，对中医理论仅有部分佐证作用，中医还是在原有的道理一体或道器合一体系下运作，看病有效。

二，以还原分析为代表的现代之理完全取代中医的道—理体系，但以之来指导中医看病，效果不著。

三，以还原分析为代表的现代研究所得有部分能成功地融入中医体系，部分不能确定，部分的确不能，对看病的指导亦如是。

四，以还原分析为代表的现代之理完全取代中医的道—理体系，以之来指导中医看病，效果较原来的中医体系更著。

因应以上情况，中医应走的发展之路大抵如下：

当第一、二种情况发生的可能性更大时，则"中医研究"当为自身发展的主径，其他经检验为合适的科学形式可为辅。

当第三种情况发生的可能性最大时，则"研究中医"应作为一条支线存在，主线应该还是"中医研究"。

只有在第四种情况发生的可能性最大时，中医科研才应按现时以"研究中医"为主的方式继续走下去。

上述哪种可能性更大？如果把我们之前的几十年研究当作摸方向的预试验来看的话，这个预试验也应该有些倾向性结论了吧？只顾摸石头而不管能否过河或难得糊涂的态度恐难说是对学科发展的负责。这个问题，每个中医人，是否都该好好思考？

其实最现实的做法是，当我们无法把握两种思维或运作模式是否可以水乳交融前，在相当漫长的一段时期内，当以各自挖掘自己的学科潜力，循自身内在规律发展为宜，不保守，也不冒进，如有水到渠成的一天，自然就会汇流。自然而然的发展，才是不违循规律的发展、健康的发展。国医大师陆广莘认为："中医研究和研究中医，区别在于运用不同的理论和方法，不能互相代替，只能互补互渗。"中医学有着自身的特点与发展内在动力，至少在目前，自主的、内源性的"中医研究"应成为中医继承与发展的主流。

第二节　通道明理必由路

回到大家最关心的问题，就是中医之"道"该如何去法？

从"道气论"的角度，万事万物的本原是气，在变化运作上是聚则成形，散则为气，气通有无，道贯始终。就"体"来说，"通天下一气耳"，气是统一的；就"用"来说，气分阴阳，一阴一阳、一阖一辟、生生不息、刚柔相推、变化无穷。宇宙万物的规律由此彰显，于是就有了"一阴一阳之谓道"。

有规律，就可效法。《素问·阴阳应象大论》说："阴阳者，天地之道也，万物之纲纪，变化之父母，生杀之本始，神明之府也。治病必求于本。" 这里说得明白，阴阳之道，就是可法之道。这些我们明明学过，但可惜的是，我们口中说阴阳是"道"，实际却仅把它当作说理工具。则此规律之"道"就在迎合现代西方说理的风潮中成了"理"，"理"还嫌不够自矮，再进一步沦落成工具。容涵天、地、人的阴阳由此缩略成了阴虚、阳虚、阴盛、阳盛，寒者热之、热者寒之等容易学习把握的医学知识。于是当代一批批的中医就在这大大缩小了内涵的说理工具指导下去应对本应是"道"才能完成的医学实践。

《韩非子·解老》说："道者，万物之所以然也，万理之所稽也。"即言天下万物的具体规律（理）都在"道"中。"道"在医中的体现主要有二：其一，"天人合一"的整体观；其二，万理均合于道。

天人合一的逻辑前提是同气相求、相感、相动、相召。然后以天究人，以人验天，天人互参，天人相应。此"应"是以气为感应中介，而"气"又可具体落实为阴阳气、五行气与卦气。在天地与生命同构、天道与人道契合的观念下，以阴阳同气相求，异气则相互交感、互根互用、对立制约、消长平衡、相互转化、相互涵藏为前提建立的推导逻辑即为"阴阳之道"；以五行同气相求，异气间生克制化为前提建立的推导逻辑即为"五行之道"。《类经图翼·太极图论》对这个道理解释得到位："夫既有此气，则不能无清浊而两仪以判；既有清浊，则不能无老少而四象以分。故清阳为天，浊阴为地，动静有机，阴阳有变。由此而五行分焉，气候行焉，神鬼灵焉，方隅位焉。河洛布生成之定数，卦气存奇偶之化几……浑然太极之理，无乎不在。所以万物之气皆天地，合之而为一天地；天地之气即五物，散之而为万天地。故不知一，不足以知万；不知万，不足以言医。理气阴阳之学，实医道开卷第一义，学人首当究心焉。"

而"推天道以明人事"则是"道"之为用的具体运作。在这里，天地规律为"推"的依凭；道"通"理"明"，践而无碍则为"推"的结果。

"阴阳之道"的推演以内蕴阴阳时空意义的太极图与先天八卦图为常用。

"五行之道"的推演则以内蕴五行时空意义的太极图与后天八卦图为常用。

阴阳时空太极图与五行时空太极图又可互为补充、相互发明，两种图的时空是一体的，阴阳四象与五行也是一体的，阴阳与五行规律可以互证，从而形成了气—阴阳—五行的宇宙观共识。这一思维模式的特征就是整体性、联系性、普适性以及功能性，中医学广泛用之于体系内的各领域。

太极图与八卦图无非就是四正时空与四正四隅时空的差别，两者的四正时空是一致的，而四隅时空仅是对四正时空的补充。因此，从方便角度，多以太极图推演；若需严谨思考，则以八卦图推演。邵雍《皇极经世书·观物外篇》言先天图谓："图虽无文，吾终日言而未尝离乎是，盖天地万物之理，尽在其中矣。"先天图如是，后天图与太极图亦当如是。由于"天地万物之理，尽在其中"，所以，凭此模型，天地万物均可推演。

由于常用的八卦图一般多内蕴太极图，更由于太极图圆通而在变中可见韵律、可显规律，形简而尽显"大道至简"而深合于"道"。因此，太极图就成了最常见的通天人之际，尽自然之妙的推道明理模型。虽然悟道未必一定要用图，但用图却肯定是最方便的法门。上文以太极、八卦推导的例子不少，读者可再回味，后续之篇仍有不少活用，读者可再加体会。

由于气、阴阳、五行之理均是从天地规律中提炼而来，因此，只要在气-阴阳-五行的宇宙观内讨论问题，则万理无不合于道。阴阳学说、五行学说既可说理，亦可通道，道与理的区别无非就是道简而理详。前文阴阳道理在中医生理、病理、诊断、治疗的推演，纳音五行、五行互藏在中医应用的探讨，目的虽在于明理，或使理更细化实用，但理中无不彰显"道"的规律。脏气法时更见"道"与"理"的相通。可见条分缕析是理，贯通妙悟是道，中医既可以道推理，也可知理悟道，走的是学进乎道、术进乎道、技进乎道的路子，由此而达道通、理明、学广、术深、技精之境。

医学史上的大医，无一不是深具传统文化底蕴者。《图注八十一难经》徐昂序曰："徒通乎医者，庸人也；兼通乎儒者，明医也。"此处所言的"儒"，就是具备传统文化素养及思维方式的人。他们都是在把握中医学、理、术、技的基础上，凭其深厚学养及体道之心，对"道"有着深刻感知与妙悟的得"道"者。《易》之篇中所列的研《易》之医，有哪一个不是大家？名医秦伯未曾言："医非学养深者不足以鸣世。"（《清代名医医案精华•序》）学养，就是中医人体道运真，更上层楼之基。

孟今氏在《医医医•自叙》亦谓："医之为道广矣，大矣，精矣，微矣……非探天地阴阳之秘，尽人物之性，明气化之理，博考古今，随时观变，汇通中外，因地制宜，而又临事而惟澄心定灵，必不能语于此！"

为医者当自问：业医能知医而不知"道"乎？

参考书目

郭杨. 1990. 易经求正解[M]. 南宁: 广西人民出版社.

毛嘉陵. 2005. 哲眼看中医[M]. 北京: 北京科学技术出版社.

南怀瑾, 徐芹庭. 1988. 白话易经[M]. 长沙: 岳麓书社.

孙广仁. 2007. 中医基础理论[M]. 2版. 北京: 中国中医药出版社.

杨力. 1997. 周易与中医学[M]. 3版. 北京: 北京科学技术出版社.

张岱年. 1982. 中国哲学大纲[M]. 北京: 中国社会科学出版社.

张其成. 2004. 中医哲学基础[M]. 北京: 中国中医药出版社.

张锡纯. 2009. 医学衷中参西录[M]. 太原: 山西科学技术出版社.

张益民, 张韬. 1994. 中华医易全书[M]. 太原: 山西古籍出版社.

朱伯崑. 1993. 周易知识通览[M]. 济南: 齐鲁书社.